犯罪学と
精神医学史
研究

影山任佐

金剛出版

目次

第Ⅰ部
犯罪学編

第1章 犯罪原因論入門 ————————————— 11
犯罪理論の諸潮流

はじめに 11
Ⅰ 総論——犯罪原因論と理論，モデル 12
Ⅱ 各論 13
　1. 臨床犯罪学モデル 13
　2. 犯罪社会学モデル 15
Ⅲ 結語——総合犯罪学と我が国における犯罪理論構築の意義 19

第2章 日本犯罪学会百年，その歴史と展望 ————————————— 23
新たな犯罪学をめざして：「総合犯罪学」の提唱

はじめに 23
Ⅰ 日本犯罪学会百年——大正2年(1913)－平成25年(2013) 24
　1. 戦前 24
　2. 戦後 26
Ⅱ 犯罪学の今日的課題と将来的展望：総合犯罪学と統合犯罪学
　——非西洋の近代化の歴史的意義 26
　1.「総合犯罪学」の定義：その要としての「人間学」 26
　2. 日本犯罪学会の意義と国際貢献：後発近代化国の世界史的意義 28

第3章 統合失調症と犯罪 ————————————— 31
犯罪精神病理学の見地から

はじめに 31
Ⅰ 統合失調症と犯罪 31
　1. DSMを超えて 31
　2. 統合失調症と犯罪精神病理学 32
おわりに 39

第4章 精神障害者の初犯防止に向けて ————————————— 43
おわりに 45

第5章 「臨床犯罪学」とはなにか ————————————— 47

第6章　我が国犯罪学の国際的意義と貢献：歴史的使命の自覚 ─────── 51
「犯罪学雑誌」80巻刊行にあたって

第II部
精神医学史編

第7章　器質・力動論的幻覚論再考 ────────────────── 57
はじめに　57
I　器質・力動論における幻覚論　57
　1. 器質・力動論の誕生と発展　57
　2. 大著「幻覚論」──後期器質・力動論の臨床的展開　59
　3.「幻覚論」における幻覚論　60
II　幻覚論における器質・力動論　64
　1. 単純な脳器質論，機械論の否定　64
　2. 心因論の否定　64
おわりに　65

第8章　近代精神医学の黎明：臨床および病院精神医学と司法精神医学の誕生 ─── 67
Pinel, Esquirolらの精神医学とその実践

はじめに　67
I　Pinelの生涯　68
　1. 南仏とPinel──モラトリアムと学問世界の彷徨　68
　2. パリ時代とフランス革命　70
　3. 晩年のPinelとその家族　74
II　Pinelの精神医学疾病論と治療方法　75
　1. Pinelの精神医学疾病論──「精神病の科学的言説の誕生」　75
　2. Pinelの治療法──「心理的療法」(traitement moral)と院内規律について　77
III　Esquirol──病院精神医学と司法精神医学の誕生　79
　1. Esquirolの生涯と業績　79
おわりに──Pinelの神話化と脱神話化：「Pinel学」構築とその意義　92

第9章　フランス精神医学の歴史と現状 ──────────────── 105
司法精神医学，精神医療制度の展開と現代的課題

I　はじめに──「司法精神医学」の概念と用語をめぐって　105
II　臨床精神医学, 病院精神医学, 司法精神医学の誕生：Pinel, Fodéré, Esquirol, Georget, Marc　107
　1. Pinel：狂気から精神病へ──精神病の分類と心理的治療法，近代精神医学の誕生，精神病者と犯罪者の分離の徹底化　107
　2. Fodéré：フランス司法精神医学誕生前夜──法医学における精神医学（「法医学的精神医学」）　112

3. Esquirol：病院精神医学, 司法精神医学とモノマニー学説の誕生　113
        4. 司法精神医学の誕生　116
    III　フランス司法精神医学の展開──19世紀後半～20世紀前半　124
        1. 精神衛生法と病院精神医学　125
        2. 危険な精神病者の処遇, 特殊病院設立構想──19世紀の司法精神医療制度, 司法精神医学論争　126
        3. 刑事責任能力, 精神鑑定等をめぐって　130
    IV　フランス司法精神医学の現状と新たな役割　136
        ──"What they can do is not generally valued and what they are unable to achieve is written in headlines"（「特殊病院といえば, その功は認められず, その代わり失敗ばかりがトップニュースで書き立てられる」）（Charles Kaye）
        1. フランス精神医療制度と新しい精神保健法　137
        2. フランスにおける精神鑑定　139
        3. 責任無能力者等の入退院決定権　147
        4. 行刑施設における精神障害者の処遇　148
        5.「危険な精神病者」「処遇困難者」　152
        6. 性犯罪者の処遇　154
        7. 司法精神医学の新しい課題──ハラスメント　155
        8. フランス司法精神医学の現代的課題と精神鑑定の今日的問題　157
    V　おわりに　161
        初犯防止こそ重要　161
        専門化と分業化, 処遇困難者, その他　162

第10章　GeorgetとGriesinger ──────── 175
近代精神医学における精神病脳病説の優先権問題

緒言（Avant-Propos）　175
本文　177
    狂気について（De la folie）〈序論〉　177
    解説　186

第11章　E. Kraepelinの疾病論の構造分析 ──────── 199
「疾患形態説」の現代的意義

I　はじめに　199
II　本論　199
    1. Kraepelinの業績の現代性とその中核としての疾病論　199
    2. Kraepelinの疾病論の本質を成す「疾患形態説」　200
    3. Kraepelinの疾病論の成立過程の考察──彼の「疾患形態論」の論証　202
III　結論──疾患形態論と早発性痴呆　207

第12章　国家医学と法医学成立過程の文献的考察 ──────── 211
片山國嘉「医学の系統図」分析

はじめに　211
    1. 当時の時代背景　214
    2.「国政医学会」　215

Ⅰ 本論 217
  1. 研究目的 217
  2. 研究方法 217
Ⅱ 結果 218
  1.「医学の系統図」前期(明治22年1-4月):医学の「要素」と「応用」,「三大応用」218
  2.「医学の系統図」中期(明治22年11月-明治23年1月):国家医学の導入 223
  3. 系統図後期(明治23年4-11月):系統図にも「法医学」が明記され,最終的には第二の矛盾も解消 229
Ⅲ 結論 233
さいごに 234

第Ⅲ部
精神保健編

第13章 キャンパス・メンタルヘルスの現代的課題,その理念と実践 ———— 241
SRO運動の展開とトータルケア&サポートシステムの構築

キャンパス・メンタルヘルスの現在の三大課題とトータルケア&サポートシステム 241
  Ⅰ 「提言」をめぐって——「新大学革命」(new academic revolution)時代のメンタルヘルス 242
  Ⅱ 最近急増しつつある学生自殺 243
  Ⅲ ハラスメント 244
    1. 組織外 245
    2. 組織内 246
  Ⅳ 過労とストレス——SRO運動の展開 247
さいごに:Quality of Campus(Academic)Lifeの構築をめざして
  ——Empathy Based Mental Health(「共感に基づく精神保健」)の提唱 249

第14章 「志」を実現する力と"Hokekan"モデルの世界への発信 ———— 251
  Ⅰ はじめに 251
  Ⅱ 「志」を実現する力 251
  Ⅲ 「"Hokekan"モデル」の世界への発信 253

第15章 Quality of Campus(Academic)Lifeの構築をめざして ———— 255
Empathy Based Mental Health(「共感に基づく精神保健」)の提唱

第16章 薬物依存の精神病理 ———— 261
人間学の観点から

第IV部
エッセイ編

第17章 私にとって精神医学史とはなにか ―― 267

第18章 「上医」の精神医学 ―― 271
応用精神医学の可能性

第19章 本が育むこころ ―― 275
はじめに 275
個性を大事にするということ 275
本との出会い 276
本を読むことは、世界を広げ人間味を深めること 278
本は、人生を決定づける 279
共感の大事さ「常なるは慰めなり」 280
本はこころを育む 281
犯罪学から見た若者の攻撃性の変動 283
家庭状況と犯罪について 285
プロジェクトプーチ「アニマル・セラピー」 286
本がつなげる家族の絆 287
本との出会いでこころを取り戻す 289

第20章 私たちの精神の旅路と共振する春江作品 ―― 291
解説『ウィーンの冬』春江一也,集英社文庫版

第21章 西田幾多郎と森鷗外：明治における自己の問題 ―― 297
はじめに――古典と現代 297
明治における自己の問題――西田幾多郎と森鷗外 298
西田幾多郎と「善の研究」 298
鷗外と『かのように』 300

第22章 私はこう見る ―― 305
高1同級生殺害事件

本書後書きに代えて ―― 307
大学退任にあたって ―― 308
初出一覧 ―― 311
著者略歴 ―― 312

第Ⅰ部
犯罪学編

第1章
犯罪原因論入門
犯罪理論の諸潮流

はじめに

　筆者に与えられたテーマは犯罪原因論入門である。現代の犯罪原因論は科学理論の形をとる。重要なことは、基礎的犯罪学理論の概要を知り、批判的に吟味し、さらには既存の理論を乗り越え、現実のニーズを満たす新しい犯罪学理論をどのように自ら構築するのか、そして、これらの諸理論を経験的、実践的に検証、批判するのか、である。つまり先達に導かれながら、同時代人たちとの相互批判を通じて、自分の頭と体験で新しい知的、理論的世界を主体的に切り開いていくことである。このような学問的態度、方向性を確認した上で、入門編としては、拙論を紹介しつつ、基礎的理論の概要に触れることにしたい。つまり犯罪学理論にはどのようなものがあり、その理論、原理はどのようなものであって、その限界と効用はいかなるものか、現代においてその意義、役割はどのような評価が下されているのか、について言及する。

　しかし犯罪は多種多様であり、自然現象ではない犯罪についての定義、考え方、その説明、理論も自然科学、社会科学や時には人文学にまで渡り、極端なことを言えば、決して少なくはない学派の数だけある。理論史、科学史的に眺めた場合総合科学としての犯罪学は物理学、自然科学のような明確に区分された根本的パラダイム移行、転換の形をとらない。ある支配的な理論に代わり、根本的にことなった、あるいはより普遍的、包括的理論が支配的標準理論となり、その時代の犯罪学の基本的方法論、原理、枠組みとなって、犯罪学を全面的、一元的に支配するという事態はこれまで起きてこなかった、と筆者は考える。精神医学同様、犯罪学においても、総合科学としての宿命というべきか、諸理論は史的展開において、継承、錬磨されて学派を形成し、これら諸学派、諸流の一つとして、勢いに強弱はあるものの、主流から傍流となっても残存しつづけ、時には新しい装いをまとって、理論的に復活、再生し、再び主流の一つとなることも稀ではない（例えば、最近の生物学的犯罪学の隆盛）。

　本論の限られた枚数で、これらのすべての諸理論を述べ尽くすことは不可能で、ま

た総合犯罪学の一分科である臨床犯罪学[11]，その中でもとくに犯罪精神医学[10]，犯罪精神病理学[5]を専門とする筆者の限界を超える課題でもある。記述については正確を旨とするが，筆者からみて，重要，興味深い理論に極力限定し，相当に圧縮した内容，端的な表現にならざるを得ないことを最初にお断りしておきたい。

　幸い筆者らは昨年末に米国の犯罪学理論の標準的教科書[13]を翻訳出版することができた。犯罪学理論（原因と政策）の誕生とその社会的，歴史的背景を主題としたもので，米国中心という偏りはあるものの，過去から現在までの犯罪学理論について，知識社会学的観点から系統的，史的に網羅され，その限界と現在時点での批判的総括，今後の展望，今世紀初頭に主流となりつつある犯罪学理論について言及している（我が国においては論争を好まないその国民性ゆえの社会科学などの理論形成の貧困が指摘されている[16]）。米国における犯罪理論形成の，過剰とも思える活発な生産性は「知識社会学的分析」と同時に，研究者の業績評価，講座や教授ポストにかかわる研究・科学制度等の「科学社会学的分析」が必要な事態でもあるように感じる。本論の犯罪社会学モデルの項ではLillyらの記載の概要に依拠した紹介を行いたい。本書は犯罪原因論，理論についてより包括的に，深く学びたい読者には最適な道案内となりうる[13]と思うので，一読されることをお勧める。

I　総論——犯罪原因論と理論，モデル

　犯罪学は犯罪の原因（理論）と防止（実践），犯罪者の処遇に関する科学である[3]。防止，処遇のためにはその発生の基盤，条件の解明が前提となる。したがって犯罪原因論は犯罪学の重要な基礎的領域である。犯罪学は科学であるので，実証的で検証可能な矛盾のない，体系的説明つまりは理論やモデルが不可欠である。「理論」とは検証，反証可能な因果的説明の仮説で，一般的法則としての普遍的命題である。しかし経験科学としての犯罪学の理論は，犯罪現象の多元性等から，絶対確実な普遍的命題としての理論は，異論なく，広く認められているものとしては少なくとも現在までは存在しない。一方，「モデル」とは「理論」とは異なり，現実の一部，諸断面を選択し，単純化して再構成したもので，現実の関連，経過を模写したものである。理論のように一般的仮定から演繹された論理構造をもたない。しかし，本論ではモデルと理論とを厳密に区別しないで，科学的説明・仮説の意味で用いることとする。

II 各論

ここでは犯罪学を方法論の違いから臨床犯罪学[10]（「犯罪者学」で，主として犯罪者の心身の要因から犯罪を説明する；方法論的個人主義，ミクロレヴェル）と犯罪社会学[14]（主として社会的要因から犯罪を説明する；方法論的集団主義，マクロレヴェル）に大別し，その理論モデルの基本的枠組みについて触れる。

1. 臨床犯罪学モデル[5-8]

これは精神障害の有無に応じて犯罪心理学モデルと犯罪精神病理学モデルに二分されるが，厳格に区別されるものではなく，両者を統合した，発達的，総合的見地が不可欠である（図1）。

❖ 犯罪心理学モデル[2]

計量的手法に重点を置いた最近の犯罪心理学的[2]に言えば，「犯因性人格環境」は犯罪的傾向をもった人格の形成要因の探究，犯罪傾向，つまりは「長期・持続的犯罪ポテンシャル」の「個人間の差」（between-individual differences）の研究である。これは従来，主として横断的比較研究が多かったが，今後は犯罪者の発達に関する縦断的比較研究が。重要になってくる。「犯因性行為環境」に関係するのは，同一個人がその時以外，その状況でなく，なぜその時，その状況で犯行に至ったのか，ということである。つまり，長期・持続的犯罪ポテンシャルがその状況においていかにして現実化したのかという問題であり，「個人内の差」（within-individual differences）の研究，

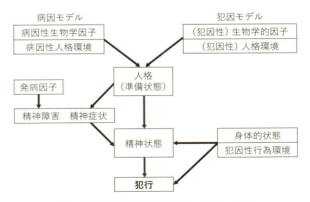

図1 臨床犯罪学的犯因モデル（影山，2007）

前方視的縦断研究である。「短期的犯罪ポテンシャル」の問題である。これらの長・短期ポテンシャルの差に関係する危険因子，保護的因子，因果関連をもつ因子の探究，因果関連の機序の解明，検証は未だ不十分なままで，未到達の今後の重要な課題である。

❖ 犯罪精神病理学モデル

犯罪精神病理学においては，前述した犯罪心理学的要因に加えて，人格障害や精神病といった精神障害が基本的要因として加重され，複雑化され，変容されるだけに，犯罪の成因モデルはそれだけより複雑なものとなることは当然である。とはいえ，この場合の基本的な考え方は，前述した犯罪心理学的犯因モデル（これは覚醒剤中毒など筆者が拙著等で指摘したように，精神障害に先行して，犯罪が行われているような場合を除き，精神障害者，とりわけ精神病においては重要度は極度に低下する）に精神障害病因モデルが付加され，これら犯因と病因の両モデルの構造的，力動的相互の関係，相互作用を考察，分析するというスタイルである。このモデルは精神障害者の初犯防止，刑事司法精神鑑定，触法精神障害者の処遇，再犯防止のための指針を与えてくれるものと筆者は考えている。

❖ 21世紀の「新主流派犯罪学」

新主流派（new mainstream）犯罪学とも呼ばれ，ある程度までイデオロギー的もしくは政治的偏向を持たないこれらの理論は，犯罪や他の社会問題の根本的解決は括弧にくくった形で犯罪問題を改善しようとする，比較的中範囲的（middle-range）ないしは実践的な努力をすることを眼目としている。これらの傾向は後述する環境犯罪学，状況的犯罪防止の人気の増大を反映している。

① 生物社会的観点（biosocial perspective）と呼ばれることの方が多いが，生物学的理論の再復活である。ある程度まで論争がいまなおあるにせよ，脳，遺伝子や他の生物学的諸因子の探究の流行は犯罪学の中心に生物学的思考を復活させている。「犯罪人」（criminal man）探求の復活である。つまり，犯行者と非犯行者とを識別する生物学的特徴を探求することが再生しつつある。この探究は精妙なもので，いかにして生物学的諸因子が社会的諸因子と相互作用を起こし，行動を形成するのか解明することを目的としている。その政策的意義は複雑なものとなりかねない。身体に犯罪性が根ざしている者たちを無力化するなり治癒させるなりの試みをこれらの理論は正当化する可能性を秘めているからである。

② 米国犯罪学を次第に支配しつつある一つのパラダイムは**ライフ・コース**ないし**発達犯罪学**（life-course or developmental criminology）である。このアプ

ローチが焦点を当てているのは，犯罪の根源がどれほど幼児期に遡れるか，ということである。この観点においてさらに論議されているのが，犯罪理解の鍵は人がどのようにして犯行者へと発達し，いかにしてその犯罪生活から抜け出すのかということである。これらの理論は若者を犯罪の危険に晒す諸因子を明示し，刑罰ではなく早期の介入を目的とする政策を要求しているために，一つの進歩的な政策の計画を提示している点で重要となりうる。

後述する**日常活動理論**（**routine activity theory**）なり**環境犯罪学**（environmental criminology）も「臨床犯罪学モデル」の射程内でも把握できよう。

2. 犯罪社会学モデル（表1）[14]

科学を犯罪研究に応用するという実証学派の主張は受容しているが，犯罪への解答は個人内にではなくて，人がその中で生きねばならない社会環境に見いだされるべきであるという立場のモデルである。

❖ 主流派犯罪学

犯罪学シカゴ学派（Chicago school of criminology）は都市地域と犯罪に関する研究のパイオニアとなり，有名となった。学者たちが大不況で悲惨さが加重され窮乏化した都市中心部——をのぞき込んだとき，彼らが見たものは，個人的，社会的統制（control）の破綻であった。犯罪的習慣がはびこり，全員が追求するべきであると教えら

表1 社会的背景と犯罪学理論（Lilly et al., 2013）

社会的背景	犯罪学理論
啓蒙主義運動 ――1700年代中期から1700年代後期まで	古典学派
社会的ダーウィン主義や科学，医学の勃興 ――1800年代中期から1900年代まで	早期の実証主義学派；生物学的実証主義
大量移民，大不況そして第二次世界大戦後の安定期 ――1900年から1960年代前半まで	シカゴ学派，アノミー・緊張・統制理論；主流派犯罪学
社会的動揺 ――1965年から1970年代後半まで	ラベリング，葛藤，マルクス主義者，フェミニスト，ホワイト・カラー；批判犯罪学
保守化時代 ――1980年から1990年代前半，そしてこれを超えた当たりまで	抑止，合理的選択，割れ窓，道徳の貧困，日常活動，環境；主流派と批判犯罪学を拒絶
	調停的，左翼リアリズム的，ニュー・ヨーロピアン，文化，有罪者による各犯罪学；保守的理論や政策を拒絶
新世紀 ――2000年から現在まで	生物社会的，ライフ・コース／発達，一人の犯罪者になること

れていた成功を求めるアメリカンドリームを阻む障壁であった。この世代の学者たちはこうして犯罪を説明する中核的三つの方法を展開した。①**統制理論**（control theory）は統制が弱まった時に，いかにして犯罪が発生するかを探った。②**分化的接触理論**（differential association theory）は違法行動を好ましいとする文化的規定（cultural definitions）を個人が学習した時に，どのように犯罪が起こるのかを追究した。そして③**アノミー・緊張理論**（anomie-strain theory）は人が成功達成の努力を阻害されているという緊張に堪え忍んでいる時に，犯罪がどのようにして起こるのかを追い求めた。最初の二つの理論は犯罪学シカゴ学派で誕生したもので，第三の理論はRobert K. Mertonの著作に起源を有している。

これら三理論は一括して，**主流派犯罪学**（mainstream criminology）と呼ばれる。80年以上にもわたってこれらの理論は米国犯罪学の中心を占めてきた。第二次大戦後はとくにこれらは支配的となった。「主流派」にはまた別の意味もある。米国が支配的な世界の力となりつつあり，第二次世界大戦後の相対的安定時代の繁栄を謳歌しつつある時期に発展したこれらの観点は「**政治的主流**」において存続していた。これら三理論は米国社会の問題を明確にし，これらの問題に立ち向かうような政策を提示していた。しかし，これらの理論的観点は基本的には社会秩序の組織体制に挑戦することがなかった。しかもこれらの大半が，米国はその中心において腐敗しているという批判には至らなかった。つまり統制，分化的接触，そしてアノミー・緊張理論が主流であったのは，米国の根本的変革よりもその現状改良を志向する傾向がこれらの理論では強かったおかげでもある。

この時期に若者人口が増え，若者文化が優勢となり，少年非行への関心が高まった。なぜある若者が犯行に及び，他の若者がそうではないのか，ギャングがなぜある地区に見いだされ，他の地区ではそうではないのか，これらを説明するためにこれらの理論的観点は利用された。統制，分化的接触そしてアノミー・緊張の理論は中等教育機関の生徒の自己報告調査において相互の検証がしばしばなされた（例えば，Hirschi, 1969）。今日においてもこれらの初期の業績やそれらの拡張された現在の理論はこの学問の中核として残っている（例えば，**自己統制理論**，**社会的学習理論**，**一般緊張理論**）。

❖ 批判犯罪学の流れ

1960年代の中頃からどのように葛藤と権力が犯罪産出と刑事司法制度における不公平とに解きがたく関与しているのかを明らかにしようと次第にするようになった。彼らは米国の社会背景の変化の影響を受けていた。1960年から1970年代にかけて米国では国論を二分するような市民権と女性の権利達成運動を米国は体験していた。街頭での暴動，政治的重要人物たちの暗殺，全国的なヴェトナム反戦運動，そしてこの運動の過程で起きたケント州立大学での学生たちの射殺事件，ウォーターゲート事件

で頂点に達した政治的腐敗などを米国民は体験した。この世代の犯罪学者たちがこれらの出来事で気づかされたことが，社会上，犯罪上の不正義であり，これが国民全体への約束であるアメリカンドリーム実現の平等性を奪い，国家権力の乱用を招いていた。米国社会のこの病巣を目の当たりにし，この世代の犯罪学者たちが展開した新たな理論化は④**批判犯罪学**（critical criminology）と呼ばれた。

いまだ不十分な発達ではあったが，批判犯罪学の種は部分的ながら⑤**ラベリング理論**（labeling theory）まで遡れる。ラベリング観点に立った学者によって骨太な議論が提起された。つまり，犯罪が少しも減少しない主要な原因は社会そのものにあるのではなく，犯行者に烙印を刻印し，刑事司法制度を通じて彼らを訴追することによって，犯罪を減少させようとすること自体にその原因がある，という主張である。批判犯罪学の根源は，⑥**葛藤**ないし**ラディカル**（conflict or radical）犯罪学とであった。これら理論家たちが明らかにしたのは，何が犯罪とされるのか，誰が逮捕され，投獄されるのかを権力はいかにして形成しているのかという点であった。資本主義を容認することは富裕者にも貧者にも高率の非合法行為を発生させるという主張をするまでにこれらの理論家たちは至った。

批判犯罪学によって刺激された⑦**フェミニスト理論**（feminist theory）が発展してきた。この観点によって北米と英国の「犯罪学のジェンダー化」が導入された。ジェンダーを取り巻く社会背景の変化の光の下で，女性の個体的欠陥を強調する理論から，ジェンダーの役割が男性と女性の違法行動にどのように影響するのかを明らかにする説明へと女性の犯罪現象の理解が変化していった。家父長制，男らしさ，そして人種，階級，ジェンダーの交錯のような要因を学者たちが犯罪とどのように結びつけてきた。

⑧**ホワイト・カラー犯罪**（white-collar crime）の観点の全てが批判的な内容という訳ではないが，不平等と不正義への批判犯罪学の関心によってまさしくこの問題への研究に拍車がかかった。こうしてホワイト・カラー犯罪諸理論は権力者の犯罪を明らかにし，説明している。貧者が刑務所を独占しているにせよ，犯罪を独占している訳ではないという前提にこれらの理論は立脚している。研究者たちはホワイト・カラー犯罪による膨大な損失，とくに企業によるものを明白にし，この有害な行動がなぜ起こるのかを探索してきた。

❖ 保守化時代の犯罪学理論と中立的理論

多くの犯罪学理論が1960年代，1970年代の米国社会背景へ反応して生まれたが，とくに富と権力において不平等が蔓延っていることへの関心が強かった。米国は1980年代以降のReaganとBush政権時代に政治的に右傾化した。この時期，新しい犯罪学者たちが登場し，犯罪は社会の誤りではなく，むしろ個人の誤りに起因するという主張をするようになった。少なくともある程度まで，これら説明は一世紀前に人気

を博した犯罪モデルの再生の試みと見なされうる。科学へこれらの理論的貢献はさまざまであるが、一致している点は、犯行者へのより過酷な制裁——とくに広範な投獄——に重点が置かれるべきであると主張していることであった。この意味でこれらの理論は犯罪の保守的説明と考えられる。

中立的理論

この時期のこれら以外の諸理論は内容なり性格において保守的なものではなかった。これらが描く犯行者は投獄が必要な邪悪な猛獣でもなく、厳格な抑止の必要な粗野な計略家でもなかった。しかもこれらの理論は批判犯罪学をそのユートピア的で非実践的な政策故に疑問を抱き、また主流派犯罪学に対しても批判的で、むしろ犯罪を実行する機会に焦点を当てるべきであるゆえに疑問としていた。その主張では、犯罪の諸要因や、このような行為の発生をいかに阻止するようにこれらの要因を扱えばよいのかを理解させてくれるようなアプローチが必要であった。これらの理論にとって効果的な犯罪防止を導くような実践的考え方こそが大量投獄を叫ぶ保守主義の要求を阻止する唯一の方法であった。こうして⑨**日常活動理論**（**routine activity theory**）なり**環境犯罪学**（environmental criminology）が生まれた。この立場によれば、犯罪の最良の理解は一つの「出来事」（"event"）として捉えることであり、これには動機のある犯行者だけではなく、法を破る「機会」（"opportunity"）（被害者となり易い標的と犯罪被害を食い止めるための監視の欠落）とが関与している。主流派犯罪学理論では何が人をして犯行へと導く動機であるのかに、歴史的に焦点が当てられてきたが、犯行の機会の違いが米国社会における犯罪現象の量と分布にどのようにして影響しているのかを体系的に評価してはこなかった。さらにはこの観点で主張されていることは、犯罪減少のための最良の努力とは犯行者を変えることではなくて、社会的、物理的環境を犯行に適さないようにすることである（例えば家屋へ泥棒よけの警報機を設置する、銀行にガードマンを雇う、駐車場に監視カメラを設置する）。これは**状況犯罪防止**（situational crime prevention）とも呼ばれ、ある特定の状況における犯罪の機会を減少させることに焦点が置かれている。

⑩**合理的選択理論**（rational choice theory）（これは前述したばかりの「機会論パラダイム」と両立可能で、状況的犯罪防止をも必要とする一つのアプローチである）と⑪**知覚抑止理論**（perceptualdeterrence theory）の観点を含む犯行者の思考と決心の研究がなされた。これらの観点では、客観的ないし知覚された損得に規定された一つの選択と犯罪が見なされているので、保守的理論と合致するものを有している。しかしその観点の説明の仕方からは、過酷な刑事司法的罰を必ずしも正当化しているものではない。

❖ **新批判犯罪学**

 1980年代には犯罪学者たち――米国内外も含めてだが――は保守的犯罪学が犯罪戦争に対する重要な武器として大量投獄を好ましいとしていることに反対した（Currie, 1985）。米国では，一日の被告席を占める数が1970年代前半では約20万人であったのが，現在ではおおよそ240万人に増大していることに犯罪学者は驚いている（Newburn, 2007）。これほど劇的ではないにせよ，似たような傾向がいくつかの欧州諸国で起きている。40年以上にわたって批判犯罪学者は保守的犯罪学を拒絶することを恐らくはもっとも声高に一貫して主張してきた。現行の批判犯罪学的見解は，1960年代，1970年代にその根を有しているが，保守的な犯罪イデオロギーの解体や「強硬路線」（"get tough"）政策による弊害を暴露する必要性があって発展してきた。こうして**批判的理論の新たな方向がうまれた。英国や他の欧州の学者の洞察をも含んでいるその貢献は社会的現実の伝統的解釈への挑戦，とくに保守論者の賛同する国の鎮圧政策の効果と公正さへの挑戦によって我々の犯罪理解を豊かにしてくれている**。これらには⑫**ポスト・モダンの思想**，⑬英国の**ニュー・クリミノロジー**（new criminology）の発展の初期から現在⑭**左翼リアリズム**（left realism）として知られているものへの発展，⑮**ニュー・ヨーロピアン・クリミノロジー**，⑯**文化犯罪学**，⑰**有罪者による犯罪学**（convict criminology）が含まれる。

 現行犯罪学理論はこれまでの新旧の考え方を混合したものである。有力な伝統的理論は古びるが，死に絶えることはない。これらの理論は一旦生まれると，このパラダイムへの忠誠心は動揺するかもしれないが，しばしば犯罪学的活動へ統合されながら残存する。さらにはその中核思想は時にはより巧緻なものとなり，実証的にも耐え得る観点となる（例えば，Sutherlandの分化的接触理論はAkerの社会的学習理論に変化した）。このような変化が生じると，休止しているように見える観点が再生され，新たな脚光を浴びるようになる（例えばAgnewや，MessnerとRosenfeldによって再活性化された緊張理論）。競合していた比較的古いいくつかの考え方が刷新されたものとなって生まれかわって，犯罪学理論と探究の方法を刷新する可能性を与えてくれるものとして，今なお存在している。

III 結語――総合犯罪学と我が国における犯罪理論構築の意義[11]

 犯罪が錯綜した事象である以上，諸科学の協力に加え，多次元的，多要因的アプローチという「**総合犯罪学**」[11]（comprehensive criminology）が不可欠であり，理論と実践において，これこそが創造的活力と豊穣生をもたらすものである。我々は現在，総合犯罪学をさらに推し進め，新しい成果を生み出す必要がある。とはいえ，総合犯罪学も諸学問の協力という**multidisciplinary**なものだけではなく，脳，心，社会とい

う **multidimensional** なアプローチが重視され、bio-psycho-social なものともなってきている。さらには加害者と社会という主要二要因から被害者を含めた主要三要因なものへと変化してきている（**multi-elemental**）。つまりより包括的な「**総合犯罪学**」（comprehensive criminology）へと最近は変化してきていると言える。しかし、現在までの総合犯罪学は基本的には折衷論（eclecticism），多元論（pluralism）的段階にあると考えられる。諸科学，諸方法，諸次元は全く並列的なものではなく，統合的視点，観点がある程度必要で，それが**人間学**，**人間科学**であるというのが筆者の考えであることは幾度か強調してきた。将来，より統合性が高まった，「**統合犯罪学**」（integrative (integrated) criminology）というものが生まれるとすれば，その中核となるのも，この人間学である，と考える。ちなみに前述してように欧米の犯罪学理論においては21世紀の主流とみなされているのが、Biosocial, Life-Course の二つの**部分的統合理論**（integrationism）で，後者は Psychosocial theory と言える。これは私の夢でもあるが、将来的には、これら両理論の統合化がなされ、Biopsychosocial theory，**全体的統合理論**へと発展する可能性は大いにあるのではないか、と期待している。とはいえ、学問の将来的予測は困難で、また別の統合化の道もありえよう。

　本格的国際化時代にあって、さしあたっては真の総合犯罪学を構築することである。そして、この構築とは、第一に、諸科学の成果の上に、各科学の協同、多面的アプローチによる、新しい成果を着実に上げていくことである。第二に理論と実践の緊密な結合である。犯罪者処遇、犯罪防止、再犯防止の点で、益なき理論は自然に淘汰される。第三に、国際化時代にあって、日本からの犯罪理論と実践の新しい成果を世界に問うていくことが重要である。そのためには、第四に、西洋の近代化と非西洋の近代化のコンテキストの違いと犯罪学との関係である。この点は、特に犯罪学では余り指摘されてこなかったことのように思える。つまり、欧米の近代科学、犯罪理論は「西洋の近代化」という歴史的、社会的コンテキストの産物である[15]。21世紀は新興国の勃興、近代化という新しい時代のうねりが、さらに世界的規模で進展していくはずである。「非西洋の近代化」における犯罪理論形成と実践が重要な課題となる。これは西洋の近代化とは異なるコンテキストを形成し、欧米の犯罪学とは違った一面を持つことは必至である。例えば、筆者が早くから分析し、指摘してきたように、戦後の、昭和35年以降の殺人率、特に男子青少年の殺人率の長期低下――我々は、戦争、徴兵制のない平和日本にその主要な原因を求めた――の原因を究明し、新たな犯罪理論と実践を構築し、アジア等新興国への拡張適用、普遍化を探るという可能性がある。児童虐待は家族制度との関連で、日本的特殊性とアジア的、欧州にも通じる一般性が明らかにされる可能性がある。つまり、日本という非西欧の近代化における犯罪学（理論と実践）的成果を一般化し、日本以外のアジア、中東、アフリカ、南米等の非西欧へ――あるいは西洋へも――拡張適用可能なものへと――その可能的条件と彼我の異同とを明白にしながら――普遍性をもたせられるかどうかである。第五に生物

学的方法論を重視してきた日本犯罪学会において，さらにこれを錬磨し，最新の成果を上げることが重要である．

日本も世界も犯罪のない安全，安心な社会となり，人々が友愛で結ばれ，真に自由で平等な世界となること，犯罪学がこれに貢献できるならば，我々の本望と言うべきであろう．[11]

文献

1) Ellis, L., Beaver, K., Wright, J. : Handbook of Crime Correlates. Elsevier, Oxford, 2009.
2) Farrington, D.P. : Criminological psychology in the twenty-first century. CBMH. 14 : 152-166, 2004.
3) Göppinger, H. : Kriminologie（3 Auflage）．Beck, München, 1976.
4) 影山任佐：犯罪学方法論の史的考察序論——自然科学と人間科学の方法論争——．Imago 5 : 42-55，1994．
5) 影山任佐：犯罪精神医学研究——「犯罪精神病理学」の構築をめざして——．金剛出版，東京，2000．
6) 影山任佐：犯罪成因モデルの構築に向けて——犯罪精神病理学的モデルと犯罪心理学的モデル——．犯罪誌 73 : 134-147，2007．
7) 影山任佐：犯罪精神医学，犯罪精神病理学の新たな課題．最新精神医学 13 : 117-131，2008．
8) 影山任佐：犯罪精神病理学——実践と展開——．金剛出版，東京，2010．
9) 影山任佐：精神障害者の初犯防止に向けて．犯罪誌 76 : 130-133，2010．
10) 影山任佐：犯罪生物学（臨床犯罪学）．加藤敏ほか編．現代精神医学事典．pp.83-84，弘文堂，東京，2011．
11) 影山任佐：日本犯罪学会百年，その歴史と展望——新たな犯罪学をめざして：総合犯罪学と統合犯罪学——（日本犯罪学会設立百年記念大会・大会長講演）．犯罪誌80 : 74-78，2014．
12) Lantéri-Laura, G. : Essai sur les paradigmes de la psychiatrie moderne. Du Temps, Paris, 1998.
13) Lilly, J.R., Cullenm, F.T., Ball, R.A. : Criminological Theory : Context and Consequences（5th Edition）．Sage, Thousand Oaks, London, 2011（影山任佐監訳　藤田眞幸・小林寿一・岩井宜子ほか訳：犯罪学——理論的背景と帰結——．金剛出版，東京，2013）．
14) Maguire, M., Morgan, R., Reiner, R.（eds.）: The Oxford Handbook of Criminology（4th Ed.）．Oxford University Press, Oxford, 2007.
15) 富永健一：日本の近代化と社会変動——テュービンゲン講義——．講談社，東京，1990．
16) 渡辺二郎：歴史の哲学——現代の思想的状況——．講談社，東京，1999．

第2章
日本犯罪学会百年，その歴史と展望
新たな犯罪学をめざして：「総合犯罪学」の提唱

Geschichtliche Anschauung dient zur Erhellung des Bewußtseins des gegen-
wärtigen Zeitalters. Sie zeigt den Ort, an dem wir stehen "(Karl Jaspers :
VOM URSPRUNG UND ZIEL DER GESCHICHTE, 1950)
「歴史を眺めることは，現在の時代意識の解明に役立つ。それはわれわれ自身の
立脚点を教えるのである」
(Karl Jaspers : Vom Ursprung und Ziel der Geschichte, 1949)

はじめに

　本学会に正史というべきものは未だ存在していない。吉益，中田ら諸先輩が本学会の歴史や主要人物について，言及している小論等はいくつかあり，本学会の概要等を知るには大変有意義である。しかし，吉益が述懐するように，資料が古くて散逸したり，戦災で焼失するなど，入手不能，困難なことが多々あるなどの理由で，これまで十分に深く，広く，体系的に分析し，研究，論述するには至らなかった。
　ところで，意味ある歴史は常に現代史であると言われる。過去の歴史と現在との関わり，「現実関連性」，つまり，我々に対してもっている関係と意味を確定するために歴史研究はある。換言すれば，歴史は我々のために存在するのである，と言える。そして，歴史の「現実関連性」の把握は，未来の形成に十分貢献することのできる実践的な問題なのである。要するに過去の歴史とは現在の歴史であり，未来を指し示す。本講演冒頭に掲げたJaspersの言葉も歴史研究のこの事態，意義を述べているものに他ならない。
　筆者は本学設立会百年に当たり，本学会の正史の基礎となるべき，歴史的研究を開始することを決意し，恩師らの励ましやご教示を頂きながら，これまで紹介されなかったいくつかの重要な基本的資料を部分的ながらも入手し，これまでの記述を訂正するなどの新知見を得たので，犯罪学雑誌に2論文として発表した。本講演はこれら

の拙論等を基に，戦前の本学会幹事杉江董（1883-1923）と菊地甚一（1881-1951）らの業績と活動等に触れながら，日本犯罪学会の歴史の総括（それは創設以降一貫して総合犯罪学を目指す我が国唯一の学術団体であった）を行い，これを土台に，日本犯罪学会，犯罪学の今日的課題と将来的展望についてのこれまでの自説をさらに展開してみたい。

I 日本犯罪学会百年──大正2年（1913）－平成25年（2013）

1. 戦前
❖「第一期日本犯罪学会」──杉江董（犯罪人類学）

　日本犯罪学会は大正2年（1913）7月2日に，片山國嘉，呉秀三，建部遯吾，花井卓蔵に杉江董ら医学，心理学，法学，社会学関係の主として東大教授とその弟子たち9名が発起人となり，東京帝国大学法医学教室に集い，「犯罪學協會」を設立したことに端を発する。「発起人の陣容から見ても，研究各分野の協同ということが意図されていたことは明らかである」と指摘した吉益脩夫（1963）のこの指摘には全く同感で，幅広い分野の結集によるいわば総合犯罪学が100年前，大正2年の本学会創立当初から目指されていたことは銘記すべきである。この「協會」は同年12月に同會協議會決定により，「日本犯罪學會」と名称を変え，規約を設け，ここに本学会は形式，内容ともに整い，翌年1月に雑誌「日本犯罪學會年報」創刊号を発刊し，さらには同年春には日本医学会総会分科会として，日本法医学会（会長片山國嘉）と合同で，総会を開催し，以後「例会」と雑誌発刊を継続した。大正12年に杉江が病没し，学会は一時休止したが，まもなく菊地甚一によって再建される。

　第一期日本犯罪学会の中心人物であった杉江董の著書二冊（『精神病と犯罪』（大正元年，1912）；『犯罪精神病概論』（大正13年，1924））, 特に前書は我が国最初の本格的な犯罪精神医学的著書で，杉江はその専門職，学会活動，著作からして，日本の犯罪精神医学者第一号と言うべき存在であった。またその著書は，明治期以降それまでの本邦における犯罪学的著作，論文138が列挙され，当時の犯罪学関連文献総覧的な資料的価値を有している。杉江の犯罪精神医学的著書2冊，論文は，当時支配的であった変質論に基づく社会防衛的，治安優先的思想が濃厚である。**杉江の刑事責任能力論は社会的責任能力論に重きが置かれ，決定論的立場に立ち，当時施行間もない現行刑法の責任能力の規定を生物学的方法による規定と精神医学的に解釈する立場に立って，この責任能力論から鑑定を実施していた。杉江のこの医学的立場とドイツ的混合論的解釈の立場に立った司法との責任能力論の観点の違い，齟齬が大正期にはあった可能性を筆者は指摘した。**

　一方，現在の「犯罪精神医学」に相当する用語として，「刑事精神病学」（片山,

1912；三宅)，「犯罪精神病理学」(杉江，1912)，「犯罪精神病学」(呉・池田，1924)が当時あった。他方では，「司法精神医学」に相当すると思われる「法医(的)精神病学」(杉江，1912，1914)が採用されていた，これら犯罪精神医学に関係し，また相当する用語が当時は定まっておらず，その定義も概念的も今ほど明確でなかった。また「刑事人類学」(富士川，1908；杉江，1912)などの用法から当時の「刑事」，「刑事学」はKriminal, Kriminonogieの訳語である可能性を指摘した。筆者の主張する「国家医学的精神医学」，つまり公衆衛生学的精神医学と並ぶ二大主柱の一つ法医学的精神医学の存在が，「法医的精神病学」(杉江，1912)として言及されていることから，我が国でも歴史的に実在していたことが確認された。「国家医学的精神病学構想」が呉の主著においても存在することを指摘したのと合わせ，筆者の精神医学史研究のテーマ「国家医学(社会医学)的構想において近代精神医学の誕生と展開を分析する」ということの重要性が，このようにして裏付けられた，と考える。

　また筆者は菊地の主著(1940)において，彼が法医学者が当時司法精神鑑定に従事することの不適切性を指摘し，批判していることを筆者は明らかにした。即ち我が国において**精神医学と法医学との間で，司法精神鑑定をめぐって「権能問題」が生じていた**ことを筆者は指摘した。このことは従来言われてこなかった事態であるように思われ，前述した杉江の刑事責任能力論(生物学的規定説)と共にさらに追究すべき問題と考えている。

❖ **「第二期日本犯罪学会」** ── 菊地甚一(批判犯罪学)と吉益脩夫(犯罪生物学)
　第二期(大正末期から昭和の戦前期)学会は大塚窪町の菊地の自宅兼診療所に学会，編集本部を置き，「例会」を東大山上御殿で開催し，「日本犯罪學會々報」「犯罪學研究」「日本犯罪學會雑誌」や菊地らの諸著書を学会から出版している。菊地は吉益らの援軍を得ながら獅子奮迅の活躍で，私財を投入し，学会を継続させた。主としてLenzの「犯罪生物学」に依拠した吉益に対して菊地の立場は，「社会精神医学」的活動を展開し，階級史観や人道主義的色彩が濃厚で，現在の「葛藤犯罪学」や「批判犯罪学」に近い立場で，日本における「葛藤犯罪学」の先駆者と菊地を見なせる。さらに今回本講演で明らかにされたように，彼は「強制断種法」制定の強力な批判，反対者で，学会機関誌，日本犯罪学会出版部発刊著書等で，逆流に抗してその強固な反対論の論陣を張り，戦前の日本犯罪学会をこのもっとも強固な砦とした。

❖ **「金沢犯罪学会」と「犯罪学雑誌」** ── 古畑種基
　法医学者古畑種基(1891-1975)が大正12年(1923)金沢医大法医学教授として赴任して間もなく，大正15年6月12日に，菊地らの日本犯罪学会とは別組織の「金澤犯罪學會」を金沢において設立した。昭和3年9月に創刊された「金澤犯罪學會雑誌」(Archive für Kriminologie)は第2巻1号(昭和4年3月20日)以降改称されて，

金沢犯罪学会より分離され，同大法医学教室が発刊し，古畑が実質上主宰する「犯罪學雜誌」（HANYAGAKU ZASSHI）となった〈これが，本学会機関誌「犯罪学雑誌」に戦後継承された〉。この雑誌の名称変更から，またドイツの犯罪学雑誌との連携から，古畑には同雑誌を日本を代表する犯罪学の学術誌にする意図があったものと思量する。昭和11年には古畑は東大に移り，「雑誌」は東大法医学教室から発刊されていたが，戦局悪化のあおりを受け，当局の勧めで，第17巻を最後に，昭和19年末に廃刊となった〈代わりに「日本法医學會雜誌」が発刊された〉。

2. 戦後
❖「第三期日本犯罪学会」──古畑・吉益・中田修

戦後に古畑種基は主宰する東大法医学教室に「日本犯罪學協會」を設立し，昭和24年4月に同協会編集の「犯罪と醫學」を創刊した。菊地らの病没後，戦後停止状態にあった「日本犯罪学会」の名称を譲り受け，昭和27年1月22日，京橋第一総合ビル「東洋軒」において古畑の音頭で，発起人発会式が挙行された（会長は古畑種基，理事長は正木亮〈当時は会長と理事長の二頭体制であったようである〉）。機関誌「犯罪學雜誌」（復刊第一号）は同年3月に第18巻1号として発刊された。古畑は同年3月に東大を定年で辞め，4月より東京医科歯科大学法医学教授となり，「日本犯罪學會」も同教室内に移り，3号からは同所から学会による発行がなされている。日本犯罪学会第一回総会は昭和37年（1962）年10月6日に東京医科歯科大学講堂において開催され，今日に至っている。第三期においては大学の役割が重要となり，東大，特に東京医科歯科大学の日本犯罪学会と犯罪学の発展に果たした長年の役割は大きかった。

II　犯罪学の今日的課題と将来的展望：総合犯罪学と統合犯罪学
──非西洋の近代化の歴史的意義

1.「総合犯罪学」の定義：その要としての「人間学」

「第一期日本犯罪学会」は大正デモクラシー時代に生まれ，総合犯罪学的志向を持ちつつも，その創設者の一人杉江董に代表されるように，基本姿勢は当時隆盛となりつつあったLombrosoの「犯罪人類学パラダイム」を信奉する科学者集団であった。「第二期」は昭和ファシズム時代において，吉益脩夫の「Lenz的犯罪生物学的総合犯罪学」と菊地甚一の「批判犯罪学的」主張・実践活動という二元的，志向性をもったものであった。「第三期」は戦後民主主義社会において，我々の研究が明らかにしたように，劇的なまでに日本の殺人率が減少するという，世界にも余り例のない，犯罪現象の変化が昭和35年頃を境に起こっている。一方日本犯罪学会が初めて国立大学研究室に学会本部を持ち，本格的学術的機関誌が安定的，継続的に発刊されるとい

> **Definition of the "Comprehensive Criminology"**
> J. Kageyama (2013)
>
> Multidisciplinary Approach
> 　多角的（総合的・集学的・多専門的・総合科学的）
> Multidimensional (Bio-Psycho-Social) A.
> 　多次元的（生物・心理・社会的）
> Multi-elemental (offender, victim, society, environment) A.
> 　多要因的：（加害者・被害者・社会／環境）

図1 新しい「総合犯罪学」（Comprehensive Criminology）の定義（影山，2013）

う，組織面，研究面において戦前の日本犯罪学会の水準を抜きんでる発展の基盤が形成されたことは高く評価される。古畑種基，吉益脩夫，中田修らに代表されるように戦前の水準を抜く，国際的な，研究成果を上げてきたことは賞賛に値する。

　しかし，学会は「各科学領域協同総合」（吉益）という総合犯罪学的志向性を強く持ちながらも，法医学，精神医学中心の医学的犯罪学が実際には主流を占めてきたことは学会の組織構成，各諸学問や学会の分化，発展の時期でもあり，やむを得ないものがあった。しかし，犯罪が錯綜した多元的事象である以上，諸科学の協力という総合犯罪学が不可欠であり，理論と実践において，これこそが創造的活力と豊穣性をもたらすものである，と筆者は確信している。我々は現在時点においては，総合犯罪学をさらに推し進め，新しい成果を生み出す必要がある。とはいえ，総合犯罪学も発展，進化し，従来の諸学問の協力というmultidisciplinaryなものだけではなく，脳，心，社会というmultidimensionalなアプローチが重視され，bio-psycho-socialなものともなってきている。さらには加害者と社会という主要二要因から被害者を含めた主要三要因なものへと変化してきている（multi-elemental）。つまりより包括的な新しい「総合犯罪学」(comprehensive criminology) へと最近は変化してきていると言える。従って筆者の「総合犯罪学」の定義は図1のように示される。

　とはいえ，現在までの総合犯罪学は基本的には折衷論（eclecticism），多元論（pluralism）的段階にあると考えられる。諸科学，諸方法，諸次元は全く並列的なものではなく，統合的視点，統一的観点がある程度は必要である。そして，それは人間学，人間科学であるというのが筆者の考えであることは5年程前から幾度か機会があるごとに強調してきた。将来，より統合性が高まった，「統合犯罪学」(Integrative (Integrated) Criminology) というものが生まれるとすれば，その中核となるのも，この人間学（anthropology, human science）である，と考えている。犯罪学の未来は人間についての新しい理念，視点を抱いた人々のものである。本学会の伝統である総合犯罪学を，時代の要請，変化している諸条件に適合させることなしには，伝統は過去の遺

物に転落してしまう。

　ちなみに前述したように，欧米の犯罪学理論においては21世紀の主流とみなされているのが，Biosocial, Life-Courseの二つの部分的統合理論（integrationism）で，後者はPsychosocial theoryとも言える。これは私の夢でもあるが，将来的には，これら両理論の統合化がなされ，Biopsychosocial theory，全体的統合理論へと発展する可能性は大いにあるのではないか，と期待している。とはいえ，学問の将来的予測は困難で，また別の統合化の道もありえよう。

2. 日本犯罪学会の意義と国際貢献：後発近代化国の世界史的意義

　本講演で明らかにしたように，創設以来一世紀にわたり，総合犯罪学を一貫して追求してきた日本犯罪学会の伝統を基盤に，これまでの反省すべき点があれば，これらを明確にし，その上で，本学会が真に新たな創造的進化を遂げ，第四期日本犯罪学会というものに変貌するかどうか，このことに本学会の将来がかかっているようにも思われる。つまりは，本格的国際化時代にあって，さしあたっては真の総合犯罪学を構築することである。そして，この構築とは，第一に，諸科学の成果の上に，各科学の協同，多面的アプローチによる，新しい成果を着実に上げていくことである。この目的のためには新しい観点からの総合犯罪学のための高等教育，研究制度が構築される必要がある。第二に理論と実践の緊密な結合である。犯罪者処遇，犯罪防止，再犯防止の点で，益なき理論は自然に淘汰される。第三に，国際化時代にあって，日本からの犯罪理論と実践の新しい成果を世界に問うていくことが重要である。そのためには，第四に，西洋の近代化と非西洋の近代化のコンテクストの違いと犯罪学との関係をきちんとおさえておく必要がある。この点は，特に犯罪学では余り指摘されてこなかったことのように思える。つまり，欧米の近代科学，犯罪理論は「西洋の近代化」（富永）という歴史的，社会的コンテクストの産物である。21世紀は多数の新興国の勃興，近代化という新しい時代のうねりが，さらに世界的規模で進展していくはずである。つまり，「非西洋の近代化」における犯罪理論形成と実践が重要な課題となる。これは西洋の近代化とは異なるコンテクストを形成し，欧米の犯罪学とは違った一面を持つことは必至である。例えば，演者らが早くから分析し，指摘してきたように，戦後の，殺人率，特に男子青少年の殺人率の長期低下――我々は，戦争，徴兵制のない平和日本にその主要な原因を求めた――の原因を究明し，新たな犯罪理論と実践を構築し，アジア等への拡張適用，普遍化を探るということも可能性がある。児童虐待は家族制度との関連で，日本的特殊性とアジア的，欧州にも通じる一般性が明らかにされる可能性がある。つまり，日本という非西欧の近代化における犯罪学（理論と実践）的成果を一般化し，日本以外のアジア，中東，アフリカ，南米等の非西欧へ――あるいは西洋へも――拡張適用可能なものへと――その可能的条件と彼我の異同とを明白にしながら――普遍性をもたせられるかどうかである。第五に生物学的方法論を

重視してきた本学会において，さらにこれを錬磨し，最新の成果を上げることが重要である．もし本学会が革新的変化を遂げ，将来第四期日本犯罪学会というものがありうるとすれば，この成否は以上の諸点にかかっているのではないだろうか．日本も世界も犯罪のない安全，安心な社会となり，人々が友愛で結ばれ，真に自由で平等な世界となること，犯罪学がこれに貢献できるならば，我々の本望と言うべきであろう．

参考文献

1）Barraclough G : History in a Changing World. Blackwell, Oxford, 1955.
2）影山任佐：国家医学と法医学成立過程――片山國嘉「医学の系統図」分析――．犯罪誌 74：9-30，2008．
3）影山任佐：日本犯罪学会の国際的意義と今後の展望――創立百周年（2013年）に向けて――．犯罪誌 78：1-2，2012．
4）影山任佐：日本犯罪学会理事長就任に当たって――総合犯罪学と統合犯罪学――．犯罪誌 78：91-92，2012．
5）影山任佐：日本犯罪学会および犯罪学の歴史的研究Ⅰ――日本犯罪学会誕生と犯罪精神医学の先駆者（杉江董）――．犯罪誌 79：101-132，2013．
6）影山任佐：「国政医学」と「国家医学」――江口襄の論説の分析――．犯罪誌 79：143-149，2013．
7）影山任佐：日本犯罪学会および犯罪学の歴史的研究Ⅱ――第二期日本犯罪学会と葛藤犯罪学の先駆者（菊池甚一）――．犯罪誌 80：151-208，2014．
8）菊地甚一：法医学的精神病学（第一輯，第二輯）．新光閣，東京，1933, 1940．
9）Lilly, J.R., Cullen, F.T., Ball, R.A. : Criminological Theory : Context and Consequences（5th Edition）．Sage, Thousand Oaks, London, 2011（影山任佐監訳　藤田眞幸・小林寿一・岩井宜子ほか訳：犯罪学――理論的背景と帰結――．金剛出版，東京，2013）．
10）Metzger, E. : Kriminalpolitik auf kriminologischer Grundlage. 1934（吉益脩夫訳　譯者序：犯罪学と刑事政策．朝倉書店，東京，1944）．
11）富永健一：日本の近代化と社会変動――テュービンゲン講義――．講談社，東京，1990．

第3章

統合失調症と犯罪
犯罪精神病理学の見地から

―― Le danger créé par un malade dépend beaucoup plus des circonstances sociales dans lesquelles il est placé que de la nature de ses troubles psychologique；患者がもたらす危険はその心理学的障害の本性よりも患者が置かれている社会環境による場合が極めて多いのである――（P. Janet, 1923）

はじめに

　本論では筆者の昨年8月開催された国際犯罪学会（The 16th World Congress of the International Society for Criminology）特別講演（Comprehensive Criminology, Criminal Psychopathology : Actual State and Future）を基に，筆者の**犯罪精神病理学**的研究，とくに**統合失調症**に関するこれまでの筆者自身の論著を要約的に紹介したい。したがって本論は統合失調症の内外の犯罪精神医学的研究の総説ではないことを初めにお断りしておきたい。本論に入る前に「犯罪精神病理学」などと耳慣れない用語等について，筆者の最近の研究成果をまとめた論文と拙著等を参照していただきたい。なお歴史的なことに言及すれば，筆者の最近の調査研究では，我が国における犯罪と精神病に関する最初の著書は杉江董の『犯罪と精神病』（大正元（1912）年）ではないかと考えている。1913年に創設された日本犯罪学会の機関誌「日本犯罪學會年報」創刊号冒頭を飾っているのも彼の論文である。

I　統合失調症と犯罪

1. DSMを超えて
　筆者はアルコール犯罪研究の研究書やいくつかの論文を著し，病的酩酊の新しい亜型として幻覚症型を記載し，異常酩酊の発現要因の解明を行った。また情動の酩酊状

態への影響を研究し，力動的観点の重要性を再認識した。アルコール性精神障害は，嗜癖の人間学的考察[26]のみならず，急性の意識障害から慢性精神病，アルコール性認知症，人格の精神病理までも含むもので，まさしく精神障害の広範囲なモデル的対象であると云わざるを得ない。こうしてアルコール犯罪研究は精神疾患の統一的理解の原理としての構造論，構造力動論への親近感を筆者が抱く契機の一つとなり，現行のDSMのような構造論を欠いた症状論的，操作主義的，名目論的分類に関する筆者の批判的立場[23,27,30]の根底となっている。精神医学におえける新たな構造力動論の構築が求められている。

2. 統合失調症と犯罪精神病理学
❖ 犯罪精神病理学的犯因モデル[21]

前述したように犯罪事象と精神障害との関係を記述，分類し，分析，解明するのが犯罪精神病理学の中核となる。精神障害と犯罪との因果関連の追究はその中でも中心課題である。精神障害→犯行という単線的な線型因果関連モデルはここでは通用しないことが大半である。犯罪の精神病理学的モデルは非精神障害者の犯行に関する因果関連，犯因モデルに精神障害の因果関連が重なり，より複雑なものとならざるを得ない。ここでは拙論等で提案した筆者の「犯罪精神病理学的犯因モデル」[21,23]を図示しておきたい（第1章図1, p.7）。

図内矢印は双方向的になったり，疾病ごと，あるいは依って立つ病因論の違い，罪種や事例ごとに，図中の要因の比重が異なることは当然である。このような犯因モデル的考えは重要である。例えば，精神障害者の責任能力判断をめぐって，疾病と犯行との関係の分析，考察が重要となる場合，その礎石となるだけでなく，精神障害者の初犯防止，再犯防止の指針のための基盤ともなる，と考えている。なお精神障害者の犯罪統計，リスク評価などの研究はなされてきているが，さまざまなバイアスの問題があって，厳密に一致した定説というものは極めて少なく，以下の統計値も参考程度と考えて，固定した判断を持つことは危険である。今後内外の最新で信頼できる調査，研究の成果を絶えずチェックしていくことが必要である。

❖ 統合失調症と犯罪の統計

統合失調症も含めて精神障害全体と犯罪との関係については幾多もの文献があるが，拙論[18]が参考になろう。

各種統計

統合失調症は種々の点で犯罪精神医学の中でも重要である。とりわけ司法鑑定では比較的重要で，国内外の司法鑑定例に占める統合失調症の比率は10％未満から30％弱まで変動があり，我が国では比較的高い傾向を示していた。各種統計では成人刑法犯の0.23％が狭義の精神病者で，躁鬱病は約1割，統合失調症は約半数であっ

た。矯正統計では受刑者の中では狭義の精神病者は1％弱で，統合失調症はその半数を占めている，などという報告が古くからなされてきている。

筆者の刑事司法鑑定例の統計[19]

　関東A地検における1981～1990年までの起訴前鑑定（A県全域を含み，ほぼ9割が筆者の鑑定例）全数は丁度700例で，統合失調症は160例（男性142例（88.8％）；女性18例（11.2％））で，鑑定事例全体に占める比率は23％弱であった（ちなみに気分障害は30例で，内女性は11例（36.7％）で，統合失調症に比較し，女性の比率が高いのも従来の知見と一致している）。

　統合失調症者の罪名を多い順に挙げると，殺人32例，窃盗29例，傷害26例，放火19例で，殺人，放火，傷害で，48％約半数を占めている。この比率は機能性精神病と中毒性精神障害者鑑定例全体では44％であった。殺人比率だけを機能性精神病と中毒性精神障害の病名別に比較すると，気分障害23％，統合失調症20％，有機溶剤依存症14％，アルコール依存症11％，覚醒剤依存症11％であった。またアルコール依存症では放火（16％），有機溶剤依存症では窃盗（22％；傷害，19％）が，覚醒剤依存症では傷害（15％；放火，13％）が筆頭であった。一県の起訴前鑑定事例全数における統合失調症と気分障害では中毒性精神障害に比較し，全罪種における殺人の比率が比較的高い，とは言えよう。つまり機能性精神病者では，異論もある犯罪の発生率の高低はともかく，犯行がなされた場合，殺人などの暴力犯罪に傾き易いように思われる，と自験例からは言える。なおこの地検は比較的軽罪でも精神障害が疑われれば，起訴前鑑定を行う所で，罪種の軽重による鑑定実施の有無というバイアスはかかりにくいシステムになっていたように考えている。詳細は拙論[19]を参照して頂きたい。

❖ 統合失調症による犯罪の特徴

　国内外の研究の中で，統合失調症者の犯罪の特徴として従来主張されてきたのは，犯罪発生率が一般人に比較して顕著に高くはないが，財産犯は少なく，殺人，放火など重大犯罪の占める割合が比較的多い，対人犯罪では家族など近親者が被害者になり易い，病状期などでは幻覚や妄想に影響されての犯行や，衝動的な犯行がなされ，慢性期に入ると支援が不十分な状態での，生活破綻や人格変化に基づく犯行，軽微な犯罪の累犯が比較的目立つ，等である。また発病初期での犯罪が比較的多く，その犯罪の半数近くが，発病後5年以内の犯罪である。また初犯が多いとも言われてきた。後述するように，筆者の鑑定例でも殺人の再犯，累犯はごく稀である。

　なお古くからある問題として，本格的発症前「前駆期」における「殺人衝動」や[9,17]「犯罪性類破瓜病」など人格変化と動機不明の犯罪行為のみが前景に立った事例である。これらはその疾病論的位置づけ，診断や責任能力をめぐって論争が生じ易いし，専門家といえども見逃してしまうことが少なくないと云われてきた。今でも重要な研究課題である。破瓜型統合失調症や緊張病型統合失調症では人格変化や興奮，衝動行

為等と犯罪との関係が主として問題となる。以下，妄想型統合失調症を中心とした筆者の研究についてごく要約的に紹介する。

❖ 暗殺の精神病理 [6, 8, 12, 20, 22, 29]

筆者は犯罪の中でも殺人，とりわけ，**暗殺**と**大量殺人**の精神病理学的研究を重要なテーマとしてきた。殺人は言うまでもなく犯罪の中でも最も重大で，その中でも暗殺と大量殺人は稀ではあるにせよ，殺人研究の花形，東西の横綱と筆者は考えている。前者は有力者の単数殺人，後者は一般市民の多数殺人であり，一方は質的に，後者は量的に問題であり，両者は対極的である。さらには後述するようにこれら双方ともに，優れて精神病理学的分析，考察が必要な領域である。また殺人一般では暗数（未発覚事件）が比較的少なく，検挙率がどの国でも比較的高く，殺人および被害者，殺人者の研究において，全数調査に比較的近い研究，窃盗などの研究に比較し，質的に保証された研究が可能となる。このような理由と動機から，筆者は殺人，とりわけ暗殺と大量殺人の研究を行ってきて，「暗殺学」（Assassinology）なる用語まで造語し，著書と論文等を発表してきた。[8] [6, 12, 20]

暗殺の古典型と米国型 [6, 8]

米国は先進国としては異例なほどの殺人多発国である。一般的殺人もさることながら，連続・大量殺人，と並んで，有力な政治指導者，とりわけ国家元首である大統領暗殺，しかも既遂例が目立つ。しかも筆者が著書や論文などで主張したように，欧州では我が国のように政治的信念に基づく暗殺，「古典型」が多いのに対して，精神病者，その大多数が妄想型統合失調症に罹患した暗殺犯によってなされているなどかなり明確な特徴を示している（詳細は拙著等を参照して頂きたい）。筆者が「米国型」と名付け，精神病理学的分析と考察を行った所以である。

父親殺しと国父殺し：中心性の精神病理と「他者」の問題 [6, 7, 10, 20]

筆者の理解では，統合失調症，とりわけ妄想型統合失調症が米国型暗殺犯に比較的多いことが研究の端緒であった。しかもこの犯罪精神病理学的研究によって，統合失調症の妄想世界の本質的理解がなされ，ひいては治療的指針をここから得られるのではないか，という期待があった。前述した統合失調症者の殺人の特徴，家族，とりわけが親が被害者になりやすい点と米国大統領暗殺犯に妄想型統合失調症者が多い点等から，統合失調症，中でも妄想型の殺人の本質的は「父親殺し」と「国父殺し」という家族の中心と国家の中心，国家権力の中枢者の殺人にあるという理論的仮説を立てた。統合失調症者の種々の殺人はこの本質からの派生として理解しようというものであった。ではなぜ妄想型統合失調症者の殺人では中心者が対象となるのか。この理論的解明のためには，統合失調症の妄想世界をどのような視点，理論からどのように捉えるのか，という事柄と密接に関わってくる。

統合失調者の妄想世界――共同主観的存在構造論からのアプローチ[4,6,7,10]

廣松[▶]は主客二元論を超越しようとし，世界の認識・存在論は，主体と客体のそれぞれレアールとイデアールな契機による四肢構造の統一より成立しているとした。つまり，客体，対象は知覚から判断に至るまで，主語（レアール）に対する述語（イデアール）として，etwas Mehrとして，記号的に現れる。主体もまた「誰かとしての私」として個人的レアールな契機とイデアールな契機の統一から成立しており，主体は自己分裂的自己統一がなされ，これによって所与（etwas）の把握の一致，パターン化，共同主観化がなされる。「現象学的世界は所与がそれ以上のものとして，誰かとしての或る者に対してある」という「四肢構造」を有している。

統合失調症および慢性妄想病の「妄想問題」はこの共同主観的存在構造論＝世界の四肢的構造の解体と病的再構成という，構造・力動論的観点が筆者の慢性妄想病に対する理解の基本的視座である。共同主観的存在構造の解体の端的な現れが，統合失調者の造語症，「言語新作」であり，患者は既成の言語ではない，新たな文字や意味を作り出す。慢性妄想病はパラノイアからパラフレニー，統合失調症までの解体水準を示すというのがフランス学派を初めとする精神病の伝統的理解である。筆者らは統合失調性言語新作を示さない，言語性妄想解釈，異常なアナグラム的解釈を呈したパラノイア（知性が保持された人格解体のない体系的慢性妄想病）の鑑定例を報告し，この言語の解体も段階を示し，これが慢性妄想病群，パラノイアから統合失調症に至る共同主観的解体の指標となる可能性を指摘した[▶15]。

統合失調症性暗殺者の妄想世界の双極構造――中心性の精神病理[6,8,20]

統合失調者の妄想世界では共同社会との絆が脆弱となり，孤立し，「自明な自然性」をもった社会的・文化的秩序が崩壊し，不気味に変容した未知の世界が姿を現し，患者を取り囲み，被害関係妄想や幻聴による命令，思考奪取のような「自我障害」とも呼ばれる症状を呈し，妄想的「他者」に支配されるという受動的な妄想世界の中心に立たされ，この中心からの離脱，乗り越えが不可能で，自己分裂的自己統一による視点の転換が困難になり，他者の視点から自分を眺めることができず，したがって病識が欠落する。精神病理学的にいえば，「統合失調症妄想世界とは受動的中心と妄想的「他者」という能動的中心から成り立っている双極的中心構造を形成している」と定式化できよう。すなわち「中心性の精神病理」である。一方暗殺の対象者は言うまでもなく，現実世界の能動的支配者，中心者である。妄想型統合失調者による暗殺とは「妄想世界の受動的中心人物による現実世界の能動的中心人物の抹殺行為である」と定式化できる。「父親殺し」あるいは父権なき現代社会では「母親殺し」として現れ易いとも思われるが，現実世界が国家であれば，君主，大統領，首相などの国父が，それが家族にとどまっていれば親が妄想世界の能動的中心として現れ，この破壊が一方では暗殺となり，一方では父親殺しとなる。暗殺の犯罪精神病理学によって，筆者は統合失調性妄想世界の「双極構造」と「中心性の精神病理」の重要性，そして

暗殺と父親殺しの共通性とその本質とを明確にした，と考えている。
統合失調性妄想世界における「他者」の問題——「魔術的変形」[10,20]

双極構造はまた現実世界と妄想世界との関係，分節の仕方の問題でもあり，暗殺の精神病理にとっても重要な問題である。この問題はまた統合失調性妄想世界の中心にある患者を支配し圧倒する他者とは誰か，あるいは何かという問題と重なってくるし，暗殺の問題でいえば，この他者と「現実世界の中心人物」との接合に関する問題である。筆者は拙論等で分析し，詳述したように[10,20]，これを，妄想世界の「他者」とは四肢構造の解体から姿を現すもので，①レアールならざる者で，イデアールな根源的他者であり，②患者を圧倒する「魔術的」力を持っている，と規定し，「他者」と表記した。現実世界の他者が妄想世界に出現するという意味は，レアールな他者のイデアールな「他者」化である。つまり「他者」の他者化＝他者の「他者」化である。ここでは普遍的な魔術的力が個別具体的なものによって代表されている，隠喩的象徴的関連がある，と拙論等では，結論づけた。ライオンが力の具体的，個別的なものによる隠喩的表現であるとすると，妄想世界の患者を圧倒する魔術的力の隠喩として，国父，父親が登場してくるのは必然であると言える。逆に，暗殺を通して，我々は「他者」の圧倒的力を解釈，推察することも可能である。つまり「現実世界と妄想世界とは統合失調症では隠喩的関係で接合している」，と定式化できる。主治医も権威的治療関係に入ってしまうと，この筆者の結論からは，「暗殺」の対象とされ易いことになる。精神科医や精神医療関係者が患者の暴力的対象となり，稀には殺害されることの背景にはこのような治療関係が関係しているものがあると筆者は思量している。なお，暗殺という攻撃性の行動化はまた別の考察が必要だが，紙幅の関係で，ここでは自殺と他殺との関係，次に述べる被害妄想患者の類型分類とも関係する，ということに止めておきたい。またこの筆者の云う「他者」は木村のいう自他分離の根源をなす超越論的「絶対的他者」[33]と密接に関係したものであろうと，考えている。

❖ 大量殺人[5,11,13,25]

定義と分類：筆者の分類

最近筆者は「大量殺人」(mass murder)の用語，概念の混乱を一掃すべく[25]，米国流分類への批判を行いつつ，新たな提案を行った（詳細は拙著等を参照して頂きたい）[25,27]。単数殺人に多重殺人（multiple murder）を対峙させ，後者には同時型（一回の犯行で複数以上の被害者）である「大量殺人」と連続型（複数回の犯行による合計で複数以上の被害者）を含む非同時型（継続型）とする分け方である。「大量殺人」はかつては同時型と非同時型を含むものであったが，米国での誤解により混乱が生じた。かつてのこの広義の大量殺人には「多重殺人」を当て，大量殺人を同時型に限定する現状に合わせ，混乱を整理した〈ただし以下の論述は新分類以前の発表を土台としており，大量殺人は広義で使用されている。なお多重殺人，大量殺人の定義，概念には被

害者数が問題となるが，筆者は未遂も含む複数以上としている．これは複数殺人は単数殺人に比較してどの国でも圧倒的に少なく，被害者数を横軸，件数を縦軸にとった場合，被害者数の増大に伴って，件数が直線的に漸減するというきれいな図表が得られず，2名以上の被害者の殺人は極端に少なく，単数殺人と複数殺人とは明らかに分離された分布を示すからであることを拙著等では指摘した．この後者の群から必要に応じて亜型を分離していくことがない，手堅い研究手法であると考えている（殺人大国米国のように既遂3人以上とかいうのは日本の実情に合わない基準であると考えている）．

統計

我が国の大量殺人は昭和60年（1985）頃には，一般殺人の1％程度であった．筆者の鑑定統計等からは我が国では同時型が圧倒的に多い．単独犯が多く，男性が圧倒的多数を占めている．犯行手段は多彩で，年齢は単数殺人犯に比較して若干高く，20歳代に対して30歳代が多かった．その後筆者らは例数を増やし，学会発表をおこなった．地検鑑定（1981-1990）の前述した筆者の鑑定例700例中，殺人事例140例20％，男91例65％，女49例35％を資料とし，筆者の定義による大量殺人と単数殺人とのデータ（除・不明8例〈男7，女1〉）を比較検討し次の結果を得た．①大量殺人を犯行継起の間隔から分類（影山による）すると，同時型19例が最も多く，累犯型2例，混合型1例，不詳8例を除く，精神障害者の10年間の殺人累犯は男女で，132例中3例，2.3％で，男性は2例，2.4％，女性1例で，2.0％であった．つまり主として精神衛生法時代の数値で殺人全体に占める殺人累犯は約2％であった．現行司法精神障害者による殺人再犯防止はこの数値以下でなければ，医療観察法新制度の意味がないということも言えよう．②女性の大量殺人者の場合，拡大自殺を目的とした同時型の大量殺人が多く，ほぼ同時に複数の幼い実子を殺害しており，これは従来の「家族殺人が多い」という結果と一致している．③大量殺人22例における被害者数は2.5名／1例．最多の被害者5名を有する者は2例．既遂に限れば，4名を殺害した統合失調症者1例が存在．④単数殺人に比して大量殺人には，職業を有しながらも転職を頻回に反復する者が有意に多い．⑤犯時診断名は，大量殺人22例には統合失調症6例27％，神経症・心因反応4例18％，そううつ病2例9％等が多く，単数殺人110例にはアルコール関連28例26％，統合失調症24例22％，神経症・心因反応17例16％等が多い．犯時飲酒を伴う複数診断事例を含めたアルコール関連の事例は大量殺人20例中2例10％で，単数殺人109例中36例33％に比して極めて少ない．

大量殺人（同時型）の精神病理学

大量殺人と精神障害との関係は内外の研究によって指摘されてきた．筆者は大量殺人の殺人全体に占める比率が精神障害者群で5倍ほど高いことを指摘した．なかでも大量殺人（同時型）は妄想性精神障害が比較的多いことが内外の研究でも指摘されてきていたし，筆者の鑑定例でもこの傾向が認められる．逆に累犯型を除くと，非同時

型，とくに連続殺人は鑑定事例では皆無であったことが印象的である。固有の精神病理学的考察に入る前に，被害妄想性精神病者の暗殺，大量殺人も含めた殺人や暴力犯罪へ走る患者の筆者の類型分類をまず紹介しておこう。
被害妄想からの反撃：迫害妄想者の類型分類――「間接告発」型[16]

　パラノイア（妄想性障害）や統合失調症の被害（迫害）妄想者が妄想上の迫害者，加害者に対して，反撃，復讐から暴力行為，攻撃に移ることが稀にある。その危険性，犯罪因性が古来より犯罪精神医学者等によって指摘されてきた。最近のフランスでもこの観点からの論文がある[2]。筆者らは被害妄想者が妄想上の迫害者への攻撃の有無とその形態，特徴等から反応類型別に行動分類した。反撃のない者を「受動型」群とし，なんらかの攻撃をする「能動型」群とは区別した。この中で，攻撃せずに，警察など公権力に妄想上の迫害を訴え，告発するのを「告発型」とした。これは，患者自身が直接警察等に出向いて告発する「直接告発型」と妄想上の迫害者の家などに放火するなどして，この迫害者を警察に調査させ，迫害の実態を暴かせようとする，「間接告発型」とに分けられることを事例をもって示した。

　これら「告発型」はパラノイアと比較的親和性があり，被害に対して公的機関となんらかの自発的接触を持とうとするのがパラノイアの特徴であることを指摘した。パラノイアの現実と密着した論理や行動と関係した事態である。つまりパラノイアでは妄想上の迫害が現実にあったなら，病前人格から予想される行動を取る，と言える。さらには拙著などでは自殺と殺人との関係について触れている[16,27]。このような攻撃性の顕在化のメカニズムの状況を含めた多次元的探究（第1章図1, p.7）は危険性や犯罪防止の点で重要であり，被害妄想患者をいたずらに危険視することの歯止めともなる。

大量殺人の被害者と妄想世界

前述したように，暗殺者と大量殺人（同時型）の被害者は対照的である。妄想性精神障害の攻撃対象のこのような対照的あり方はどこからくるのであろうか？　このような問題意識を拙論等でも触れた[25,27]。結論的に云えば，大量殺人の典型例はフランス学派のいう慢性妄想病群（解釈妄想病など），ドイツ学派のパラノイア圏（妄想性障害，敏感関係妄想，さらにはパラフレニー〈人格解体の目立たないもので，パラノイアと統合失調症との中間的位置を占める〉）において発現する傾向を示し，両親殺人や暗殺的殺人は統合失調症と結びつく傾向にある，というのが筆者の仮説である。慢性妄想病群では妄想上の迫害者は個別具体的な現実的存在の人間である。迫害も組織化されて拡大し，攻撃対象が複数以上になるにせよ，現実世界の部分にとどまっている。一方統合失調者では，慢性妄想病群では余り問題とならない「巨大な力」を持つ「他者」が常に問題となる双極構造を成し，具体的迫害者はこの「他者」の隠喩の具体者で，多くは巨大な力を持つ単一者である。例えば昭和50年に起きた高知県下での統合失調症の殺人者では，村人からの迫害を受けていると妄想しているが，「村人たちの背後には，組織というか神様というか，なにか巨大な力が働いているので，どこに

行っても今の状況は変わらないように思えた」と鑑定人に述べている。まさに双極的妄想構造が露呈されている。この巨大な力の「他者」が，妄想初期には不特定で曖昧な段階では，不特定多数への被害妄想となり，多数者への反撃となりうるにせよ，不特定多数を破壊しても，この巨大な力は変化しないことは患者自身にも自覚されるので，破壊的行動には向かいにくい。しかし，妄想の段階が進展し，この巨大な力の他者が，隠喩的に呼応し，力をもつ親や国父という具体者が代入され，単称化されると，攻撃対象が定まってくる。こうして，妄想型統合失調症者の殺人は単数化，巨大な力を持つ者へと向かう。妄想型統合型失調症の殺人の典型例が国父殺し，暗殺であり，慢性妄想病は妄想の進展とともに，現実世界で拡大し，妄想上の加害者が妄想解釈的に広がっていき，攻撃対象が複数化して行くのとは対照的である。筆者の暗殺と大量殺人に関する仮説の，犯罪精神病理学的理論的説明は以上である。

なお筆者は秋葉原事件などを踏まえて，非精神病性大量殺人を「自己確認型」「間接自殺型」「自暴自棄型」に分類している。詳細は拙著を参照して欲しい。

おわりに

筆者は司法精神医療の知と技法の集積を一般臨床の場に生かし，初犯防止が重要であることを主張してきた。「初犯がなければ再犯はない」のである。重大犯罪の被害者を出してからでは遅い。家族が被害者となった場合，家族の患者受け入れが困難で，社会復帰の可能性を狭めてしまう。患者は回復後に罪の重さに苦しむことになる。司法精神医療の経験的，科学的成果，再犯防止，リスク評価を精神障害者初犯のリスク評価の開発に生かし，初犯防止に将来は最大の努力をすべきである。司法精神医療の成果を臨床精神医療の現場に生かすべきである。司法精神医療が司法精神医療のみで自己完結してしまってはいけない。精神障害者，とりわけ統合失調症者の初犯防止，これこそが，医療観察法から抜け落ちている我が国の司法精神医学上の重大な欠落，犯罪精神医学上の緊急課題の一つである，と痛感する。

一方精神医学とは「自由性の病理学」であり，責任能力は自由意思の障害に依拠している。責任能力論が精神医学とは必然的結びつく所以である。しかし責任能力論はまた精神障害と犯罪の因果関連とも関わり，前述した犯罪精神病理学的犯因モデルが重要となる。精神障害者の初犯と再犯防止にもこのモデルは不可欠である。臨床現場における初犯防止，これこそ「犯罪精神病理学的臨床」「臨床犯罪精神病理学」の重要課題である。

「犯罪精神病理学を欠落した司法精神医学は不可能である」，というのが筆者の従来からの主張である。また精神障害の現行DSM（米国精神医学協会精神障害分類）モデルのような，症状論モデルでは責任能力論の理論的基盤が欠けており，責任能力論

は迷走しかねない。構造論もしくは構造力動論的理論が基盤にないと精神医学的責任能力論は困難である，と考えている。

　大正2年（1913）に創立された日本犯罪学会は来年2013年で創立百年を迎える。総会も来年で，50回目を迎える。日本犯罪学会にとって来年は二重の節目の年となる。これを記念して来年11月中旬に一橋講堂で記念大会を開催し，筆者は来年，学会理事長，大会長として記念講演を行う予定になっている。前述した学会史，研究史はこのための下準備でもある。筆者が目指すのは「総合犯罪学」（Comprehensive Criminology）であり，新しい人間学を統一的視点とする「統合犯罪学」（integrateive criminology）を将来的目標とし，その中核になるのが犯罪精神病理学であると確信している。

注記

1) 日本精神神経学会による統合失調症への改称以前の論文におけるこの旧称も新呼称に原則変更した。なおSchizophrenieの訳語として「統合失調症」は，外傷的な病名は避けるという点では，旧名より前進したと評価できるが，科学用語，医学用語としては不完全である。何が統合失調なのか，不明確である。心身の統合不全，失調なら，心身症的領域の病名でもありえることになりかねない。「統合失調症」は「心的（精神的）統合失調症」の正式名称の略称とすべきであると，筆者は主張してきている。しかし，名称として定着してしまった現在，一般的慣例に従っている。この用語に関しては，以上のような立場で筆者はあるということをお断りしておきたい。
2) 拙著▶20で紹介，分析したようにBirnbaum▶1には『犯罪精神病理学』（Kriminalpsychopathologie）著書がある（1921，改訂増補版，1931）。彼の犯罪精神病理学には広狭両義があって，広義のそれは狭義（精神病理学と犯罪との関係解明），行刑精神病理学，刑事司法病理学とを含むものである。我が国では拙著以前に犯罪精神病理学を関した著書は明治以降なかったと思われる。ただし吉益には『犯罪病理学』（1955）▶37があって，吉益によれば，「犯罪病理学」は「犯罪精神病理学」と同義であるという。なお中田には「犯罪精神医学」の著書▶35がある。

文献

（主要なものに限定した）

1) Birnbaum, K. : Kriminalpsychopathologie. Springer, Berlin, 1921（1931）.
2) Bouchard, J.P. : Violences, homicides et délire de persécution. Ann Méd-Psychol. 163：820-826, 2005.
3) Foucault, M. : La naissance de la médecine sociale (1977). In Defert, D., Ewald, F. (éds.) : Dits et écrits 1954-1988, II 1976-1988. pp.207-228, Gallimard, Paris, 1994 (2001).
4) 廣松渉：世界の共同主観的存在構造．勁草書房，東京，1972.
5) 石井利文，影山任佐：大量殺人に関して．犯罪誌 69：104, 2003.
6) 影山任佐：暗殺の精神病理．現代思想 4：78-84, 1976.
7) 影山任佐：妄想知覚について――共同主観的存在構造論からのアプローチ――．現代思想 4：216-221, 1976.
8) 影山任佐：暗殺学．世界書院，東京，1984.
9) 影山任佐訳・解説：K. ウィルマンス，Über Morde im Prodromalstadium der Schizophrenie（精神分裂病前駆期における殺人衝動）（I，II）．精神医学 27：853-860, 971-976, 1985.
10) 影山任佐：分裂病の幻覚・妄想世界――理論モデル的試論――．保崎秀夫，作田勉編．精神病理学の新次元II．pp.219-247, 金剛出版，東京，1986.
11) 影山任佐：大量殺人について――地検の起訴前鑑定6年間の事例および統計的研究――．犯罪誌 53：170-183, 1987.

12) Kageyama, J. : Comparative study of assassination among Japan, Europe and America（USA）. Act. Crim. Jap. 56 : 78-85, 1990.
13) 影山任佐：大量殺人の犯罪学的研究序論――犯罪精神病理学の構築に向けて――．福島章編．精神医学と社会学．pp.137-180, 金剛出版，東京，1992.
14) 影山任佐：アルコール犯罪研究．金剛出版，東京，1992.
15) 影山任佐，石井利文：文字の妄想解釈を主な症状とする慢性妄想病について．臨床精神医学 22：1607-1615, 1993.
16) 影山任佐，早川直実：パラノイアの犯罪と迫害妄想者の類型分類．臨床精神医学 22：1633-1639, 1993.
17) 影山任佐：Karl Wilmanns――時代精神と精神医学――．松下正明編．続精神医学を築いた人々（下巻）．pp.15-33, ワールドプランニング社，東京，1994.
18) 影山任佐：精神障害と犯罪．大原健士郎監修．精神科ハンドブック1巻 診断と治療．pp.250-257, 星和書店，1995.
19) Kageyama, J., Ishii, T., Hasegawa, N. : A statistical study on mentally disordered offenders : Comparison among substance dependent and functional psychotic offenders. Acta Crim. Japon. 64 : 10-21, 1998.
20) 影山任佐：暗殺の精神病理と異常心理．影山任佐．犯罪精神医学研究――「犯罪精神病理学」の構築をめざして――．pp.86-111, 金剛出版，東京，2000.
21) 影山任佐：犯罪成因モデルの構築に向けて――犯罪精神病理学モデルと犯罪心理学的モデル――．犯罪誌 73：134-147, 2007.
22) 影山任佐：大統領ストーカーと暗殺者の評価．犯罪誌 74：58-70, 2008.
23) 影山任佐：犯罪精神医学，犯罪精神病理学の新たな課題．最新精神医学 13：117-131, 2008.
24) 影山任佐：国家医学と法医学成立過程――片山國嘉「医学の系統図」分析――．犯罪誌 74：9-30, 2008.
25) 影山任佐：大量殺人の犯罪精神医学的研究．犯罪誌 74：166-181, 2008.
26) 影山任佐：覚せい剤．大学における大麻・薬物問題とその対策編集委員会編．大学における大麻・薬物問題とその対策――ガイドブック2010――．pp.58-65, 国立大学法人保健管理施設協議会エイズ・感染症特別委員会，千葉，2010.
27) 影山任佐：犯罪精神病理学，犯罪精神医学の新たな課題――現行司法精神医学，医療批判と将来的展望――．影山任佐．犯罪精神病理学――実践と展開――．pp.7-32, 金剛出版，東京，2010.
28) 影山任佐：精神障害者の初犯防止に向けて．犯罪誌 76：130-133, 2010.
29) 影山任佐：Roosevelt大統領暗殺未遂，Reagan大統領暗殺未遂事件鑑定．影山任佐．犯罪精神病理学――実践と展開――．pp.106-128, 金剛出版，東京，2010.
30) 影山任佐：精神医学・医療の光と影――主体と客体の相克；現代精神医学の歴史的定位――．松下正明総編集．精神医学キーワード事典．pp.424-428, 中山書店，東京，2011.
31) Kageyama, J. : Comprehensive criminology, criminal psychopathology : Actual State and Future. The Book of Abstracts. Plenary Sessions. pp.22-23, 16th World Congress, International Society for Criminology, 2011.
32) 影山任佐：日本犯罪学会及び犯罪学の歴史的研究 I ――日本犯罪学会誕生と犯罪精神医学の先駆者（杉江董）――．犯罪誌 79：101-132, 2013.
33) 木村敏：妄想的他者のトポロジー．木村敏編．分裂病の精神病理3．東京大学出版会，東京，1974.
34) Lilly, J.R., Cullenm, F.T., Ball, R.A. : Criminological Theory : Context and Consequences（5th Edition）. Sage, Thousand Oaks, London, 2011（影山任佐監訳　藤田眞幸・小林寿一・岩井宜子ほか訳：犯罪学――理論的背景と帰結――．金剛出版，東京，2013）．
35) 中田修：犯罪精神医学．金剛出版，東京，1972, 1987（増補改訂版）．
36) 杉江董：犯罪と精神．巌松堂，東京，1912（大正元年）．
37) 杉江董：東京府下公私立病院現在患者ノ入院時前ニ於ケル犯罪ニ就テ．日本犯罪學會年報 1（1）：1-13, 1914.
38) 吉益脩夫：犯罪病理学．朝日新聞社，1955.

第4章
精神障害者の初犯防止に向けて

　我が国においては，重大な犯罪や事件を起こす前の精神障害者，とりわけ処遇困難者の治療システム，入院治療や通院時の社会的支援については問題が残されている〈2014年夏に発生した佐世保の女子高校生による同級生殺人事件についても同様のことが言えるように思われる〉。これらは医療観察法では手つかずのままなのである。重大な犯罪に至る前の自傷他害のおそれがあり，なおかつ暴力的な入院患者の処遇は従来のまま精神保健福祉法の枠内で一般精神医療にのみ委ねられたままである。この場合さしせまった自他への目前の「危害」（danger）の判断と将来の「危険性」（risk）とを明確に区別することは重要であると思う。往々にして両者は混同されたり，一緒に論じられる傾向にあるが，筆者は明確に区別しないと議論が混乱すると考える。云うまでもなく行政的入院処分は主としてさしせまった「危害」に基づく判断であり，司法的処分，治療処分は主として「危険性」（＝再犯可能性）に基づくものである。医療観察法の制度では犯罪に至らない「処遇困難者」，精神障害者の犯罪で多数を占める初犯の防止については医療観察法や制度の考慮外，対象外で，従来制度に放置されたままである。これは早急に是正されるべき精神医療，精神保健上の大きな問題である〈責任無能力等で不起訴処分になった者では厳密な意味では触法行為であっても犯罪とはならない。この限りでは「初犯」防止というのは問題がある。しかし他に包括的な用語がなく，ここでは慣例的な表現に従い，最初の触法行為も含めて，初犯という言い方をここではしている〉。

　1980年から1991年までの関東の地検鑑定資料を拙論でも分析したように，地検における10年間（1981-1990）の起訴前鑑定700例中統合失調症の鑑定例（≒県内触法統合失調症者総数）（$n=160$）の68%，過半数が初犯の鑑定例であった。過去に犯罪歴をもつ例が過半数を占める中毒性精神障害群とはこの点で有意差（χ^2検定，$p<0.01$）をもって，明確に異なっていた。しかも統合失調症群は精神科治療歴を有する者が73.4%，過半数を占め，本件犯行当時治療中が統合失調症群全体の40.2%を占めていた。自験例についてのこれらの分析結果等を総合的に勘案すると，統合失調症では精神医療の場において，初犯防止のチャンスは相当にあると思われる。治療継続の

確保, 社会的支援の充実, 適切なリスク評価と介入を行うことによって, 言うまでもなく充分な人権上の配慮をしながら, 統合失調者の初犯防止を実行していくことが最重要課題の一つである。このための環境整備や制度の改革, 家族介入技術やリスク評価尺度等を向上させることが極めて重要で, 精神障害者, とりわけ統合失調症者の初犯防止, これこそが, 医療観察法から抜け落ちている我が国の司法精神医学上の重大な欠落, 犯罪精神医学上の緊急課題の一つである, と痛感する。司法精神医療の経験的, 科学的成果, 再犯防止, リスク評価を精神障害者初犯のリスク評価の開発に生かし, 初犯防止に将来は最大の努力をすべきである, と筆者は考えている。司法精神医療の成果を臨床精神医療の現場に生かすべきなのである。司法精神医療が司法精神医療のみで自己完結してしまってはいけない。精神科一般臨床現場における初犯防止, これこそ「犯罪精神病理学的臨床」「臨床犯罪精神病理学」の重要課題である。

　重大犯罪の被害者を出し, 患者を犯罪者にしてしまってから, 患者の手厚い処遇をしても遅すぎる。初犯防止こそが, 患者を犯罪者にするという二重の苦しみから解放し, 被害者も出さない最良の道である。政府, 厚労省も法務省もこの方向にもっと本腰を入れるべきである。国民を被害者にしてから, また患者を犯罪者にしてからの処遇制度にのみ, しかも諸外国から相当に遅れて（これは政府だけの責任ではなく, 我々精神科医等にも相当に責任あることだが）, 躍起になっても国民は決して浮かばれないことに気づき, そのための諸政策を早期に実行すべき時期にきている, というのが筆者の主張である。

　そもそも医療観察法を生み出す直接の契機となったとも言われる池田小学校学童大量殺人事件が責任能力と診断の両面からして, 現行医療観察法の対象になりえないことは明白で, これによってあの児童大量殺人事件が果たして阻止され得た事例であったことは大いに疑問である。重大犯罪を起こさないと医療観察法の対象とはならず, 暴力的傾向がある等の処遇困難な患者は民間の一般精神科病院では, 入院もその継続も困難で, 入院してもトラブルが多発し, 一般精神病棟からは排除され, 種々の理由から早期退院され易い。厳密なリスク評価をするまでもなく, 大いにその可能性の高い重大な暴力犯罪が発生するまで, 関係者は息をひそめ, 手をこまねいているだけというなんともやりきれない無策の常態, 現状を是正し, この種の精神障害者を犯罪者とさせず, 被害者を出さず, 治療を確保するために, 厚生労働省等に強く要望しておきたいのが, 医療観察法が施行された現在, 雲散霧消してしまった, 我が国の処遇困難者の特別病棟構想を科学的人道主義的理念の下で再生させ, 医療観察法の見直し時点（医療観察法附則4条；施行後5年をめどに国会で再検討）で, 医療観察による司法医療, 医療機関との整合性を図り, 処遇困難者病棟開設を早急に実現することである。この場合, 筆者が指摘してきたように, [2]フランスのように不可欠な予算と人員を配置し, 司法病棟に非司法の処遇困難者用病棟を併設する方策も現実的具体案の一つであろう。

筆者自身，被害妄想から妄想上の加害者である家人に暴力行為に及ぶ事例の相談を受けたことが幾度もある。家族の生命の危機，安全に強い危機感を患者の実行行為から，家人が幾度も感じ，主治医に相談したが，入院させて貰い得ない事例ばかりであった。また最近，医療観察法による審判事例，治療中の妄想患者による被害妄想を動機とした母親殺害事例について見解を求められた。心痛む事件である。「犯罪学雑誌」で今回本論タイトルのミニ特集を企画した所以でもある。このような場合，①近親者，知人等が患者の抱く妄想上の加害者となり，両者は日常的に接している，②さらにはこれを動機に，これら妄想上の加害者に暴力行為に及ぶ，③しかもささいな暴力というよりも，かなり危険な手段，危機的な暴力行為を家人がたまたま目撃し，これを阻止するなど偶発的なことで未遂に終わっている，④これが幾度か反復している。このような諸条件がいくつか重なった場合，臨床家による危機介入は不可避であろう。場合によって患者らを被害の危険のある者から引き離すことも大事である。しかし精神医療の現場ではこのようなことが円滑にいかない場合が少なくない。その要因の一つがリスク評価が適切になされていないことにあると思っている。これには発生率が自殺などよりも相対的に低いことに伴う困難もある。ただし他者への暴力行為なだけに自殺よりも前兆が家人や他者に把握され易い面もあろう。また患者の意にそぐわない強制的治療は治療関係を考えると，臨床家であれば，まずは避けたいし，躊躇することが少なくない。人権問題も絡む問題である。しかもこのような場合患者の症状悪化が多くの場合見られるし，患者自身の同意を得ることは相当に困難な場合が多い。正確な症状把握，状態把握と簡便かつ有効なリスク評価によって，的確な危機介入をすることは不可避であり，患者に対する主治医の責務でもあろう。これは医療観察法による再犯防止治療でも同様であるし，その臨床経験の蓄積の臨床現場へのフィードバックが望まれる。繰り返すがそこに犯罪精神病理学の重要な臨床的課題があると，筆者は考えている。この分野では，犯罪精神病理学と司法精神医療，犯罪精神医学と臨床精神医学，医療観察法と精神保健福祉法の連動が重要である。このような考えから，今回ミニ特集を組んでみた。

おわりに

　医療観察法も施行されて5年経過し，司法医療の経験も蓄積されつつあり，暴力犯罪のリスク評価のツールも数多く開発され，再犯防止に向けての治療，介入技法等も発展しつつある。とはいえ同法はあくまでも再犯防止を眼目においたもので，なおかつ対象範囲も薬物中毒や人格障害等が実質上除外されたままで，狭い。繰り返すが，初犯がなければ再犯もありえない。犠牲者を出し，家族が被害者となり，精神的に病み，障害に悩む人々を重大な（暴力）犯罪者にさせてしまってから，本来受けるべき

濃厚な高度の精神医療を受けるというのは遅すぎるし，本来の問題を回避していると言わざるを得ない．司法医療の経験と技法を臨床精神医学の現場で役立たせることが肝要である．つまりは自傷他害の防止，自殺と暴力犯罪の予防を考慮し，人権に配慮した適切な治療，ケア，支援こそが重要である．精神障害者の重大な暴力犯罪の防止，司法医療と臨床精神医学との架橋，ここに犯罪精神病理学，犯罪精神医学の臨床の場があり，目的がある．以上のことは既に筆者[2]が主張したことでもある．本誌において取り上げるに足る，現在欠落している重要な視点である．

　厳密な科学的観点からは初犯防止の問題はさまざまな困難を抱えている．しかし目標を定め，それに向かって進歩して行くことが重要である．司法精神医療の科学的，経験的知が集積されつつある現在こそ，その出発の時である，と確信する．問題の困難性，時期尚早の危惧を承知で，現水準で何ができて，何が不可能かを明確にし，次なるステップにしっかりと踏み出すために，あえて本特集を組んだ所以である．本特集では，司法精神医学と精神医学臨床の現場からこの方面で活躍しているお二人に書いて頂く．さらに初犯防止（と再犯防止）に絡む医師の民事上の責任や現在までの裁判訴訟など，包括的に論じて頂き，実践する医師の将来起こりうる法的問題を明確にし，医療実践の懸念に配慮したものにしておきたい．このため方面に明るい法律家の方に執筆して頂いた．なお医療観察法など現時点で英訳語が定まっていない現状を鑑み，その他も含め，あえて統一せず著者らの用語法に任せたことをお断りしておきたい．

文献

1) Kageyama, J., Ishii, T., Hasegawa, N. : A statistical study on mentally disordered offenders : Comparison among substance dependent and functional psychotic offenders. Acta Crim. Japon. 64 : 10-21, 1998.
2) 影山任佐：犯罪精神病理学――実践と展開――．金剛出版，東京，2010.

第5章
「臨床犯罪学」とはなにか

臨床犯罪学（clinical criminology〈英〉, criminologie clinique〈仏〉, criminolo-
　gia clinica〈伊〉）

　日本犯罪学会設立百年記念大会での国際犯罪学会々長S Brochu教授による招待講演のタイトルにあった「臨床犯罪学」について，聞き慣れないという会員の声が少なくなかった。我が国の代表的犯罪学概論，犯罪学事典に「臨床犯罪学」の記載はなかった。また最近でも英米の犯罪学の教科書，例えばOxford大学出版のものにもその記載がない。これは，伊仏などのラテン系諸国において，主として戦後に，採用されてきた用語，概念であり，我が国においては一般には余り知られず，使用されてこなかったものである。しかし，重要な用語であり，医学系の犯罪学研究には比較的使い勝手のよい用語で，汎用性があり，今後我が国においてももっと重視され，使用されてもよいように感じている。
　筆者は以前に「臨床犯罪学」の用語について調べ，「現代精神医学事典」（弘文堂）の「犯罪生物学」の項で，関連項目として言及した。さらには2011年神戸で開催された国際犯罪学会全体会講演の中で筆者がこれに触れたいきさつがあるので，筆者の現在知り得た範囲で，簡単に用語解説をこころみたい。
　「臨床犯罪学」criminologie cliniqueは主としてB de Tullio, J Pinatel, J Léautéらイタリア，フランス学派によって推進された犯罪者の診断，予後判定，治療を主眼とした「医学モデル的犯罪者学」で，von Liszt, A Lenzなどドイツ語圏学派のいう「犯罪生物学」にほぼ相当するものと考えられる。
　1934年に国際犯罪学会を創設し，1938年にローマでの第1回国際犯罪学会世界大会を開催したローマ大学di Tullioには『臨床犯罪学原論』の主著がある。このフランス語の著書は，その扉によると，著者の母国イタリア語版（PRINCIPI DI CRIMINO-LOGIA CLINICA E PSICHIATRIA FORENSE, Instituo Italiano di Medicina social, 3e éd.,1963）からの仏訳版であることが分かる。さらにはLéautéの著書における引用文献（p.23-24）からは，このイタリア語版の初版（Principi di criminologia clinica）は1954

年，第2版は1958年である。同様に，この『臨床犯罪学原論』は，di Tullioの旧著『犯罪人類学概論』（Manuale di Anthropologia criminale, Rome, A.R.E., 1931 ; Anthropologia criminale, Rome, Pozzi, 1940 ; Trattato di Anthropologia criminale, Rome, Criminalia, 1945（仏語版Manuel d'Anthropologie criminelle, Paris, Payot, 1951）の続版であることが判明した[7]。このことからは，「犯罪人類学」がドイツ語圏で「犯罪生物学」に取って代わられたように，イタリアでは「臨床犯罪学」がその後継用語，概念であると考えられる。事実di Tullioの著書[7]では，「臨床犯罪学」とは「人間の科学」「人類学」を基礎としたもので，「人間の生物学，生理学，心理学的方法を用いた，犯罪現象の原因と治療を目指すものである」，とされている。その内容においても人格や精神病質，そして精神病と犯罪，個体的素因を重視した犯罪原因論，犯罪者の危険状態の鑑定，犯罪学的予後，犯罪者の治療と処遇について触れられている。犯罪人類学と重なる内容であることは明瞭である。一方，Pinatelの著書[8]の本文，「臨床犯罪学」の項（p.13-14）によれば，臨床犯罪学は医学臨床に類似したもので，犯罪者に関する診断，予後，必要な場合には治療をも含んだ見解を示すことを目的とする，とされている。

　di Tullioは著名な，ローマ大学犯罪人類学研究所所長（Directeur de l'Institut d'Anthropologie criminelle de Université de Rome）であった[7]。Pinatel[8]もLéauté[9]も，その立場は異なっているが，この「臨床犯罪学」を犯罪学の重要な一領域として扱っている。したがって「臨床犯罪学」は戦後イタリアで生まれ，フランスで受け入れられ，発展した用語，概念であったと考えられる。

　しかし，「臨床犯罪学」の用語を最初に採用した者，定義づけた者は引用した文献等では明らかではない。Pinatelの著書[8]（p.13）の「欄外原注（3）」によれば，臨床犯罪学の最初の概説はJ Ingenierosの著書『犯罪学』（Criminologia）で，これは個人と社会の病理現象に応用される実証的方法で，その原因，徴候，治療の三観点から研究されるべきものである，としているという。Pinatelの引用からはIngenierosのこの本の出版年，「臨床犯罪学」の用語がその中で採用しているのかどうか，は未記載のため，不分明である。このような事情があるため，「臨床犯罪学」がdi Tullioの造語かどうかは現時点では不分明だが，戦後の彼の主著[7]によって，「臨床犯罪学」の用語と概念がある程度定まった，と少なくとも言えるのではないか，と筆者は考えている。

　現代の「臨床犯罪学」はイタリア学派由来の余りにも偏った社会防衛重視や人種的偏見に基づく遺伝学に付着しているイデオロギー的要素を払拭した科学として，再生させる必要があろう。筆者自身は「臨床犯罪学」は「犯罪者の心身の医学的，心理学的方法によって，犯罪原因と犯罪の防止，さらには犯罪者の処遇に関する理論構築と実践をめざす学問である」と定義している。ちなみにBrochuの所属大学HP[10]を引用した講演での定義は以下のようである。「臨床犯罪学は一人の人間としての犯罪者（delinquent）の研究である。その目的は潜在的再犯を予防する目的のために諸個人を理解し，援助することである。犯罪学的診断は加害者（offenders）を記述し，再犯の

リスクを評価し，適切な介入（intervention）プランを進展させることを目的としている」．

「臨床犯罪学」は「こころと脳」との関係の解明が進み，最新の神経科学を基盤とした新しい臨床犯罪学へと近い将来変貌する可能性を秘めている．このような徴候は最近の公刊された論著にも現れている．筆者が目にした文献では，最近でもベルギー[11]やフランス，カナダなどフランス語圏で臨床犯罪学が使用されており，定着している[12]ように感じる．とくに後者はごく最近，2013年出版された『法精神医学と臨床犯罪学』〈したがってここでの「臨床犯罪学」は法精神医学とは区別された，以下で触れる狭義のものとして使用されている〉の教科書，大冊で，前述した諸国，主にフランス語圏研究者，専門家が執筆者となっている．編集者の一人Senon教授はPoitier大学医学部で，「犯罪精神医学と法医学的〈司法〉精神医学」の講義（DIU de psychiatrie criminelle ete médicolégale）をも担当している．フランスでも本稿の主題である「臨床犯罪学」の他にも「犯罪精神医学」の名称が専門用語として使用されているのが注目される．本書は第Ⅰ部が法精神医学，後半の第Ⅱ部が臨床犯罪学で構成され，世界各国の臨床犯罪学の歴史と現状が各執筆者によって論じられている．この第Ⅱ部の巻頭を飾る論文は「なぜ臨床精神犯罪学か？」（30章 Pourquoi une psychocriminologie clinique?）で筆者はDianne Casoni（Montréal École de criminologie, psychocriminologie）である．

ところで筆者が現在，暫定的だが，構想していることは以下のようである．即ち，「総合犯罪学」（Comprehensive Criminology）は，臨床犯罪学，犯罪社会学を二大主柱とする．前者には犯罪精神医学・犯罪精神病理学そして犯罪心理学が含まれる．そして臨床犯罪学には広狭二義がある．つまり，「広義の臨床犯罪学」には刑事司法精神医学が含まれているが，「狭義の臨床犯罪学」では刑事司法精神医学は除外される．

ハラスメント，虐待，DV，ストーカーなど現代型「犯罪」に苦しむ現代社会のニーズに応えるには，医学そして心理学における犯罪学関連部門としての臨床犯罪学が今後ますます重要になるものと確信する．

文献

1) 犯罪学研究会編：犯罪学事典．成分堂，東京，1982．
2) 影山任佐：犯罪生物学（臨床犯罪学）．加藤敏ほか編．現代精神医学事典．pp.853-854，弘文堂，東京，2011．
3) Kageyama, J.: Comprehensive criminology, criminal psychopathology: Actual State and Future. Acta. Crim. Japon 78: 131-138, 2012.
4) Léauté J.: Criminologie et science pénitentiaire. PUF, Paris, 1978.
5) Lenz, A.: Grundriss der Kriminalbiologie. 1927（吉益脩夫訳：犯罪生物學原論──受刑者の審査による犯罪者の人格の発達と本性──．岩波書店，東京，1938）．
6) Maguire, M., Morgan, R., Reinerm R, (eds.): The Oxford Handbook of Criminology (4th Ed.). Oxford University Press, Oxford, 2007.

7) di Tullio, B. : Principles de criminologie clinique. PUF, Paris, 1967.
8) Pinatel, J. : Criminologie. In Bouzat, P., Pinatel, J. (éds.) Traité de droit pénal et criminologie. Tome III. Dalloz, Paris, 1963.
9) 吉益脩夫：犯罪学概論．有斐閣，東京，1958．
10) Brochu, S. : Clinical criminology : What's Next? Acta. Crim. Japon 80 : 81-93, 2014.
11) Digneffe, F., Adam, Ch. : Le développement de la criminologie clinique à l'École de Louvain : Une clinique interdisciplinaire de l'humain. Criminologie 37（1）: 43-70, 2004.
12) Senon, J.L., Jonas, C., Voyer, M. (éds.) : Psychiatrie légale et criminologie clinique. Elsevier, Masson, 2013.

第6章

我が国犯罪学の国際的意義と貢献：
歴史的使命の自覚

「犯罪学雑誌」80巻刊行にあたって

　本学会機関誌「犯罪学雑誌」が本年，戦時中および戦後間もない頃のやむを得ない中断はあったものの，戦前の創刊から通算して80巻に至った。本号はその記念すべき第80巻1号である。100巻をめざして新しいスタートとなった。全会員とともにこの記念すべき80巻刊行を祝賀するとともに，この栄光ある歴史を築いてこられた数多くの先輩に，また現在この学会機関誌を献身的に支えている会員，編集委員，関係者各位に御礼申しあげたい。

　昨年は本機関誌母体である「日本犯罪学会」設立百年記念大会が2日間，約600人の参加という盛大さをもって開催された。谷垣禎一法務大臣，S. Brochu国際犯罪学会々会長，山岸憲司日本弁護士連合会，松村恒夫全国犯罪被害者の会（あすの会）代表幹事，そして，日本犯罪関連学会ネットワーク村松励犯罪心理学会々長をはじめとして，関連諸学会の多くの代表の方々にご列席頂き，ご祝辞をも賜った。あらためて心から御礼申しあげたい。本学会および本機関誌の歴史と伝統，これまで果たしてきた役割と意義が，国内外に広く知って頂く機会となったのは，まことに喜ばしい限りである。以下「犯罪学雑誌」の沿革を略述する。

　記念大会々長講演「日本犯罪学会百年，その歴史と展望：新たな犯罪学をめざして――総合犯罪学と統合犯罪学――」でも触れたように，「犯罪学雑誌」は当時東京において存在していた「日本犯罪学会」とは別組織の「金澤犯罪学会」機関誌を母体として，戦前に誕生したものである。一方「日本犯罪学会」は大正2年（1913）設立以降，戦前昭和期まで，杉江菫ら，次いで菊地甚一・吉益脩夫らによって，「日本犯罪学会々報」，同「年報」，「犯罪学研究」，「日本犯罪学会雑誌」が学会機関誌として発刊されてきたが財政等の問題から戦前昭和期に休刊となった。

　法医学者古畑種基（1891-1975）は大正12年（1923）金沢医大法医学教授として赴任後の大正15年6月12日に，「金澤犯罪學會」を金沢において設立した。昭和3年9月に創刊された「金澤犯罪學會雑誌」（Archive für Kriminologie）は第2巻1号（昭和4年3月20日）以降改称されて，「犯罪學雑誌」（HANYAGAKU ZASSHI）となった〈これが，本学会機関誌「犯罪学雑誌」に戦後継承された〉。昭和11年には古畑教

授は東大に移り，「雑誌」は東大法医学教室から発刊されていたが，戦局悪化，雑誌統廃合のため当局の勧めで，第17巻をもって昭和19年末に廃刊となった（代わりに「日本法医學會雑誌」が発刊された）。

戦後に至り，古畑教授は主宰する東大法医学教室に「日本犯罪學協會」を設立し，昭和24年4月に同協会編集の「犯罪と醫學」を創刊した。菊地らの病没後，戦後停止状態にあった日本犯罪学会の名称を譲り受け，昭和27年1月22日，京橋第一総合ビル「東洋軒」において古畑の音頭で，発起人発会式が挙行された（会長は古畑種基，理事長は正木亮）。機関誌「犯罪學雑誌」（復刊第一号）は同年3月に第18巻1号として発刊され，今日に至っている。古畑教授は同年3月に東大を定年で辞め，4月より東京医科歯科大学法医学教授となり，「日本犯罪學會」も同教室内に移り，3号からは同所から学会による発行がなされている。日本犯罪学会第一回総会は昭和37年（1962）年10月6日に東京医科歯科大学講堂において開催され，今日に至っている。戦後は本学会における大学の役割が重要となり，東大，特に東京医科歯科大学の日本犯罪学会と犯罪学の発展に果たした長年の役割は大きかった。なお編集主任吉益脩夫教授時代の昭和35年4月（26巻1号）より旧字体の「犯罪學雑誌」から「犯罪学雑誌」と代わり，欧文タイトルも現行のラテン名となり，表紙も変更された。その後約半世紀ぶりに2011年の第77巻1号より，現行表紙デザインに一新され，今日に至っている。

大会長講演で指摘したように，本学会は，犯罪者学，犯罪生物学的研究を土台としつつ，諸科学の垣根を越えた「各研究分野の協同」（吉益）をその設立以降一貫して志向してきたことが明確となった。すなわち「総合犯罪学」（comprehensive criminology）（影山，2011, 2013）である。そして，この「総合犯罪学」は以下のように定式化されると筆者はそこで強調した。つまり①multidisciplinary（人間諸科学＋自然諸科学），②multidimensional（bio-psycho-social），③multi-elemental（加害者（学）・社会（学）＋被害者（学）），以上の多面的，多次元的，多要因的なアプローチ・方法論，視座，要因・対象をもつ理論的，実践的，犯罪学である。この基盤，統一的視点としてあるのが，人間学である（影山，2010）。新しい人間学の構築とこれを中核に据えた理論と実践，犯罪学の創成こそが今求められている。

21世紀にふさわしい新しい学問的命，活動性がこのことによって吹き込まれる。このことに関連してさらに付言すれば，後発近代国としての日本の特殊性と普遍性を視座にした犯罪学の研究は今世紀急速に近代化しつつある圧倒的多数の新興国の犯罪学の理論と実践に対し，欧米の先発近代国の犯罪学とは異なった意義と目的，方法論を提供しうる可能性を示しているように思える。21世紀における本学会および日本の犯罪学の国際化，国際的貢献とはこのような我が国およびその学問の社会的，歴史的位置，使命を自覚したものでなければならないのではないだろうか。

ストーカー，ハラスメント，国際テロ，無差別大量殺人，児童虐待・家庭内暴力な

ど現代的「犯罪」はまさしく総合犯罪学的アプローチを理論的,実践的にも必要としている。総合犯罪学構築には国際的,国内的な学問的連携をさらに前進させることが肝要である。時代と国際的要求に応えることこそ本学会の使命であり,「犯罪学雑誌」の役割である。このためには全会員より一層の理解と協力が不可欠である。

文献
1) 影山任佐:犯罪精神病理学——実践と展開——.金剛出版,東京,2010.
2) 影山任佐:日本犯罪学会および犯罪学の歴史的研究Ⅰ——日本犯罪学会誕生と犯罪精神医学の先駆者(杉江董)——.犯罪誌79:101-132,2013.
3) 影山任佐:日本犯罪学会および犯罪学の歴史的研究Ⅱ——第二期日本犯罪学会と葛藤犯罪学の先駆者(菊池甚一)——.犯罪誌(印刷中).
4) 影山任佐:日本犯罪学会百年,その歴史と展望:新たな犯罪学をめざして——総合犯罪学と統合犯罪学——(記念大会々長講演).犯罪誌80:74-80,2014.
5) Lilly, J.R., Cullenm, F.T., Ball, R.A.: Criminological Theory: Context and Consequences (5th Edition). Sage, Thousand Oaks, London, 2011(影山任佐監訳 藤田眞幸・小林寿一・岩井宜子ほか訳:犯罪学——理論的背景と帰結——.金剛出版,東京,2013).

第II部
精神医学史編

第7章
器質・力動論的幻覚論再考

はじめに

　フランス精神医学の碩学H. エー（1900-1977）の最大の業績が彼の唱える「器質・力動論」（organo-dynamisme）という極めて骨太な精神医学理論であることに異論はあるまい。彼の業績が精緻な臨床的記述や精神療法の技法ではなく，この理論体系であるという点に彼の科学的精神医学への志向と思考スタイルの特徴が端的に現れているというべきである（彼は1963年の論文[8]で次のように高らかに宣言している。「確かに我々すべてが探究するのは精神医学におけるこのような理論的概念構成，より正確には，理論的研究と実践的応用のための実り豊かな「作業仮説」に向けてなのである」）。しかもこの理論体系は心身二元論の超克を目指すという壮大なスケールと構想を抱くもので，後述するように器質論も精神分析理論もその厳しい批判にさらされ，線形理論として一刀両断の下に切り捨てられている。
　器質・力動論についてはいくつかのエー自身の著作の邦訳書や紹介[8-11,13,14]もあるので，この点はこれら成書に譲ることにして，本論ではもっぱらテーマである器質・力動論的幻覚論を中心に述べてみたい。これを器質・力動論における幻覚論の占める位置や問題，重要性と幻覚論における器質・力動論の占める位置に分けて論ずることにする。

I　器質・力動論における幻覚論

1. 器質・力動論の誕生と発展

　エーの業績は1926年の処女論文発表以降1977年に77歳で死去するまで51年間に出版した著書は40，論文などは380近くとかなりの数にのぼっている。注目すべきは彼の研究の出発点である。1926年には「ヒューリングズ・ジャクソンの諸原理からオイゲン・ブロイラーの精神病理学へ」をスイスにおける精神・神経学会で発表し

ている。

　早くから彼はその器質・力動論の基本原理の一つとなったジャクソンの思想の精神病理学への適用を構想し，神経学と精神医学との関係を重視し，統合失調症を主眼に置いていたことがわかる。彼は器質・力動論に影響を与えた先達として，ジャクソン以外にジャネ，フロイト，ブロイラーなどの名を挙げている。ドイツのビルンバウムの名を特に彼は挙げてはいないが，pathogenetisch と pathoplastisch な要因の峻別という彼の考想（「精神病の構造」1923）は陰性面と陽性面，器質的原因と弁証法的・力動的構成という器質・力動論の基本原理に一脈通じるこころがあることを拙訳書の「あとがき」で指摘した（その後エーの1963年の論文の陰性と陽性の区別と分節」の項の中で（原文p.752），「la pathogénie, la pathoplasthie（Birnbaum）」と簡単ながら触れているのを発見した）。エーは事実ドイツ語にも堪能であり，ドイツ語圏精神医学にも通暁していた。また彼の恩師でもあったH. クロードはビルンバウムを崇拝していた。この恩師を通じて，あるいは直接的にビルンバウムの著作や思想にエーは接していたのではないかというのが，筆者の推察である。

　エーは同僚のジュリアン・ルアールとの共著論文として1936年に始めて器質・力動論の祖型ともいうべき論文を L'encéphale誌に発表し，1938年には Doin 社より，「神経・精神医学の力動論的考想へのジャクソン諸原理の適用試論」なる単行本を刊行した（1975年に別の単行本に再録されている）。私の考えでは，器質・力動論はその初期と後期では変化しているが，まずこの誕生期の論文では器質・力動論の用語はなく，力動論的考想との表現がなされている。エー自身の挙げている文献からはこの用語が最初に採用されたのは1943年の論文（une conception organo-dynamiste de la psychiatrie. Ann.méd-psych. 1943）であると思われる（この論文は後年1950年代に K. コンラートによって独訳され，ついでイタリア，スペイン語に翻訳され，各国で紹介されている）。しかもこの初期の段階では後年「エチュードⅢ」（1953）や「意識」（1968）の著作を通じて，明確化されたようには，急性と慢性精神病の区別，つまりは意識野と自我の解体，共時的構造と通時的構造の解体の区別はまだ認められていない。すなわち初期の段階ではエー自身暫定的と断っているが，神経学的疾患である「局所性解体」からは区別される「心的機能（後に触れるように，後年にはエー自身の思想の進化にともない「心的存在」さらには「心的身体」と用語の変遷が認められる）の均一性解体」である精神障害はその解体水準に従って1）神経症性構造，2）パラノイア性構造，3）夢幻様構造，4）異常感覚性構造，5）躁・鬱病性構造，6）錯乱・昏迷性構造，7）精神分裂病性構造，8）痴呆性構造に分け，人格と時間の介在変数の違いによるものとしながらも，基本的には単線的解体であった（参考までに後年の分類を表にかかげる〈表1〉）。

　前述したように器質・力動論はその誕生時期にはスペンサーの進化論に影響を受けた英国の神経学者ジャクソンの諸原理を精神医学へ応用しようとした試論にすぎな

表1

PATHILOGIE DE LA CONSCIENCE (Psychoses aiguës)	PATHOLOGIE DE LA PERSONNALITÉ (psychoses et Névroses chroniques)
Crises Maniaco-dépressives	Déséquilibre. Névroses
Bouffées délirantes et hallucinatoires. États oniroïdes	Délires chroniques et Schizophrénie
Psychoses confuso-oniriques	Démences

Ey▶7 より引用

かったものが，その後ゲシュタルト心理学，現象学の成果や理論をもその学説に批判的に摂取し，精緻なものへと変化していった。エーは彼の学説構成のための基本原理として，経験的・実証性，論理的整合性，実践的有効性を挙げ，既存の学説，臨床的事実との合致，矛盾のない整合性を強調している。現代科学や哲学の成果を無視することなく，批判的統合（synthèse critique）の努力であることを彼は主張してやまない。三巻の「エチュード」(1943-1954)▶7 がまさしく器質・力動論の臨床的展開であったとすると，その対極が1968年の「意識」▶9 であろう。「意識」は哲学好きのエーの側面が端的に出ていると同時に，器質・力動論の展開からくる，あるいはテーマそのものが要請する不可避的な考察であったといえよう。

器質・力動論はその発展段階からは誕生初期（戦前），中期発展期（戦後の「エチュード」時代以降から1960年代），後期完成期（1970年代の「幻覚論」完成時代を頂点とする時期）と区分した方が理解しやすいであろう。これに応じて，心的機能（fonctions psychiques）あるいは心的活動（activité psychique）から心的存在（être psychique），さらには意識存在（être conscient）あるいは心的身体（corps psychique）へと基本概念・用語が変遷し，このことにより器質・力動論に元来あった心身一元論的志向が哲学的に洗練され，深化していったというのが筆者の考えである（この点は器質・力動論の学説形成について重要な問題であり，また別の機会に論考したい）。

2. 大著「幻覚論」▶10 ——後期器質・力動論の臨床的展開

ところで彼の「幻覚論」は1973年にMasson社から発刊されているが，器質・力動論から幻覚を真っ向から論じた初めての本格的な著書といえる。しかし「幻覚論」冒頭において著者自ら触れているように，エーの臨床的関心とその経験の出発は幻覚に対してであり，幻覚からであった。エーは1930年代初めに幻覚に関する学会発表を行い▶3,4，1934年にはアルカン社から「幻覚と妄想——言語性自動症の幻覚形式」というJ.セグラの序文で飾られた著書を出版している。この書評▶2 によるとエーは既にこの時点からジャクソンの思想の影響を受けていたことがわかる（この点は前述した，1926年の初期発表においても認められていたことではある）。幻覚はエーにとっても器質・力動論にとっても，実り豊かな源泉であり，臨床的土台であり，モデルであ

り，出発点であると同時に常に立ち戻るべき根元，基礎的事象であり，理論を検証すべき臨床的試金石であったといえよう。エー自身にとっても，器質・力動論にとっても幻覚問題は極めて重要な位置を占めている。とはいえこれら初期論文はいずれも器質・力動論完成前の若書きであった。このような思いもあってか，晩年近くになってエーは「幻覚論」[10]をまとめようとしたのであろう。

「幻覚論」は上下二巻，1543ページに及ぶ大著である。これは，前述したように，著者自身初学者であった当時のテーマでもあり，終生変わらぬ臨床的問題でもあった。これは，「意識」[9]の成果と到達点に基づいた，つまりはもっとも丹念に錬成された後期器質・力動論の臨床的応用，幻覚への適用と言える。「幻覚論」においてはデリダらのポスト構造主義についても言及するという，70歳を越えたとは思われぬ若々しい知的関心と批判的統合の精神にみちみちている。

以上器質・力動論の展開と幻覚問題についてのエーの取り組み方の基本的骨格を素描してみた。以下後期器質・力動論におけるエーの幻覚論，つまりは著書「幻覚論」における幻覚論を要約的に紹介してみたい。幸いにもこの大著の要約的部分がこの本の冒頭，筆者らの邦訳書「幻覚 I 幻覚総論」[10]に相当しており，基本的にはこの拙訳書に基づき筆者の見解もまじえながら以下述べてみたい。

3.「幻覚論」における幻覚論

「幻覚論」の原タイトル名がTraité de l'hallucinationではなくて，Traité des hallucinationsと幻覚が複数で，つまり「幻覚群論」と表示されていることは看過できない重要性を帯びていると筆者は考えている。つまりこのことは後述するように幻覚が「心的身体」の解体の違いから二大群から構成されているという，器質・力動論の最も基本的な原理の一つと関わる事態を示すものであると考えるからである。

❖「幻覚論」の4公準（＝器質・力動論）

「幻覚論」の「序言」で述べているように，この書は次の4つの基本的理念から成立している。すなわち，

1) 幻覚とは病的現象である。想像力の正常な活動である「錯覚」に比較して，「異質的」であり，「秩序を失った」構造をもつ現象である。
2) 幻覚は神経・感覚の単純な興奮という機械論には還元できない。幻覚は解体の諸水準で把握されるべきものである（単純な機械論の否定）。
3) 幻覚の「反心因論的」テーゼである。幻覚は無意識の単なる投影ではない。その陰性構造，幻覚という形式的特徴は欲望の力だけではなく，これとは別の次元，つまり現実系の欠如や亀裂の次元の導入を不可欠なものとしている（単純な心因論の否定，病理構造の陰性と陽性面）。

4）心的有機体の階層的構成というモデルが不可欠である。幻覚は精神もしくは精神・感覚系の組織解体によってのみ出現するのである（心的構造の階層的発達モデルとその解体）。

そしてこの4つの公準は「精神医学の器質・力動論の諸原理でもあることは容易に理解できることである。換言すれば，幻覚群の研究から我々が導き出した理論モデルと，精神医学一般に我々が適用したモデルとは寸分の狂いがなく一致している」（エー「幻覚論」[10]）。

❖ 幻覚の本質
とはいえ，この4つの公準，基本原理は幻覚のみならず精神病理現象一般，あるいはより特殊的には妄想などの他の個別病理現象にも妥当するものである。したがって，幻覚がこのような4つの基本原理を満たすものであり，このような観点からとらえるべきものであるとしても，幻覚の幻覚たらしめるもの，その本質はなにかという問題が残る。以下この点をエー自身の記述をできるだけ忠実に再現しながら，筆者の理解していることを極力簡明に述べることにする。

幻覚現象の出現条件
真性幻覚を診断するために必要な一般的条件は感覚性，客観性（物体，事象，他者という外的現実性の世界への所属性）と幻覚と判断する第三者の存在である。幻覚現象の実在性の前提は拒み得ない感覚的体験を確信する患者の証言を現実に適合しているかどうか検証する「共通感覚」による照合である。幻覚が魔術的世界観や原始的思考をもつ集団において幻覚として析出することはない。結局幻覚の実在性は他者にとっての幻覚の実在性（知覚対象の非実在性）を肯定することが前提となっている。幻覚とは共同体の掟破りの一つであり，幻覚者とは他者の審判によって違反者と宣告を受けた者である。繰り返しになるが，臨床上幻覚が同定されるために必要な条件は，1）生きられる体験の感官性（観念，作話，想像との鑑別が必要），2）この非主観的なものへの確信，3）現実的対象の欠如，以上である。この限りで幻覚とは「対象のない知覚」（perception sans objet）であるという古典的定義は妥当する（エーはこの定義をバル（Ball）の単独の貢献とする有名な定説に反対している）。幻覚とは，偽対象の実在性であり，偽実在性の真の知覚なのである。この限りにおいて幻覚は単純な感覚性を帯びた想像でもなければ，知覚判断を惹起しない感覚異常や，外的対象の欠如ではなく，たんなる不適合でしかない錯覚から区別される。幻覚は「対象のない知覚」という論理的蹉跌にもかかわらず，この矛盾において現存しているのである。このことは正常において知覚の地位を規定しているすべてのつながり，つまりは生きられる空間に分布している主体−客体の諸関係（メルロ＝ポンティ）をまさしく変造しているのである。

エーの幻覚の定義

　この限りで，この「対象のない知覚」という幻覚の古典的定義はエーにとって不徹底で，曖昧で，中途半端なところがある。すなわち以上の論述から明らかのように，幻覚とは，知覚されるはずのない対象を，換言すれば，知覚の変造によってしか知覚されえない対象を知覚するということにある。なぜなら幻覚とはそもそも知覚の掟を破ることであり，知覚には含まれないものを知覚することなのである。この点を明確にするために古典的定義に「知覚すべき」という言葉を追加すべきである。つまりエーにとって幻覚とは「知覚すべき対象のない知覚」（une-perception-sans-objet-à-percevoire）となる。

幻覚の本質——意識存在の動的弁証法：主体の客体化

　「知覚すべき対象」とは，肯定的に言えば，対象世界であり，他者も含めた物的世界の構造において把握される対象であり，否定的に言えば，主体に属するものではない。したがって幻覚することとは主体が自らを知覚の対象とみなすことである。主体はそれ自体，そのいかなる様態，いかなる部分においても外的対象と自らをみなすべき権利を有していない。幻覚することとは主体と世界との弁証法の逆転であり，ミンコフスキーの主張するように，主体と対象世界の間に「第三世界」が生じることなのである。この意味で幻覚することとは主体にとっては，その欲望へと世界を主体によって折り曲げさせる運動を起こすことなのである。

　そもそも知覚とは主体の欲望と，私ならざるものを世界において構成することとの妥協である。しかもこの知覚的体験の妥協，つまり主体－客体の両面性は主体によって生きられるすべての体験，想像力や記憶，思考にも認められる。もっとも主観的な体験である表象でさえも感覚性を帯び，逆に外的対象の知覚すべてに自らを投影する主体の参加を含んでいる。主体－客体のこの弁証法は意識存在の構造において，この構造を介して，組織化される。いかなる経験も主体とこれに対立するもの，主体外にありつづけるものとの関係という現実性を提起することを中断することはない。すべての生きられる経験，すべての思考において他なるものを指し示す現実性の関係の逆転，この逆転こそ幻覚することの本質を構成するものなのである。というのも幻覚することとは，主体が全体的にせよ，部分的にせよ，客体化することなのであるから。

　しかし幻覚が主観性に属しながら一つの対象として偽知覚において凝固するためには，意識存在の混乱，つまりはデリール（妄狂，妄想）が前提となる。この混乱によって欲望と現実，想像的なものと現実的なもの，他者と自我との関係が変化するのである。幻覚とは感覚することにおける主体の客体化，主体と世界との関係においてその所有するものが疎外される限りでの客体化なのである（ちなみにエーは妄狂を欠く幻覚，つまり幻覚の確信を欠き，病識を伴う幻覚，エーらクロード学派のいう「幻覚症」（ドイツ精神医学派の幻覚症と異なっていることに注意が必要）を幻覚，つまりエーのいう「妄狂（妄想）性幻覚」から区別して，「幻覚症性エイドリー」（Éidolies hallucinosiques) としている。前者は意識存在の構造解体の結果であり，後者は知覚機能の障害であるとする）。デカルトを敷衍してエーはこう主張する。つまり幻覚とは思考の範疇から延長の範疇へと主体が不当にも移行することなのである。

幻覚群の属と種の区分――意識存在の階層的構造

幻覚を生み出す運動が，自我とその関係を規定している意識存在の階層的構造全体において屈折しており，主体とその世界との関係の混乱に幻覚問題が位置している。

幻覚群という属において各種の幻覚が存在するという自然な範疇を発見することを可能にしているのが，意識存在のまさしくこの階層的構造なのである。こうしてエーは幻聴，幻視などの感覚器官による古典的な幻覚の分類とは異なるより自然で構造的な幻覚の分類を提唱している。

主体とは想像的なものを構成する内的空間，身体および客観的世界空間から構成されている。幻覚とは感覚することにおける主体の客体化であるとすれば，幻視や幻聴などの客観的空間への主体の客体化つまり幻覚的投影は幻覚的体験の一部でしかない（こうして思考や想像の客体化，つまりはドイツ学派の，考想化声，思考吹入などの被影響体験，自我障害などがフランス精神医学でいう影響感情（セグラ），思考の幻覚（バイヤルジェ）など，つまりは感覚性を欠くか，これの乏しい精神性あるいは精神運動性幻覚，仮性幻覚などが幻覚の範疇に入ることの妥当性が理解される。この点の詳細は拙著[1,12]などを参照されたい）。幻覚は内的，身体的，客体的な現実性のあらゆる水準において出現可能である。この限りでは種々の感覚錯誤，仮性幻覚も幻覚事象の諸様態の一部なのである。幻覚とは主体の知覚に「偽知覚」を出現させる客体化過程の一つの変化であり，「知覚すべき対象のない知覚」は知覚の錯誤のもっとも完全な型を構成している。つまり幻覚とは知覚機能の障害であれ，意識存在の構造解体であれ，常にこれらの結果，産物，知覚作用の倒置なのである。こうして幻覚は意識存在と知覚器官の道具的水準という解体されるものの様式と水準の違いから次の二つの範疇に分類される。

妄狂（妄想）性幻覚群（Hallucinations délirantes）

これは急性精神病をモデルとするイ）「意識野の構造解体」（このモデルが夢であり，夢幻様状態，せん妄性体験に相当する）と，ロ）慢性精神病をモデルとする「自我の組織解体」（このモデルが統合失調症性解体である。自我の系に他者が投影され，人格の疎外を特徴とする慢性精神病群の幻覚，主としてフランス学派のいう自動症，精神性幻覚，仮性幻覚などが現れる）に分けられる。

幻覚症性エイドリー（Éidolies hallucinosiques）

これはその幻覚像と知覚器官の障害の部位と様態により，イ）プロテイドリー（protéidolies）（要素的で原型的な幻覚性イメージ）とロ）ファンテイドリー（phantéidolies）（夢の断片のような情景的イメージ）に分類される。

II　幻覚論における器質・力動論

　与えられた枚数に限りがあり，この問題はごく簡単に触れるだけにとどめる（詳細は拙訳書の「幻覚群に関する諸見解の発展」の項を参照されたい）。
　従来の幻覚論，とくに病因論は脳局在論，感覚中枢興奮論などの身体論的立場からの機械論的因果論と心像の強度化，感覚化，無意識の欲望の投影，感覚化，対象化という心因論的因果論に大別される。エーの器質・力動論はこれらの二元論的立場からの一面的な因果論を否定する。

1. 単純な脳器質論，機械論の否定

　幻覚の病因として，感覚神経や器官，大脳の機械的興奮，刺激に求めるこの説の頂点に立つのがド・クレランボーである。彼は幻覚を心的自動症にまで拡大してしまった。機械論において幻覚は孤立化，原子化され，究極的には物化されてしまうことによって，消滅してしまった。エーはこの機械的興奮説における陰性面の欠落，意識存在の構造解体の視点の欠落などを指摘し，結局機械論的線型モデルとしてこの説を批判し，退けている。このような観点から幻覚を原発生，妄想を続発生としてフランス学派の慢性妄想病群の一つである「慢性幻覚性妄想病」を捉える従来の古典的見解をエーは批判する。エーにとっては悟性の全体的混乱，デリール（妄狂）こそが一次性の原基的陰性障害であり，妄想はその表現であり，一次性障害により近いものを示すものであり，幻覚は常に陽性徴候，続発性，解放現象なのである。これが真性幻覚，妄狂性幻覚群一般の本質でもある。

2. 心因論の否定

　幻覚心因論の代表である精神分析理論がいかに巧妙で，錯綜していようとも，その本質は欲望が対象への向かうという線型的モデルである。「幻覚の問題とは無意識の問題である。幻覚とは常に必然的に本能の派生物，無意識の派生物である」ことをエーは認めつつも，精神分析理論において幻覚は無意識の派生物一般，妄想や幻想一般に希釈され，解消され，消滅してしまうと批判する。
　心因論はいずれも，意識構造の階層構造的モデルの欠如であり，これこそ現実性を欠く「精神医学的妄想」であるとして，エーによって厳しく批判されている。

おわりに

　「妄狂（妄想）性幻覚群」の起源は19世紀初頭のE.エスキロールの次のような幻覚の定義に求められる。「感覚興奮を刺激するに足るいかなる外的対象も感覚器官に達していないのに，現実に感覚が知覚されているとの深い確信を抱く者は幻覚状態にある」。エーの問題意識は器質・力動論という新しい装いをまとっているが，その実は極めて伝統的なものに根ざしている。幻覚は意識存在の構造解体，妄狂の結果，この陰性の陽性面として，主体の客体化として出現するというのが，エーの器質・力動論の骨子である。この構想の萌芽は1930年代のエーの初期活動時代の幻覚問題の取り組みに示されており，幻覚者の確信を扱った論文に端的に現れている。エーの後期器質・力動論の立場にたった「幻覚論」の著書は原初への回帰であり，器質・力動論の臨床的試金石的役割を担っている。エーの幻覚論の妥当性も限界も器質・力動論と完全に重なると言ってよい。器質・力動論の批判は既になされているので，ここでは繰り返さないが，その骨子は病因としての器質的過程の一般化，とくに神経症にまで拡大していることの妥当性である。さらには幻覚などの陽性症状をすべて高次精神機能の欠落による二次的産物，解放現象とすることへの批判である。このような批判の妥当性の試金石となるのが，臨床医にとってはエーの大著「幻覚論」であろう。

　器質・力動論が精神医学における類希な包括的な理論体系であることに異論はなかろう。筆者自身はエーの器質・力動論の原理は生気論的傾向を帯びた自然弁証法とでもいうべきもので，その精神医学的応用であると基本的には認識している。物体，生命的有機体，精神的有機体という発展と階層構造，意識と無意識の関係，陰性と陽性との弁証法的力動論，狂気の自然史の強調，全体論的，目的論的傾向などが器質・力動論やエーの論述には濃厚に認められ，この特徴となっているからである。しかもこれは極めて広範囲なさまざまな観点や方法論をも射程に置いた開放的理論システムであり，現代の知，エピステーメを列柱とした荘厳なゴシック建築の感を抱かせる。ともあれ器質・力動論とはエー自身も述べているように，精神医学における一般理論，普遍的学理へ向けての一道標，理論と応用的実践のための作業仮説にすぎない。器質・力動論は諸学の科学的成果を無視しないものである以上，将来的にはより緻密に錬成されたり，大胆に換骨奪胎される可能性をも秘めた知の開放系システムであり続けるに違いない。

　結局エーと器質・力動論にとって，世界の現出はハイデガーの述べるように，「現存在」であるとしても，それは主体と客体とが交錯する第三の場「心的存在」（意識存在，心的身体）の組織化（あるいはこの組織解体）を介してなのである。

　「幻覚問題」はエーおよび器質・力動論にとって礎石となっているだけでなく，我々にとっても現実と実在，主体と客体をめぐっての幻惑的謎として，知の前に屹立している巨峰なのである。

文献

1) Baruk, H. : La psychiatrie française : de Pinel à nos jours. P.U.F., Paris, 1967（影山任佐訳：フランス精神医学の流れ——ピネルから現代へ——．東京大学出版会，東京，1982）．
2) Charpentier, R. : Analese. Ann. méd-psych. 92（II）: 680-682, 1932.
3) Ey, H. : La croyance de l'halluciné. Ann. méd-psych. 90（II）: 13-37, 1932.
4) Ey, H. : Quelques aspects généraux du problème des hallucinations. Ann. méd-psych. 91（II）: 566-567, 1933.
5) Ey, H. : Une conception organo-dynamiste de la psychiatrie. Ann. méd-psych. 10（II）: 259-278, 1943.
6) Ey, H. : Grundlagen einer organo-dynamischen Auffassung der Psychiatrie. Fortsch. Neurol. Psych. 20 : 195-209, 1952.
7) Ey, H. : Études psychiatriques（I, II, III）. Desclée de Brouwer, Paris, 1943-54.
8) Ey, H. : Esquisse d'une conception organo-dynamique de la structure, de la nosographie et l'étiopathogénie des maladies mentales. In Psychiatrie der Gegenwart, II Band. pp.720-762, Springer, Berlin, 1963（石田卓訳編：精神疾患の器質力動論．金剛出版，東京，1981）．
9) Ey, H. : La conscience. P.U.F., Paris, 1963（大橋博司訳：意識 I，II．みすず書房，東京，1969, 1971）．
10) Ey, H. : Traité des hallucinations. Masson, Paris, 1973（影山任佐，古川冬彦訳：幻覚 I．金剛出版，東京，1995）．
11) Ey, H. : Des idées de Jackson à un modèle organo-dynamique en psychiatrie. Privat, Toulouse, 1975（大橋博司，三好暁光ほか訳：ジャクソンと精神医学．みすず書房，東京，1979）．
12) 影山任佐：フランス慢性妄想病論の成立と展開．中央洋書出版部，東京，1987．
13) 武正健一：ジャクソニズムとアンリ・エーの器質・力動論．臨床精神医学 23：1281-1285, 1994.
14) 内村裕之：精神医学の基本問題第12章——アンリ・エイの器質力動学説——．精神医学 13：674，1971．

第8章
近代精神医学の黎明：
臨床および病院精神医学と司法精神医学の誕生
Pinel, Esquirolらの精神医学とその実践

はじめに

　精神医学の父，創始者と謳われ[42,48,96]，世界最初の本格的な精神医学教科書を著し[75]（『精神病に関する医学＝哲学論』[1]，1800年），近代的な精神病の疾病分類の基盤を創り，さらには心理的療法（traitement moral, psychologic treatment）[99]を編み出し，精神病者を鎖からの解放を実践するなど，人道的処遇の導入を計ったPinel Philippe（1745-1826）の業績はよく知られている。しかし最近になって，特に1960年代にFoucault Mが彼の主著『狂気の歴史』[22,23]などでのPinelの患者の鎖からの解放などは歴史的事実ではなく，後世に創られた神話，伝説であるという批判を行って以降，これに対する賛否両論が世界各国で巻き起こり，彼の「詩と真実」の解明的努力がなされるようになった[49,50,54,69,71,78,93,96,97,99-101]。また救済院における人道的処遇や治療の実践の多くはPussin Jean-Baptisteという元患者から監護人となり，彼の片腕となった人物が行ったのではないかという主張もなされている[49,50,99,100]。これらについてはいまだ流動的で確定しがたく，今後の歴史的解明をまたなければならない部分が少なくない。しかしこのような批判にもかかわらず，PinelとPussin両者の出会いと彼らの事跡はフランスのみならず世界の精神医学の誕生とその後の経過に対し決定的な影響を与えたことだけは間違いない。精神病の分類と診断技法，その固有の治療法，処遇の仕方，つまりは「精神医学」の基本的骨格がフランス革命の嵐の中で，医師と元患者の監護人，PinelとPussinという二人の人物の協力，いわば「Ｐ＆Ｐコンビ」の息のあった合作であったことは精神医学，精神医療というものの歴史や本質を考える場合に象徴的であり，かつ意義深いものを感じる。またPinelの弟子のEsquirolの時代において「病院精神医学」および「司法精神医学」の基盤が形成され，急速にこれらが発展した。ここではPinelやEsquirolの主著などの拙訳や解説[75]，拙論[49]などを土台に，比較的最近のPinelらに関する研究成果や知見[43-48][25,26,31,41,50,56,67,69,73,78-84,96-101]を踏まえて，主としてPinelに重点を起きながら彼らの生涯と思想，業績に触れてみたい。そして近代精神医学の黎明を臨床精神医学，病院精神医学，司法精神医学の誕生とい

う従来余り注目されてこなかった観点からPinelの継承者たちの歴史的役割に焦点をあてて述べてみたい。この問題の分析過程において現代精神医学の本質と誕生の意義が自ずから明らかになるに違いない。

I Pinelの生涯

1. 南仏とPinel——モラトリアムと学問世界の彷徨 [6,7,26,60,89,90]

　Pinelはフランス革命を間近にひかえた1745年4月20日に南仏のTarn県Castres近くのJonquières村の母の実家，農場Roquesで，医師の家庭の7人同胞の長男として生まれた。彼の故郷は後年彼が学んだToulouseとMontpellierの両大学都市の間，Garonne河の支流の1つAgout川の美しい渓谷の上流にあり，そこは風光明媚でのどかな田舎風景が展開している牧歌的気分がみなぎる大地である。夏にはゴッホの風景画のように，咲き誇る向日葵畑の黄色と牧草の緑とが乾いた大気の透明な光の中で鮮かな色彩と造型の美しさのハーモニーを現在でも奏でている。そこはパリを中心とするオイル語とは異なるオック語が中世には支配していた地方で，前者が16世紀に公用語とされて後もオック語は生き続け，スペイン語に近いこのアクセントは訛弁であったPinelから終生消えることはなかった。Pinelという家名もこのオック語の「松」（Pi, Py）に由来しているとも言われている。父Philippe（1716-1793）と母のElizabeth Dupuy（1722-1757）は又従兄妹どうしの血縁関係にあった。Pinel, Dupuyの両家ともこの土地に古くから住む，地方の名家で，とくに母方実家は地方貴族の一族に連なっている。昔の床屋外科医であったPinelの父はその妻の父のもとで徒弟奉公をして医業を修得し，結婚後しばらく義父と同居し，長男Pinelが誕生した。Pinelの家族はPinelが幼児の時に妻の実家を出て，近くのSt-Paul-Cap-de-Jouxの町に移り，そこで父は独立し，開業した。筆者は1987年夏にPinelの故郷を訪ねた。Pinelの生家は当時の原形をほぼとどめたまま保存され（写真1），Pinel誕生の地であることを示す石板（写真2）が玄関脇の壁に掲げられていた。筆者が既に紹介したように[48]，Pinelが育ったSt-Paul-Cap-de-Jouxの家は25年ほど前に一部を残して野菜倉庫に改造されてしまっていた。この面影を偲ぶスケッチ画がLechler[60]によって描かれている（写真

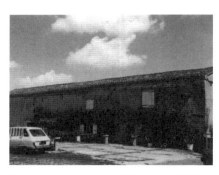

写真1　Pinelの生家，農場Roques（1987年夏筆者撮影）

3)。この家の前を走る県道112号はこの町では「Pinel通り」と現在名づけられている。Pinelはこの町で幼年時代を過ごし，母を12歳で失った。家庭教師Gorse神父に学び古典や修辞学の教育を受け，近くの町Lavaurの神学校の寄宿舎へ移った。そこで彼は神学，文学を学び，LockeやCondillacの哲学に親しみ，Rousseauなどの啓蒙思想に触れた。その後Pinelは近くのToulouse大学に1766年に入学し，数学の論文を提出し，学士の資格を受けた。その後同大学神学部に在籍し，25歳で医学に転じた。28歳，1773年に同大学で医師の資格を得た翌年には南仏最大の大学Montpellierに移り，医学，動物学，解剖学を修め，33歳時に同大学で医学の学位を取得した。彼はそこで学生のChaptalと親交を結び，Boissier de Sauvages F. B. de（1706-1767）の疾病論を研究し，Barthez（本文Esquirolの項を参照）に学んだ（写真4）。彼の敬虔な神学僧から家業であるとはいえ医学への転身の動機は今なお謎につつまれている。彼のこのような学問における変遷は，知的遍遊と大学間の移籍，彷徨が比較的盛んであった当時にあってもPinelの場合はやはり比較的少数派に属する方であろう。神学と文学，数学の彷徨を終え，医学の道に転じ，パリへと旅立った時，Pinelは既に33歳で，青年というよりも当時では既に中年になっていたといってよい。しかしPinelのモラトリアム時代は本当の意味ではまだ終わっていなかったといえよう。フラン

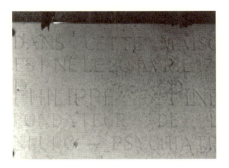

写真2　Pinel誕生の地を示す石板（1987年夏筆者撮影）
「神経・精神医学の創始者Philippe Pinel 1745年4月20日にこの家で生まれる」と刻まれている。

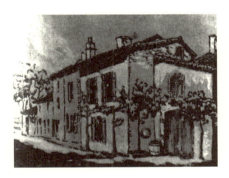

写真3　Pinelが育ったSt-Paul-Cap-de-Jouxの家のスケッチ画（Lechlet）▶[60]

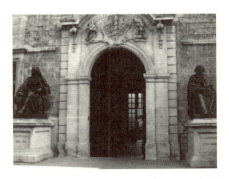

写真4　Montpellier大学医学部正門，右がBarthezの像（1987年夏筆者撮影）

ス革命の嵐が彼の活躍する舞台を提供し，精神医学と精神病者に彼が出会うのは上京してのちまだしばらくしてからであった．

2. パリ時代とフランス革命 ▶8, 81, 89, 90, 103

　1778年，VoltaireとRousseauという啓蒙思想の二人の巨人が没したこの年に，33歳のPinelは英語を教えてくれた英国人の学友と共にMontpellierから上京した．Pinelはこの後二度と故郷へ戻ることはなかった．パリでは弟のPierre-Louis（1751-1827）が医学部に在籍していたが，まもなく彼は父の後を継ぎ，外科医となるべく故郷の町に戻っていった（この子孫が精神医学史家Semelaigne René-Louis（1855-1934）である）．カルチエ・ラタンの下宿屋に身を落ち着けたPinelは，パリ大学医学部による学閥の争いもあって奨学資金の賞に二度失敗するという挫折にもめげず，医学書や論文などの翻訳，自然科学の講義で生計を立て，質素ながらも充実した学究生活を送っている．この間Cabanisら当代一流の学者たちと親交を結び，彼の著書の思想的基盤となったLocke, Condillacら感覚論的心理学者（idéologue）や熱情の病因的役割を重視した英国の医師Crichton Alexander（Inquiry into the Nature and Origins of Mental Derangement, 1798）の思想に親しんだ．Lavoisier, Condrecet, Cabanis, Thouretなど当時の一流学者や著名人の集まるAuteuil会を主宰していた，当時の有力サロンの1つであったHelvétius夫人の舘でPinelはこれらの著名人と親交を結び，さらには独立間もない米国から来仏していたBenjamin Franklinと懇意になった．当時権勢を誇っていたパリ大学医学部出身者によって地方出身のPinelは冷遇されていたこともあって，PinelはFranklinの勧めで米国移民を真剣に考慮したこともある．「保健新報」（Gazette de la santé）などの雑誌の編集に携わったのもこの時代で，彼の30歳代もすでに終わり，大革命の動乱の足音がすぐ間近に迫っていた．大革命による政治，経済，学閥などの既成秩序の崩壊，それに盟友となったCabanisたちの支援によってPinelは歴史の表舞台へと押し出されるようにして登場することとなった．

❖ 精神医学との出会い ▶9, 10

　Pinelが精神医学に関心を覚えた契機は，自殺してしまった，マニーに罹患した友人の治療に関わった時からで，それは1783年である．この頃Pinelはヒポクラテス以降の古代医学の精神医学的観察と治療法を熟読した．1787年に彼は「保健新報」にメランコリーに関する論文（Les accès de mélancholie ne sont-ils pas toujours plus fréquents et plus à craindre durant les premiers mois de l'hiver?）を発表した．そして精神医学への彼の関心が定まったのは，当時上流階級の患者を収容していたCharonne通りのBelhomme博士の保養院でPinelが診療しはじめた1788年，フランス革命勃発の前年であった．ここでのその後の5年の経験が精神科医としてのPinelを鍛え，当時の旧来の治療法に科学的，人道的な疑問を抱き，批判の目を投げかけ始めている様子が彼の

第8章 近代精神医学の黎明：臨床および病院精神医学と司法精神医学の誕生　71

著書から伺える。この当時からPinelは「保健新報」などの医学雑誌にさかんに精神医学関係の報告や論文を載せ始めている。「やっとPinelは自分の航路を見いだしたのである」(Semelaighe)。

❖ Bicêtreとla Salpêtrière時代以降

1791年に解体目前にあった当時の「王立医学会」は、「老年以前に精神が狂気となる患者の最も効果的な治療法を論ぜよ」と題する懸賞論文を募集し、Pinelはこれに応募した。この論文が契機となり、有力な盟友たちの後ろ盾もあってPinelはBicêtreの医長に推挙され、1793年9月11日に着任した（写真5）。この年1月にはルイ16世が革命政府により処刑され、Robespierreらによる恐怖政治が始まり、翌年まで続いた。この前年、40歳も半ばを過ぎてからでPinelは3年間交際のあったVincent Jeanne（1768-1811）と結婚していた。

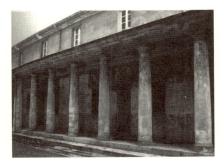

写真5 Pinel, Esquirol時代の面影を今なお残すBicêtreの病室と回廊（1987年夏筆者撮影）

Bicêtreと当時の精神病者の治療制度──精神科病棟の誕生

Bicêtre（Bicêtreの歴史はこの原資料に当たったBruの本に詳述されている）。Bicêtreは古くはGrange-aux-queulxと呼ばれ、1284年頃にWinchester枢機卿の所有するところとなり、この名前がなまってBicêtreと呼ばれるようになった。その後軍隊所や廃兵院となり、1656年4月の勅令によって「総合収容院」（Hôpital général）となり、貧民者や浮浪者、疾病者が監獄部門の囚人とともに強制収容されるようになった。Foucaultのいう「大いなる閉じこめ」（Grand Renfermement）のフランス全土を巻き込んだ本格的開始である。総合収容院とはFoucalutの指摘をまつまでもなく、「奇妙な制度」で、社会的に無用と見なされた者、無職者の強制労働のための一大収容所であった。その機能は現在から見れば、刑務所、少年院、老人ホーム、療養所、隔離病棟、精神科病棟、児童福祉施設、身体障害者収施設容、授産施設などの極めて貧弱かつ劣悪なものの寄せ集めであった。首都の路上の浮浪者（この中には数多くの精神障害者が含まれていた）は社会秩序維持のため有無を言わさず、強制収容され、健康な者はさまざまな労働に就役させられていた。確かに社会的に忌み嫌われている者の隔離、さらには「労働」と「理性」という近代市民社会の普遍的価値、人間的価値として重視されるようになったものを失った者の社会からの追放的側面はここでは否定できない。とはいえ、このような陰性面を強調するあまり、当時医療から除外されていた性病者と精

神障害者への慈善的側面も見逃すべきではないことも指摘されている。

Pinelが後年赴任するla Salpêtrièreは1657年に設立された女性用の収容院であった。Pinel時代にはこれら巨大収容院はGrandes Maisons（巨大家屋群）とも呼ばれ，一つの町を形成するほどで，la Salpêtrièreには5,000人から8,000人もの人々が収容されていた。

旧体制下において精神障害者たちは医学的診察に基づかず，患者たちの行跡についての告訴に基づき監禁されていた。なお旧体制下における精神病者の処遇制度に関してはSérieuxらの先駆的労作に詳述されている。この告訴は第三者だけでなく，しばしば家族から出され，放蕩や浪費，親の気に入らない結婚をする息子たちを隔離するために父親から出されたりしていた。18世紀ではこの請求の90％以上が家族からの請求であった。この監禁のために出されていたのが，絶対王権の象徴ともいうべき「勅命封印状」（Lettres de cachet）であった。こうして，多くの囚人や浮浪者，乞食，性病患者らとともに精神病者が衛生状態も極悪な，悲惨な環境の下で収容されていた。これら収容院界隈の通りは「地獄通り」（rue d'Enfer）とか「狂暴者通り」（rue des Furieux）とか一般には呼ばれていた。その当時収容院の建造地区はl'emploiと呼ばれ，病棟（現在はle service）も意味していた。革命直前にはBicêtreでは第1区には囚人が，第2から第4区までが浮浪者や貧民者が，第5区には性病者が，そして狂人部門は第6と7区からなり，第6区には精神遅滞者とてんかん患者それに身体障害児と皮膚病児が収容されていた。第7区は西部の建物から成り，1781年にはその部屋数は172で，興奮し，危険と見なされた患者が収容されていた。これがSain-Prix地区である。こうした総合収容院の精神障害者病棟区の医学的近代化が間もなく始まろうとしていた。

なお革命時代と帝政時代を通じて，これら隔離収容施設は，貧民や浮浪者が対象から外され（la Salpêtrièreでは1768年），性病患者も新しい施設へ移され（1792年），その他の収容者も除かれ，さらには監獄部門が切り離され（la Salpêtrièreが1795年，Bicêtreでは1836年），漸次病院へと転換されていった。この変化を促したのがナポレオン法典と呼ばれるフランスの近代法典の整備であり，民法（1804年），旧刑事訴訟法（1808年），刑法（1810年）が制定され，次いで公布された。

Pinelの時代は総合収容院精神障害者病棟区から単科精神病院誕生までの移行期と言えるだろう。なお富裕な精神障害者のためには前述したBelhomme保養院のような民間の「保養院」（maison de santé）施設があった。また革命期にパリ市民病院となったHôtel-Dieu de Parisはもっぱら急性の精神障害者のみを扱っていた。男性患者にはSaint-Louis病室があてがわれ，4人用の大ベッド10台と1人用小ベッド2台が設置され，定員42人であった。一方女性患者はSainte-Geneviève病室に収容され，大ベッド6台，小ベッド8台で定員32人であった。いずれの病室も定員を超過し，大ベッドには5人，10人と過剰人員が押し込まれていた。2カ月の治療期間を経過する

と，治癒不能と見なされ，男性はBicêtreへ，女性はla Salpêtrièreへと収容された。パリ市民病院における旧態依然の陳腐な精神病治療と思想，つまりは患者の診断，分類の混乱，瀉血の乱用という乱暴な治療に対して，「治癒不能」と見なされた者たちへ接し，有効な治療をめざしたのが，Pinelたちであった。このパリ市民病院のベッド数の不足も含めた惨状をつぶさに体験したのがPussinであり，彼自身患者であった時にそこから治癒不能とみなされ，Bicêtreへと移送された者の一人であった。

Bicêtreとla Salpêtrière

ここでPinelは元患者の監護人Pussinと知り合い，彼の知恵と経験を大きな支えとして，革命の混乱の中，精神病者の治療にあたり，なみなみならぬ苦労を重ね，幾多もの困難を乗り越えた。これが後述するように患者の鎖からの解放に象徴される彼らが工夫し，実践し，体系化しようとした人道的理念に基づく「心理的療法」であった。PinelはPussinとの出会いについて次のように述べている。「この問題（精神病学説）に関する古今の著作と自分のそれまでの経験とを重ね合わせても，私は一定の枠からどうしても抜け出せないでいた。このため，救済院で精神病者の監護の任にあり，自己の責務を熱心に果たしてきた一人の公正な人物に出会い，彼が長年にわたって精神病者に接し，習性となっていた反省と観察から学んだものを私が無視するはずはなかった。医師としての独断的調子はそれから（私から）影をひそめた」（Pinel）。

1794年にはBicêtre医長併任のまま，パリ大学医学部改組に伴い，衛生学の教授にPinelは任命された。1795年5月13日には当時女性の総合収容院であったla Salpêtrière（写真6）の医長となってBicêtreから転任し，またこの年にはパリ大学内科病理学の教授となった。この講義を基に彼は1798年に最初の著書『哲学的疾病論』を著し，これはその後1818年までに6版を重ね，当時の医学生必読書の一つとなった。ナポレオンが第一執政となり革命が終息した1799年の翌年，革命歴9年秋（1800年）には『精神病に関する医学・哲学論』が出版され，1809年にはこの増補改訂版ともいうべき第2版が出版されている。この頃がPinelの人生における絶頂期で，この第2版は自信と落ち着きが滲みでるような文章で綴られている。また1802年には『臨床医学』が出版され，これは1815年までに3版を数えている。Pinelは同時代人には内科や病理学者としてむしろ有名であった。この間1803年には解剖学および動物学部門の科学アカデミー会員に推挙され，同年には内科主任教授と

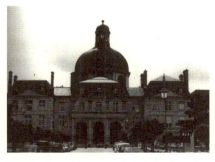

写真6　la Salpêtrièreの有名なla Chapelle（1987年夏筆者撮影）

なり，この2年後にはナポレオン皇帝の顧問侍医団の一人に選ばれている。しかし1822年に王政復古（1814-1830）に伴う医学部の改組により教授の職を退かざるを得なかった。Pinelは自由主義者であったが，恐怖政治には批判的で，Condorcetなど多くの政治亡命者をかくまった逸話が知られている。また1815年エルバ島の幽閉先からパリに戻って再会した百日天下のナポレオンにも親愛の情を示したという。Pinelは時には断固とした決意を示したが，元来は内気で，空想癖のある人柄であったと言われている。▶89, 90

3. 晩年のPinelとその家族 ▶48, 88, 89

　Pinelはパリ南方郊外Torfouに購入していた館（写真7）を別荘とし，現在のパリのPoste通り12番地に居を構えていた（筆者は1991年夏にここを訪れたが，カルチェ・ラタンに近く，Mouffetard街に接したこの住居はPinel当時の面影は現在ではまったくない）。最初の妻を失い（1811年），1815年に未亡人Marie Madelaine Françoise Jaqueline de Lavaléeと再婚している。Pinelの最初の結婚生活は，妻が20歳以上も年下で，また家庭向きの人でなかったため，幸福なものではなかった。なお筆者がTorfouの村を訪れた時，Pinelの友人だったいう豪農の子孫に案内されたが，この村にはPinelの妻の墓があると語ってくれた。Pinelには精神科医となった長男Scipion（1795-1859），そしてブラジルへ政治亡命した法律家のCharles（1802-1871）とがいた。Scipionの家系はその後絶え，Charlesの家系が今なお続き，20年前ほどその子孫で語学教師をしている者が南仏のPinelの生家をブラジルから訪問している▶48。EsquirolやFerrusなど精神医学の礎石を築く優秀な弟子たちを育成したPinelは1826年10月26日に肺炎のため死亡した。享年81歳であった。当時としては長寿を全うした方であろう。長年勤務し，関わってきたla Salpêtrièreで息をひきとったのもPinelの希望通りであったものと思われる。PinelはパリのPère-Lachaise墓地に葬られた。しかし現在彼の墓は荒れ果て，その形もなく，所在の確定も不可能な状態にある▶35。生家は地元の研究家故Chabbert博士らの努力で再発見され，冒頭で紹介したように神経・精神医学の創始者誕生の家の石板が飾られている。またパリ大学医学部博物館には他の著名なフランスの医学者に混じってPinelの胸像が安置されている。また1885年には，医学・心理学会の提唱で，la Salpêtrière正門広場の一角にDourand作Pinelの

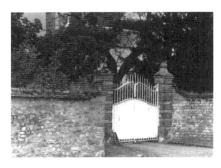

写真7　PinelのTorfouの別荘（1987年夏筆者撮影）

立像が据えられ，「鎖からの解放」の姿をいまなお我々に見せてくれている（写真8）。なおPinelはその主要な活躍時期，1780年から1820年までに約160編の論文や著作を発表しているが，医学に関係したものはその3分の2，100編程度，精神医学関係はこの半分に充たない数である。[88, 89]

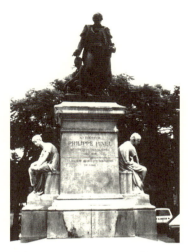

写真8　la Salpêtrière正門広場の一角にあるDourand作Pinelの立像（1979年初夏筆者撮影）

II　Pinelの精神医学疾病論と治療方法
[3, 9, 10, 25, 26, 31, 43, 45-50, 73, 96, 97, 101]

1. Pinelの精神医学疾病論
——「精神病の科学的言説の誕生」

　Pinelはその著書初版[75]において，精神病を次の五種に分類した。①メランコリー（mélancholie），②妄狂（デリール：悟性の混乱）を呈さないマニー（manie sans délire），③妄狂を呈するマニー（manie avec délire），④痴呆（démence），⑤白痴（idiotisme）。しかし彼はこの初版の増補改訂版ともいうべき第2版（1809年）[76]では，前記の②と③を一括し，マニーとしてまとめ，四種の精神病に分類を変えている。以下ここでは主として第2版[76]に基づいて，彼の精神病に関する考え方を見てみよう。

　Pinelはまず狂気（folie）の言葉は通俗的で曖昧で，非科学的であるとの理由で排除し，17世紀以降狂気と併称されていた[31]aliénation mentale（精神病，直訳すれば心的疎外）の用語を採用した（この用語へのこだわりはスイスにまで出かけ墓詣までしたRousseauの影響，文明による疎外から人間の本性，真の自然への復帰を唱えたこの哲学者の影響が指摘されている[31]）。注目すべきはPinelはその著[75]（4章21節）において，「フランス語は精神錯乱の種々の程度を表現する力が豊かでない」と述べている点である。Pinelたちの努力はこのように「狂気」を「精神病」に代えることに象徴されるように，狂気についての「科学的言説」を確立する過程であったといえよう。

　彼はこの精神病から当時まで混同されがちであった種々の神経障害などを除外している。次に精神病の原因としてPinelは素因と誘因とを区別したが，英国学派の影響を受け，素因を形成するものとして，遺伝，教育，生活環境，熱情などを挙げており，身体，心，環境因論と多元的な立場を採って，比較的広範，融通性のある観点に立っている。とくに当時「大脳の器質性障害（lésion organique）故に治癒不能」（Pinel, p.106）[75]とみなされ，このために「精神病者たちを社会から簡単に隔離した

り，総ての病気が求めている救いを彼らに対しては拒んでしまうという偏見が生み出された」(Pinel, p.106)。これに対してPinelはマニー患者には頭蓋や大脳の形態的欠陥が見出されることは希であり，「精神的原因で生じるマニー」(la Manie qui vient de causes morales)(Pinel, p.107)を主張している。このようないわば「精神病（マニー）心因論」ともいうべきPinelの病因論が後述する「心理的療法」の科学的，理論的支柱の一つとなっていると考えられる。一方Pinelは精神病（特にマニー）の最初の障害部位は腹部であるとし，これからの放散によって精神障害が発生するとした。この考えには熱情の座は上腹部にあるとされていた当時の支配的思想が基盤となっている。またPinelの著書[75]にみられる「身体的療法」と「心理的療法」の対置という治療構図は，Pinelの盟友Cabanisの心身の関係についての説（「人間の心身相関について」：Rapprt du physique et du moral de l'homme, 1802)に示される両者の相互影響において成立している面も否定できない。

とはいえPinelもその弟子Esquirolも病因やその作用機序について体系だった詳しい説明をしていない。一方Esquirolの弟子で後述するGeorget Eは近代医学では最早期に属する，明確な精神病の脳病論者であり，1820年の彼の『狂気論』[27]において，彼等の恩師たちの「腹部障害優位説」を否定し，これは脳障害の結果，続発姓であるとした。Pinelは人間の精神機能を知的機能である「悟性」(entendement)と情動的機能である情意(volonté)とに分け，これらの単独および複合的障害が精神病の種類を構成するとした。[27, 28, 42, 45, 46]つまりPinelは知・情意の精神機能二分説に立脚していたと考えられる。Pinel当時の精神病疾病論，分類は症状論的分類であり，原因別の分類ではなく，本当の意味での病気，疾患単位ではなかった。[55]しかしPinelはこの点自覚的な症状論に基づく疾病論者であった。つまり同一原因が多種多様な病気（＝症状）を起こし，逆に同一の病気（＝症状）が多種多様な原因によるものとして，原因に基づく分類をPinelは排除した(Esquirolも同様)。またPinelは前述した精神病の各種類の相互以降をも認めており，見方によっては単一精神病学説的な立場であったともいえよう。またPinelは形而上学的思弁を排し，外面的に現れ，知覚される障害，症状のみに注目する客観的立場，観察と記述を重視した。博物学者でもあった彼は精神病の自然の経過を重視し，精神医学の自然史，自然科学としての精神医学を目指していた。[86]なお彼が著書などに好んで採用した「哲学的」という言葉は形而上学的思弁の意味ではなく，当時一般にこの用語に当てられていた「科学的」という意味である。[74-76]その著書を一読すると明確なように，彼は統計を用いた分析，観察と経験，実証的精神が濃厚であった。また拙論などで詳述したように，Pinelのいうマニーやメランコリー，白痴や痴呆は現代の精神医学用語とは大部異なったもので，[43, 45-47]さまざまな状態や精神病が含まれている。

2. Pinel の治療法——「心理的療法」（traitement moral）と院内規律について[31,41,75,76,82,95,96]

　Pinelの精神病の分類，疾病論は英国のCullenの分類（1782年）などの精神病分類を基本的には継承したものであり（Cullenはマニー，メランコリー，痴呆に分類していた），Pinel自身の独創性はあまり発揮されていないものである。Pinelの治療方法も英国やドイツなどの先達者の影響が認められるが，彼がPussinの協力の下に，実践し，「心理的療法」の名の下にまとめた治療と処遇方法が当時のヨーロッパ精神医学に与えた影響は先達を遥かに越えた，圧倒的なものであった。それは政治，文化のヨーロッパにおける一大中心地であった当時パリの特権的位置を考慮してはじめて理解できるものである。[83]

　前述したように，①精神医学独自の疾病論，疾病分類の確立，これにともなう，②専門的な診断技法が不可欠になったことに加えて，③精神神経医学固有の治療法であるこの「心理的療法」の確立，④最後に，精神科病棟，保護院という精神医学固有の臨床の場の確保，によって医学における専門分科としての精神医学はようやく完成された姿で誕生したといえると筆者は考える。この意味で，「心理的療法」の出現の歴史的価値は重大である。[97]

　Pinelは瀉血や薬物などの当時の身体的治療を「医学（内科）的療法」（traitement médical）とし，「心理的療法」と区別している。彼は観察に基づかない，科学的根拠のない旧くからの悪習である過度の瀉血や薬物の行き過ぎた投与，ショック療法を強く批判し，これを「医学の狂気」（délire médical）（Pinel, p.324）と断じ[76]，「精神病者の妄狂（délire）よりもさらに性質がよくない」（同）と述べている。一方「心理的療法」として彼は現在でいうところの精神療法，作業療法，芸術療法，心理劇，転地療法などを勧めており，これらを比較的重視し，その他の治療法と適宜組み合わせた点に旧来の治療方法との大きな違いがある。事実彼は音楽や絵画，時計修理などを患者に試みている。また妄想患者の妄想を除去したり興奮を静めるために，いささか滑稽とも思える心理的トリックや説得を行い，患者の信頼を勝ち取る方法について述べている。これらの記載で判ることはいかにPinelやPussinが患者に細かく心を配り，優しく接したかということである。配慮も実に細々としたものにまでおよび，例えば革命時代の食料不足，肉不足をいかに補うか，スープの作り方，工夫の仕方まで触れ，「苦労人」Pinelの南仏人特有の親切さが滲み出ており，パリのエリート的冷たさは全く感じられない。

　彼はこのような治療の原則として，人道主義，非暴力を主張し，「暴力行為はいかなるものでも決して許されない」（Pinel, 2章：以下同）[75]とし，厳しさと優しさの調和，博愛心に基づく倫理基準の必要性，看護職員の啓蒙と教育を主張している。また狂暴な患者を抑圧する手段は「過酷で非人間的なものであってはならない」としている。すなわち「このような場合旧来とられてきた手段は単純なもので……，精神病者を手のつけられない者であるかのように病室の奥へ放り込み，社会から患者を隔離す

る手立てしかもはやないかのように，彼を鎖につないだり，極めて過酷に扱い，このようにやっかいな存在の自然消滅を待つことであった。……このような処遇は……他の偏見とともに民衆の憎むべき敵と今や見なされるべきものとなった」。そして「勝手で無制限の監置や鎖による野蛮な処遇による表面的な秩序の維持は死んだ墓場のような静けさである」とし，「作業や運動手段の増大，院内居住空間の拡大のために幾度も行政当局と交渉した」。そして暴力的な患者に対しては「病室に入れておくだけの単純なことをするだけでよい。もし患者がひどく暴力的であるならば，（鎖ではなく）丈夫な麻布で作った拘束衣を使って，彼の手足の動きを抑制する」が，「しかしこの拘束状態は一時的なものにし，周囲の者への怒りを鬱積させないようにする。このような興奮は患者の狂いを悪化させるだけである」。「とりわけ重要なことは精神病者は人間愛の原則と豊かな経験によって管理されることであり，また彼らの突飛な行いは厳格に抑圧されるべきであるが，自己と他者との安全に適う範囲でだれでもその自由を享受すること，最後になるが可能な限り常に管理者は苦痛と心配を打ち明けられる友となることである」。彼は，患者に優しく話しかけ，彼らと不幸を共にし，慰めと希望を与えることを治療の基本として勧めているが，これらはいかなる治療においても基本となるもので，いまなお不滅の言葉であろう。

なお「心理的療法」（t.moral）はその原語のmoralとPinelの人道主義的処遇とから過って「道徳療法」などと後世訳されてしまっている。moralには当時倫理的な意味はいまだなく，mentalなどと同意語であった。心理的療法は当時流行した催眠や動物磁気などとは区別された非身体的治療法の一種で，無意識は除外されている点に特徴があり，その後の非精神分析的精神療法，芸術療法，作業療法，レクレーション療法などの一大源流となった（なおPinelはその医学的修行時代に動物磁気やメスメリスムに傾倒していたが，後にこれから離れたことが指摘されている[41]）。

Pinelはまた急性や慢性，快復期など病状の経過にあった治療と処遇の必要性を強調し，自然治癒という待機療法を重視した。彼の信念では精神病の真の治療は適切な施設に隔離し，健康的な環境において，数多くの精神病者の忍耐強い観察から生まれるものであった。また患者の治療の転帰に関する統計を重視した。Pinelは患者の症状や状態に応じた適正配置と患者の相互交流の禁止，隔離の重要性，病院の規律，衛生状態，患者の心身の養生を重視した。隔離の重視はPinelの弟子Esquirolへと受けつながれ，公立保護院の設立として結実した。Pinelによれば病院の秩序の保持は「悟性の機能を刺激し，自制する習慣を次第に与え，回復の第一歩が始まる」（Pinel[75]：以下同））。また早すぎる退院による再発の危険，患者の病状悪化予防のための家族や知人，外部の人間との面会の制限などにも触れている。「経験的に確かめられたことには，患者は家族のもとに居ては治癒する見込みがほとんどないことである」。この面会制限には当時外部の人間が金を払って（なんとこれが病院の重要な収入源となっていた）見世物代わりに精神病院を見学にきていた事情も反映している。

第8章 近代精神医学の黎明：臨床および病院精神医学と司法精神医学の誕生

「これら不幸な者たちが，彼等を刺激し，からかいの対象にするという残酷な遊びをする陰険な人達の見世物や娯楽に奉仕させられているのを見ることはなんとも痛ましいことである」。

III Esquirol——病院精神医学と司法精神医学の誕生

1. Esquirolの生涯と業績 [3, 15-19, 31, 36, 43-47, 91, 96]

　Pinelよりも真の精神医学の創始者と後世みなされ[42, 57, 96]，症状の記載と分析，疾病論において独創性と異彩を放ち，精神医学理論の構築に力量を発揮し，当時欧州大陸において最大の精神医学派を形成し，その指導者となったJean Étienne Dominique Esquirolは1772年2月3日に南仏の中心地Toulouseにおいて，10人同胞の9番目として生まれた（写真9〜12）。父はこの町の仲買商人で，商人組合の幹部を勤めていた。学齢に達し，EsquirolはPinelも学んだ当地のCollège de l'Esquilleで古典を修め，次いで家族と離れ，IssyにあったGrand Séminaire de Saint Sulpiceに入学し，神学の道を歩んだ。しかし革命が彼の運命を変えた。革命により学校が休校となり，1792年に彼は生地の家族の下に戻り，そこで彼は医学の道へ関心を持つことになった。父は当時Toulouseのla Grave収容院の行政官をしており，そこには精神病患者が数多く収容されていた。Esquirolと医学そして精神病者との出会いである。次いで南仏のNarbonneの軍隊で衛生官となった。この時期に革命裁判所で冤罪をはらし，後に文部省視学官となる被告人の無罪を勝ち取る雄弁をふるった彼の有名なエピソードが伝わっている（Esquirolは後にパリにおいて王政復古の時代（1814-1830）に進歩的と批判された教授を弁護している。Esquirolは左右両翼の政治的に過激な，狭量な考えには与しなかった[3]）。南仏最大，最古のMontpellier大学に

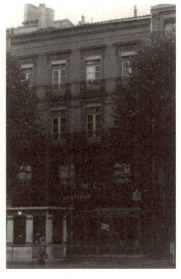

写真9　現在のToulouseのEsquirol広場9番地にあるEsquirolの生家跡。看板の上部の外観はEsquirolの誕生時の面影を伝えており，左窓にはEsquirolの名と生年月日が刻印されたプレートが飾られている（図9〜12はToulouse大学精神科Gaytal教授より筆者に送られてきたものである）。

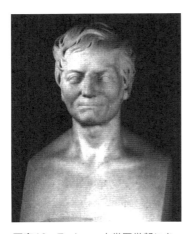
写真10　Toulouse大学医学部にあるEsquirolの胸像。

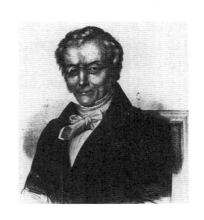
写真11　1838年に描かれたEsquirolのリトグラフ。

あって生気論者として著名な学者であったNarbonne出身のBarthez PJ（1734-1806）にその才能を認められ、彼はMontpellier大学で医学の研究、研修を深めた。1799年にパリに上京したが、ひどい貧乏暮らしであった。まもなくIssyの神学校時代の友人の紹介で、家庭教師の雇い主、つまり、まもなく司法大臣となった政治家Mathieu Moléの知遇と援助を得て、ようやくEsquirolは医学の勉強に専念できる状態となった。彼は医学部へ入学し、Charité病院ではCorvisartに、そしてla SalpêtrièreではPinel同郷人の教えを受け、彼の愛弟子となり、Pinelはかれにとって生涯変わらぬ敬愛する恩師となった。1805年に学位論文「熱情論」（Les passions comme cause, symptômes et moyen de traitement de l'aliénation mentale）を著した。これは恩師の考えを忠実に再現したものであり、これ以降の彼の著作のようにその独創性はまだみられない。

❖ Esquirolの精神病院実態調査とその報告書

1811年5月1日、39歳時に彼はla Salpêtrière狂人部の看護医師（médecin-surveillant）に任命され、翌年には正医師（médecin-ordinaire）となり、さらに1817年にはそこで精神疾患の最初の講義を開始することになり、彼の講義の巧みさに多くの聴衆が魅了された。同年には有名な『幻覚論』を著している。同じころ、Esquirolはパリの植物園に面したBuffon街23番地の彼の自宅を保養院（maison de la santé）に改造し、少人数の精神障害者を入院させ、患者と生活を共にした。

これまでの経歴から明らかなようにEsquirolこそが最初の専門医としての精神科医、精神医学者であったといえよう。次いでEsquirolは全フランス中の「保養院から保養院、救済院から救済院へと」それこそくまなく施設を訪問し、調査した。この調

第8章 近代精神医学の黎明:臨床および病院精神医学と司法精神医学の誕生

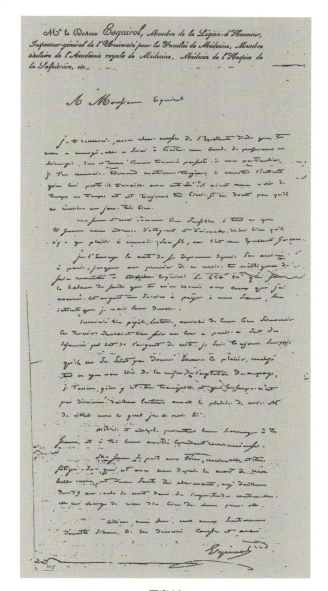

写真12
Esquirolが故郷近くで町長をしていた従兄弟に1827年にパリからあてた私信の直筆で貴重なものである。Esquirolの親族への細やかな配慮と愛情が満ちている手紙である。

査結果は1818年[10]にはルイ18世の内務大臣の求めに応じて，あの有名な報告書（「フランスにおける精神病者用施設とその改良法」(Des établissments consacrés aux aliénés en France et des moyens de les améliorer)[11]として提出された。Pinelの試み，「心理的療法」，Pinelの現代における熱烈な崇拝者Baruck[3]のいう人道的処遇は成功し，Colombierによって提唱され，Pinelによって熱望された精神病者を治療するための彼らの理想とする「保護院」ははたして建造されたのであろうか。

　この報告書によれば，「私は全国を回り，精神病者が収容されている施設を訪れてみました」「人間の悲惨のうちでもっとも恐ろしい体験をしているこれらの不幸な人々は，犯罪者よりもひどい扱いを受けており，動物よりも劣悪な状況に追い込まれております」「私が見た彼らは裸かボロ布をまとっただけで，……ひどい栄養状態で，換気も悪く，……牢番そのものといった者たちの手に放任されたままで，……穴倉でした」。Pinelのla Salpêtrièreへの赴任以降四半世紀が経ても，驚くべきことに状況はこのようにまったく改善されないままであった。その後もEsquirolは欧州各国の精神病院を訪れ（例えば1821年には弟子を伴ってベルギーのGheelを訪れている[17,18,91]），これらの長所と短所を分析し，フランスや外国（例えばオランダの内務大臣への報告）における精神病者のための施設と制度の改善，改革に役立てるための献策をし，改革のための努力を続けている。この経過は彼の主著に詳述されている[17]。

❖「1838年6月30日の法律」と「保護院」の誕生

　Esquirolは1820年に医学アカデミーの会員となり，1823年には大学医学部の視学長（Inspécteur général）に就任し，1825年53歳となった年にRoyard-Collard Anthoine-Athanase（1768-1825）の死去によって空席となった当時のCharenton王立病院（現在のEsquirol病院）の医長となった。翌年には恩師Pinelが死去している。Ferrus Guillaum（1784-1861）やFalret JPなど多数の弟子を育て，当時欧州最大の精神医学派を形成したのはここパリ南東に位置するCharentonであった。なお1818年にEsquirolは弟子を鼓舞するために，自分の名を冠した賞を設けていた。最初の栄誉を得たのはGeorget Etienne Jean（1795-1828）で，賞金200フランとPinelの著書『精神病論』が勝利者に手渡された。1826年[12]以降Esquirolはセーヌ県公衆衛生審議会の委員となっていた。また1827年には旧来の保養院を拡充するために，Charenton近くにIvryの保養院を新しく開設し，甥のMitivié Esquirolと共同経営を行い，「保護院建造構想」を個人的に実現させた[83]。ここで毎週日曜日に弟子たちと共に楽しく食事をしながら歓談するのがEsquirolの習慣であった[90]。

　1838年には彼の従来の論文の増補改訂とでもいうべき主著が出版され[17]，法制定のための政府委員としてEsquirol自身がFerrusなどとともに尽力し，その後世界各国の精神衛生法のモデルともなった「1838年6月30日の法律」が公布された。この2年後1840年12月12日にBuffon街の自宅で肺炎と思われる病のため死去した。享年68

歳であった。

1838年6月30日の法律 ▶3, 31, 83, 84, 94

　既に触れた精神障害者入院のための法律は整備されず，旧体制下の残滓が生き続け，不法監禁など種々の問題があった。フランスにおいては1789年以前には精神障害に関する国内を統一する完全な法律はなかった。また地方によってその運用の実態が異なり，全国一律になされるその根拠となる法制定の必要があった。1789年8月には有名な「人権宣言」が採択され，主権在民，法の前の平等，自由と財産所有の権利，罪刑法定主義などの近代市民社会の基礎的原理が高らかに宣言された。後述する刑法などをはじめとするナポレオン法典誕生は旧体制下の法制度をこれらの諸原理に整合させる必要から生み出された。フランス精神衛生法ともいうべき「1838年の法律」も革命によるこれら一連の法制度の改革と軌を一にするものにほかならない。菅原▶94らが詳述するような種々の経過を経て，1836年には政府主導型の法案が下院で可決されたが，視察官医たちが，治安法にすぎないとこれを批判し，政府はこれを撤回し，EsquirolやFerrusらに法案を諮問した。彼らは英国など欧州視察の後に，新たな法案を作成した。これは二度も議会に提出され，「これ以上長期間しかも徹底的な審議の対象となった法案は希であったろう」と当時の人を言わしめる経過を経て，反対6，賛成216の圧倒的多数を得て，1838年6月14日に可決され，同年6月30日に公布された。精神衛生法をめぐっては政治的，治安的方向と，医学的，治療的，人道的方向とのせめぎあいが歴史の常として厳として存在することがこの法律制定までの経過からも判る。

　この法は41条からなり，保護院の設立，入院方法，入院者の経費，入院者の人権とその財産管理の4大項目から成り立っている。

　強制入院とこの原則は次のように要約される。▶3

1. 入院処分を講ずる前に，異論のない精神障害が証明されている正式の診断書が必要である。
2. 入院を要求する医師の診断書は施設の2人の医師によって監査され，仮入院の直後と2週間後に診断書が出され，15日の観察期間がすぎてから正式の決定が下される。
3. 患者の訴願，当局の視察などの多種多様な保証。

　この法律の第1条においてフランスの各県は精神病者を受け入れ，看護するための専用の公的施設をもつことが義務づけられた。保護院の誕生である。

　入院は保護義務者からの要請に基づく同意入院（placement volontaire）と強制措置入院（placement d'office）の2形式に分けられる。

　同法は現代のフランスにおいても基本的には存続している〈次章で触れるように，

最近改正がなされた〉。現在の時点においては不十分な点はあれ，患者の人権と財産の保護を理念とした同法の歴史的先駆性は評価されるべきものがある

「保護院」の誕生

特に今次大戦後，フランスで展開された地区化，地域化（sectorisation, régionalisation）の名の下に，隔離と収容から精神病院と院外治療施設との有機的結合の基に，患者の家族や社会での開放的処遇への移行という新しい動向に慣れ親しんだ若い精神科医には忌み嫌われている「保護院」（asile）の建設をEsquirolは熱望していた。それは彼が欧州中の精神障害者用施設をつぶさに見聞し，調査した彼の結論であり，信念であり，恩師たちの遺志でもあった。彼にとって保護院，施設こそが「有能な医師が手にする治療道具の一つであり，精神疾患に対してもっとも強力な治療手段なのである」[17]し，患者の悲惨な境遇，過去への決別に他ならなかった。Asileという言葉はギリシャ語に由来し，否定後aとsuléつまり，略奪との合成語であり，誹謗から守る不可侵の領域を意味している[83]。さらに彼らの保護院構想を支えた思想として見逃してならないのは，Rousseauらの文明観に影響を受けた「文明病としての精神障害」の考えがあると思われる。Pinelには革命の混乱が熱情を介して，狂気を発病させるということが明確に記載されている[75]。また隔離の必要がやはりその著書では強調されている。精神病者専用施設こそ激動する社会の荒波から患者を保護する理想郷，ユートピアとの信念がきわめて濃厚に現れている。Esquirol[17]にはこの考えがより明確に出ており，次のように述べている。「モノマニーの研究を発展させようと思う者は人間精神の進歩と進行に関する知識がなくてはならない」「狂気は文明病と言われて久しいが，実際文明が進めば進むほど増大するモノマニーについてこのように言われていたならば，一層正確であっただろう」。またEsquirol[17]によれば，「社会状態」は妄想の内容を規定する。社会的混乱から治安国家的色彩を強めていた当時のEsquirolは次のように語っている。「昔は魔術や魔は魔術や魔法，地獄に対して妄想（デリール）が向けられていたモノマニー患者は，今日では警察官によって脅かされ，追跡されていると確信する妄想を抱いている」。「保護院」とはEsquirolらにとって，精神病の病因であり，症状形成的要因でもあった文明社会の弊害から患者を守る避難港であった。

Esquirolにはこのように現在の社会精神医学，文化精神医学などの基本的発想があったと評価されてよいだろう。なおEsquirolの功績として自我心理学の雛形ともいうべき自我機能について記述しており，Baillarger, Janet, de Clérambaultにまで続くフランス精神病理学を強く際だたせている自動症（automatisme）の原型ともいうべき記載もあり，これらの祖述者との評価もある[97]。

こうしてEsquirolは病院精神医学，「院内治療の父，先駆者」[84]と呼ばれている。しかしながら，このような「大都会の難破船の避難港」「医学的治療の必要性と適応性に応じて異なった地区に患者を分類，収容する」（Parchappe du Vinay）[72]保護院の揺るぎない基本的思想はいかに博愛と人道的精神に満ちたものであろうとも，隔離と収容

に重点を置く点において，当時から鋭い批判を招いていたことは忘れてはならないであろう。

❖ 司法精神医学の誕生

　拙論などで既に論じ，紹介したようにPinelやEsquirolの司法精神医学の誕生に果たした役割が現在でも高く評価されている。現代精神医学の誕生が，このように司法精神医学および臨床および病院精神医学の誕生と同時的であることはその本質を考える上で注目すべき事柄であると思われる。また拙論などで詳述したように司法精神医学の誕生にはPinelやEsquirol以外にも，MarcやGeorgetの果たした功績は無視できない。さらにはフランスの司法精神医学の誕生おびその発展を特徴づけていることは，それが19世紀前半のEsquirolやGeorget, Marcらが推進したモノマニー学説に対する論争によって鼓舞された点にあるといってもよいであろう。

　精神病者の刑事責任無能力は時代的にみて常に容認されてはいなかった。古代ローマ人は精神的に正常で健康な者と狂人とを区別し，前者には刑罰を，後者には治療処分を行っていた。しかし中世に，狂人は責任無能力ではないとされ，最高法院は狂人に減刑の恩恵を与えることができただけであった。このような考えを消滅させるのにPinelやEsquirolの業績が大きな貢献をした。また「司法精神医学」（Legal Psychiatry）の用語は19世紀フランスにおいて法制度に関心を持ったフランスの精神科医たち，とりわけEsquirol, Ferrus, Leuret François（1797-1840）に由来するという。しかしこの用語を実際Esquirolが造語なり，採用していたのかどうかは疑問が残る。ともあれ18世紀末までに精神病のために犯罪者が無罪放免されるということは例外的なできごとであった。当時は異常な精神行動判定のために医学的鑑定人を招くことが慣例となりつつも，まだ自明のこととはなっていなかった。精神医学が誕生する以前には哲学者や法学者が司法上の狂気の定義づけをしていた。Kant Iはその著『人間学』（1798）の中で身体障害に基づかない精神障害の判定は医学の領域ではなくて，哲学の領域であるとした。これとともに精神障害者の鑑定を医学者，哲学者のいずれに委ねるべきかという論争が1830年代まで続いた。とはいえナポレオン法典の一部を構成していた旧刑事訴訟法（Le Code d'instruction criminelle）（1808）の43，44条においては「犯罪の性質や状況を評価可能な技法や職業」をもつ鑑定人，医学的専門家の法廷への召喚が規定されており，検死などにはこれが頻用されており，精神鑑定への医師の介入の法的根拠の基盤は形成されていた。精神医学は誕生間もないまだ黎明期にあり，司法精神医学はまだ揺籃期にあった。責任能力をめぐる司法鑑定上の権能に関する論争に参加し，精神鑑定を定着させるのに貢献したのが，Esquirol, Georget, Marc, Fodéréらであった。

ナポレオン刑法典と「心神喪失」の導入[4,47,51]

　旧体制下では刑は恣意的かつ不平等で，過酷なものが決定されていた。革命期に罪刑法定主義の原則が確立された。革命期の憲法制定議会によって1791年に起草された刑法（Code pénal）や1795年10月25日に国民公会によって公布された刑罰法（Code des délits et des peine）には刑事責任無能力に該当する規定が欠如していた。他方では1792年の法規により精神病者には刑務所以外の入院施設をあてがうことが規定されていた。[63]

　1794年暮れにLyonで起きたFirmin姉弟の窃盗事件がこの刑法の欠落を暴露した。[63]この事件で姉が精神病者であることが明らかになり，この事態を扱う適切な条項が欠落しているために，この事件の控訴審を担当していた破棄院は時の議会に法律解釈に関する照会を行った。こうして議会においてこの問題を審議する特別の委員会が設置され，種々の経過を経て，1797年に草案が決定され，「心神喪失」の条項が導入され，ナポレオン治世下に制定された1810年の刑法典64条へと受け継がれ，次のように規定されている。[15]「被告人が犯行時に心神喪失（démence）の状態にあった場合，または抗拒不能な力によって強制された場合には，重罪もしくは軽罪とならない」。

　この1810年の時点における心神喪失の刑法への導入は判例法を主要形態とするCommon Lawの伝統を有する英国を除き，制定法を基本とする大陸法系の中では最古のものに属する。[16]

Pinel, Esquirol, Marc, Georgetと司法精神医学，犯罪精神医学

　Pinelの『精神病論』を読む限りでは彼自身司法鑑定に従事したとの明確な記載はないように思われる。[75,76]裁判の予審で証人たちの証言により救済院へ終身禁固刑に処せられた事例に触れたり，詐病について触れている箇所はある。また後の殺人モノマニーやクレプトマニーの先駆的な概念となった「デリールを欠くマニー」や窃盗などへの抗拒不能な衝動について記載し，救済院監獄部門に収容されていた精神障害者の治療にあたっている。なおPinelは1817年に未完の司法精神医学のための予備的論考を表している（Résultas d'observations pour servir de base aux rapports juridiques dans les cas d'aliénation mentale）。しかしこれは主として民事に関したことで，しかも司法鑑定に関して，「骨の折れる微妙な作業」であるとPinelは述べている。[31,90]

　Esquirolは1808年（T. II, p.792）にはじめてモノマニーの用語を採用したが，[17]モノマニー誕生当初はPinelの「デリールを欠くマニー」の存在を否定し，部分性精神病，精神機能の部分的障害，すなわち知性なり悟性の障害を伴わない，情動や意志の原発性単独障害を否定していた。しかもこのモノマニーには後年の知性モノマニーしか含まれていなかったし，後年のようにマニーやモノマニーを慢性脳障害として規定していなかった。

　この師の説に対して彼の愛弟子Georgetは1820年の『狂気論』[17]で精神病脳病説を明確に打ち出し，さらに1825年には一連の鑑定事例を雑誌に（Archives générals de Méde-[27]

cine, Tome VIII, 6, 7月号）発表し，同年これを著書として出版した（これは1827年にはドイツ語訳[28]され出版されている）。また翌年1826年にも同様に鑑定事例をまとめ，同雑誌に発表したものを同年著書として発表している[29]。また1827年には同じ雑誌に殺人モノマニー（monomanie-homicide）を論じている[30]。GeorgetはEsquirolに学説上重大な影響を与え，すぐれた才能を発揮したが，この翌年の1828年5月4日に33歳の若さで肺結核のため急逝してしまった。Georgetのこれら一連の司法精神医学的業績は彼の主著『狂気論』とともにもっと高く評価されるべきものと思われる。Georgetの論文と著書は精神科医による責任能力論としてもフランスのみならず世界でも草創期に属するものであろうと思われる。以下Georgetの司法精神医学的業績を紹介する。

　Georgetは1825年の著書[28]においてパリおよびその近隣地区で精神病が抗弁の手段として申し立てられた重罪事件で当時の法律雑誌Journal des Débatsに公表された5事例を論じた。少女に乱暴し，殺害して，心臓など内蔵を食べ，その血を飲むなどの罪で，有罪とされ，処刑されるなどしたLégerなど3人の被告人は弁護側の主張通り，精神病患者であり，陪審員はこれを考慮すべきであったと主張した。また彼はGall, Pinel, Esquirolらの症例を上げ，窃盗，殺人，放火が理性の障害なしに興ること，生来のものとは矛盾する性向の倒錯，つまり情意（volonté）単独の障害が存在し，これはPinelが精神病とした「デリールを欠くマニー」であるが，Esquirolのモノマニーの一種であり，「デリールを欠くモノマニー」（monomanie sans délire）と名付け，殺人モノマニー（monomanie homicide），窃盗傾向のあるモノマニー（m. avec penchant au vol）の存在を主張し，これも精神病の1種であると主張し，その後のEsquirolのモノマニーの拡大の礎石を築いた[43,45,47]。彼はこの精神病以外にも自由意志を減弱させたり，破壊する原因として，酩酊や寝ぼけ，激しい熱情，てんかん，聾唖者，ヒステリー，ヒポコンドリーなどを挙げて，各論的に論じている。

　1826年（この年にPinelが死去）にMarcは隣人の生後19カ月の幼児の首を切断し，窓から投げ捨てた女性Henriette Cornierの鑑定を行い，一種の本能的行動に基づいたモノマニーとの結論を下したが，検事の厳しい反論にあい，陪審員は故殺で有罪と評決した（この事例は彼の著書第2巻の「殺人モノマニー」に彼の鑑定書とともに詳しい生活歴，事件経過の報告書が収録されており，当時の鑑定書の様式を伺い知ることができる）[66]。

　Georgetは同じ1826年の著書[29]の中でこのCornierの事例などを扱いながら，モノマニーを「部分性狂気」（folie partielle）とした。また彼は同書[29]において，精神病と法律との関係を論じ，刑事責任能力が自由意思をめぐって哲学的介入を受けていること，また陪審員の誤解のため精神病者に不利な判決がなされることを指摘した。

　このGeorgetの一連の功績や影響は筆者の考えでは次のように整理できると思う。まず第一に狂気概念を明確し，さらには疾病分類の論理的矛盾と混乱を整理した[43,45]。

つまり精神病をデリールと規定しながらも，デリールを欠くマニーを精神病としていたPinelらの混乱と矛盾を部分性狂気の概念を導入することによって解消し，デリールとモノマニーとの関係との混乱を整理している。また部分性狂気（folie partielle）の概念はGeorget以前，Plater, de Sauvagesらも採用していたが，これには「妄想なり支配観念の単数性」（この意味でEsquirolは初期には「独占的デリール」（délire exclusif）を採用し，モノマニーの定義に当てていた）と「精神機能の部分性障害」の双方の概念を含み両義的なままであったが，Georgetは部分性狂気を後者の概念に限定することによって，Pinel, Esquirolの分類の矛盾を解消した（この点の詳細は拙論などを参照されたい）。▶43, 45, 47

第二に，彼はデリールつまり悟性の混乱のない狂気，理性の障害のない狂気，情意のみの障害，今なら性格や衝動障害等に相当するものを，Pinel同様に──Pinelの混乱を整理した上ではあるが──，精神病として導入することによって，知性や理性障害に偏った常識的な一般的狂気観を廃し，こうして精神医学の専門性を強調するとともに，モノマニーおよび精神病概念を拡大してしまった。

第三に，彼は精神病の責任無能力の原則を確立し，精神病の専門医による診断，精神鑑定の司法の場における必要性を強調し，このための理論的基盤を築いた。

要するに彼は精神機能の知・情意二分法に立脚し，これら二大精神機能のそれぞれ原発性単独障害（部分性狂気）を認めた上で，知性単独障害同様に情意単独障害も精神病であり，精神病である以上，どちらも責任無能力であるという論旨を症例を提示しながら展開している。

第四に，以上のことを通して医学における精神医学の独自性と独立性，その存在と役割，機能を明確にすることに寄与した。

彼の著書は新聞でも大きく取り上げられ，激しい非難にさらされたが，1827年には新たに事例研究的に11の裁判例やその他の事例を数多くを上げ，自説の補強を行った。▶29 全体性，部分性狂気のいずれにせよ精神病者にはすべて責任無能力が適用されるべきであり，それがフランス刑法の立法者の精神であると主張した。Georgetには精緻な臨床的観察者というよりも先鋭的な理論家の趣が強いように思われる。

EsquirolがGeorgetの殺人モノマニー，知性の障害のない，情動や意志の原発性単独障害を始めて認め，部分性狂気としてのモノマニー，後年の知性，情動，本能モノマニーからなるモノマニー学説の萌芽となる構想を明らかにしたのは1827年で，ChamberyonによるドイツのHoffbauerの『精神病と聾唖者に関する法医学』の仏訳に寄稿した論文である。▶16 ▶45

またEsquirolは1829年に雑誌「公衆衛生および法医学年報」（Annales d'hygiène publique et de médecine légale）を創刊し，▶64 Marcはその編集者の一人となり，Rostanとともに殺人未遂の自己の鑑定事例を報告している（この事例も彼の主著に再録されている）。▶66 この雑誌の創刊こそ医学ひいては精神医学の社会精神医学（〈公衆〉衛生学＋法

医学〈司法医学〉＝「国家医学」）的自覚の表現であり，公衆衛生を通しての行政，立法，医療福祉政策への精神医学の地位の確立，精神鑑定を通じての司法精神医学の確立，以上を通じての精神医学の独立をめざしたものであるといえよう。つまりは「国家医学」（statist medicine）としての精神医学を確立することによって，その独立と専門性の認知をめざしたものである。このことはこの雑誌の次の創刊宣言に端的に示されている。「医学の機能は疾病を研究し，これを癒すだけにとどまらない。ときには法の立案において立法者の手助けとなり，また法の適用にあたって司法官を啓蒙するなど，社会組織と密接な関係をもっている」。またEsquirolは1838年に主として従来の論文を，Georgetの狂気理論を導入しながら，改訂増補をした，論文集ともいうべき2巻3部からなる主著を表した。その副題（médical, hygiénique et médico-légal）にあるように第1部は「医学的なもの」，第2部は「衛生学」，統計，病院施設に関するもので，第3部が精神病者の隔離や入院に関することや殺人モノマニーに関する「法医学的」分野から構成されている。本書においてEsquirolはモノマニーの三分法（妄想観念を主症状とする「知性モノマニー」（m. intellectuelle），理性の障害はないが，情動，性格が倒錯している「情動モノマニー」（m. affective），意志が障害されている「抗拒不能な本能行為」の「本能性モノマニー」（m. instinctive）と定義づけ（「モノマニー……は発熱のない知性，情動，意志の部分的障害とする慢性脳障害である」））を確立し，彼の疾病分類を完成させた。

一方Marcは1833年の論文で，Georgetの「デリールを欠くモノマニー」に本能性モノマニー（m.instinctive）と名付け，観念連合の誤りを示すEsquirolの旧来の狭義のモノマニーには理性モノマニー（m.raisonnante）の名を与えた。1840年に主著『司法医学的問題から考察した狂気論』（De la folie considérée dans ses rapports avec questions médico-judiciaires）全2巻を著した。これは彼の業績の集大成であり，著者自身が序言で自負しているように，既に触れたドイツにおけるHoffbauerの著書と双璧をなす，フランスにおける，衛生学的精神医学を含まない，法医学的精神医学のみの，つまりは最初の本格的な司法精神医学専門書と言って過言ではないであろう。本書の特徴でもあり，長所は元来ドイツで教育を受けたこの著者ならではのドイツの文献や思想，精神医学への目配りであろう。

本書第I部は総論部分で，第1章「狂気に関する司法的問題における医学的権能」において彼はドイツ語の責任能力Zurechnungsfaeigkeitに相当するフランス語はimputabilitéであると主張している。さらにはKantの責任能力の判定を医学よりも哲学へ委ねるべきであるとい前述した見解に対する哲学者Metzgerの反論，さらにはHoffbauerの見解を紹介し，フランスにおける弁護士Regnault Elias（1828）の精神病者の司法上の問題に関する医師の権能をめぐる批判とこれに対するLeuret（1829）の反論を詳述し，狂気と理性の鑑別の困難を事例とともに述べ，悟性の障害が提起する司法上の問題の鑑定に関する権能は当然のことながら医師に属することを結論づけ

た。第2章では「自由意思」（la liberté morale,le libre arbitre）の問題を論じ，意志の障害について触れている。第3章では「幻覚と錯覚」，第4章では「精神病もしくは狂気の諸型」が論じられ，idiotie, imbécillité, manie や monomanie, démence について詳述されている。第5章では精神病の診断法について触れられている。第二部は各論で，モノマニーの諸亜型（例えばクレプトマニーやピロマニー，殺人モノマニーや自殺モノマニーなど）を含めたそれぞれの精神病諸型や亜型が司法医学上の問題が第6～17章において自験例を交えて多くの事例とともに論じられ，最後の第18章では精神病と民法との関係が論じられている。

なお Esquirol らの時代の鑑定の実状については Foucault の編著[24]に詳述されている（なおこの中で挙げられている事例 Rivièrre は Marc の著書[66]にも載せられている（第2巻，p.149））。なおこの当時鑑定事項について形式は個別鑑定例ごとにさまざまで，一様ではなかった。この様式が定まるのは1905年の当時の司法大臣 Chaumié の回状によってである[▷19]。

以上のように，フランス司法精神医学，精神鑑定，責任能力論はモノマニーの誕生，発展および完成と密接な関係をもって展開したことが特徴となっているのが最大の特徴であるといって過言ではないだろう[45]。逆に誕生間もない精神医学はモノマニー学説の論争によって，理論的に鍛えられ，著名な鑑定事例や裁判事例を通じて，一般大衆に認知され，司法精神医学を通して専門性が確立していったともいえよう[45]。またモノマニー学説や殺人や放火などの概念は犯罪性精神病者の分野でパイオニア的貢献をしたと評価されてはいる[4,37]。殺人モノマニーは20世紀に入り，Willmans の精神分裂病前駆期の殺人衝動に関する有名な研究の先駆的業績として挙げられている[102]。この限りではモノマニー学説は司法精神医学のみならず，犯罪精神医学，犯罪精神病理学の先駆的業績と見なされる[45]。

モノマニー学説の衰退の過程は拙論などで詳述したように[45-47]，モノマニーはその後あまりにも細分化され，混乱をきたした。モノマニー学説の擁護陣営の中からさえ既にこの点で警鐘をならしていた。つまり，モノマニー学説の重要な推進者の一人である Marc もその著書[64]において，モノマニーの過度の細分化に危惧を抱き，Georget 批判を行っていた。1819年の学位論文で「デリールを欠くマニー」の批判を行っていた以降一貫してモノマニー学説に反対していた，Esquirol 学派の重鎮 Falret JP が Esquirol の死後程ない1854年にはモノマニーの実在を否定する批判を出した[21]。時代は症候群記述の段階から疾病単位構成期へと病因論，疾患単位，体系的学説の時代へと移行しつつあった[3]。1838年には前述したようにフランス精神衛生法が制定され，1843年には医学心理学雑誌が Baillarger らによって創刊され，1852年3月には Ferrus が初代会長となり，医学心理学会が設立された。この設立間もない学会例会においてモノマニー学説への厳しい批判が起こった（1854年5月の例会：Ann Méd-Psych. 12：99-118, 1854）。

こうして精神医学は精神衛生法による病院精神医学の臨床的場を確保し，専門学会

とその機関誌をもつに至った。さらには学会内では科学的論争をするまでになった。フランスにおけるモノマニー学説，ドイツのHeinroth（1818），英国のPrichard（1835）らにみられるような精神機能の知情意の分類に基礎を置く「過度の生理学的支配」（Farlet），[21]つまり哲学的心理学から脱却し，19世紀中葉以降のBaillargerらによる幻覚の研究などにみられる精神病理学，さらにはBayleの進行麻痺の研究（1822）にみられるような脳病理学は急速に進展しつつあり，精神医学からは揺籃期の不確かな足どりは姿を消して，素人を寄せつけない専門性の高みへと離陸した。狂気はもはや素人や陪審員，法律家が診断可能なものというそれまでながらく存在してきた見解はこうしてその主流からはずれていった。司法精神医学を通しての精神医学の独立，専門性の獲得，一般的，専門的認知という，「精神医学のアイデンティ」確立の面での，モノマニー学説の果たしてきたいわば「政治的」使命も終焉したというべきであろう。

⦿補足──筆者の近代精神医学史研究の二大テーゼ**「司法精神医学史を欠いた精神医学史は一面的でしかない」「近代精神医学の誕生は国家医学（＝社会医学）的観点から研究する必要があり，近代精神医学は臨床精神医学，公衆衛生学的精神医学，法医学的精神医学の三大構成要素から成るのを特徴とするもので，近代精神医学史は国家医学的観点，社会精神医学史的観点から研究することが重要である」**という，従来あまり主張され，強調されることのなかった筆者独自と思われる精神医学史研究の観点に達したのは，以上述べてきた背景があってである。最近はこのテーゼを我が国においても実証しようとし，片山國嘉の国家医学論，日本犯罪学会百年史などの研究において明治初期における「法医学的精神医学」「国家医学的精神医学パラダイム」の歴史的実在を資料的に裏付ける努力をしてきた。

18世紀後半にはSt. Anne学派の隆盛，Morel（1857, 1860）やMagnanら（1895）の「変質学説」の影響力の増大，器質論の隆盛にとって代わられるかのようにまず，Pinelの「心理的療法」が衰退した。既に詳述したように，Pinelの「心理的療法」の基礎的原理が彼のいわば「精神病（マニー）心因論」に立脚するものであったことからくるこれは必然的変動であった。「遺伝」「脳病」「治癒不能」が一組，三位一体となった古典的生物学的精神医学，濃厚にイデオロギー的色彩をもった「科学的」精神医学が誕生し，このあと強力に支配し続けることとなった。Pinelらの時代は確実に幕を閉じた。「保護院」の役割と機能も精神医学のこの新しいパラダイム転換において変化せざるをえなかった。Esquirol, Georget, Marcらのモノマニー学説もこの変質学説の洗礼を受けつつ，神経症・人格障害と妄想病への二極に分解されていった。[43]特にEsquirolの知性モノマニーはKraepelinのパラノイア概念に大きな影響を与えている。[45]モノマニーの用語は1880年頃にはほとんど使用されなくなった。なおasile, aliéniste[45]という用語も20世紀中頃には精神病院hôpital psychatrique，精神科医psychiatreへと代わった。なおStrasbourgの法医学教授をつとめたFodéré François Emmanuel（1764-1835）は『法医学・公衆衛生学概論』（1798）」などの著作があり当時の司法

精神医学に少なからぬ影響を与えている。[31,91]

◉ **補足**——その後筆者はFodéréの代表的2著書を入手した。一つは『デリール論』(Traité du Délire t. I, II, 1817)で, 他の一つ前述した『法医学概論』(Traité de médicine légale et d'hygène publique（以上表紙タイトル, 扉タイトルには以下が付加；ou de police de santé, adapté aux codes de l'empire français, et aux connaissances actuelles. 2e édit, Tome I-VI, De Mame, Paris, 1813)は正確には『(フランス法と現在知に適用した), 法医学と公衆衛生学（ないし衛生行政)』であり, 法医学と公衆衛生学, つまりは国家医学なり, 社会医学的教科書である。この点も含め本書掲載の後続論文で言及する。

おわりに——Pinelの神話化と脱神話化：「Pinel学」[49] 構築とその意義 [22, 23, 33, 50, 51, 54, 68, 69, 71, 93, 95-101]

　Pinelの精神病者の鎖からの解放を「神話」と断罪したM. Foucault[22,23]のPinel批判以降, 特にPinelの再評価, 歴史的事実の解明的研究が脚光を浴びた様相を呈している。まさにアジョグラフィー（聖徒伝）のヴェールは剥がされたのである。彼の偶像破壊者たちが次々に出現し, その破壊は徹底し, 世界的規模で進行し, 精神医学の彼の業績だけでなく, 病理学の分野における彼のオリジナリティにまで現在及んでいる[80]。一方Pinelの神話化の象徴的できごとは次のようなことにも現れている。すなわち有名なCh. MüllerのEsquirolを伴ったPinelのBicêtreでの「鎖からの解放」の情景を描いた絵（1849年。医学アカデミーの新築された会議場の壁を飾った）は両者の出会いの時期からして歴史的事実ではないものを既に描いている（Esquirolは前述したように1799年パリに上京)。有名なFleury Tony Robertのla Salpêtrièreでの鎖からの解放の絵（1878年)にしても, 歴史的事実や情景ではなく, 全くのアレゴリー（寓意）であることが判明している（なおこの絵は背景の人物, 木立ちなどが異なった二枚の絵が存在していることを筆者は指摘した。Imbert[50]とGuillain[32]らに引用されているこの絵も異なっている)。患者の鎖からの解放の日時にしても, 1792年説はPinel生存中, すなわち1818年のEsquirolの医科学事典の論文[15]でこの記述がなされた。さらにPinel死亡前と後にEsquirolのこの記載を踏襲したと思われる息子Scipionの医学アカデミーでの二回の講演(1823, 1836年)がこれを決定づけ, 前述したSemelaigneのPinel伝記[89,90]などがこの誤解の一役を担ってきたといわれている[93,96]。前世紀中葉の愛国心の高揚した歴史的, 時代的背景のもと, 終生師への尊敬の年を失わなかったEsquirolと息子のScipion PinelのPinel「讃歌」が厳しい歴史的吟味にかけられるのは当然の成り行きであろう。事実Pinelの功績と言われていることに対する批判はRitti A[87]やLaehr H[59]など幾人かの手で前世紀末よりなされてきたことでもあった。しかし, その批判と再吟味が現在のような激しく, 徹底してなされたことはFoucaultの著作出現が大きな契機になったことはいうまでもない。

　ところで,「鎖からの解放」は第2版(1809年)のPinel自身の記述からは1798年5[75]

月23日であるとされている。この点を筆者が入手した限りの資料で検討を試みた。詳しくは他[49]に述べているのでここでは繰り返さないが，ごく簡単に触れてみたい。Weiner D[99,100]が1978年6月にパリの国立文書館（Archives nationales）で重要な文書を発見した。それはPussinの報告書であった。革命歴6年雪月1日（1797年12月21日）にBicêtreのPussinからla SalpêtrièreのPinelへ宛てられた，Pinelの八項目に及ぶ質問（入院の実態，治療法等に関するもの）に対するPussin自身の実践と経験による回答である。これによるとPinelの人道的処遇や心理的治療の実践はPinel着任以前からBicêtreにおいてPussin自身が無理解な職員を教育しながら，実践してきた治療原則であること，また狂暴な患者を除いた精神病者の鎖をジャケットに代えたのは，「革命歴5年牧月」（1797年5月20日から6月18日）であることをPussinは明言している。したがって人道的処遇や鎖からの解放，心理的治療の実践の功績はPinelではなく，Pussinに帰せられるべきものであることをWeinerは主張した。一方Pinelは彼の精神病論の増補改訂版ともいうべき第2版[76]（1809年）の記載でも革命歴6年牧月4日（1798年5月23日）にPussinの手でなされたことがPinel自身の口から明言されている。しかしここで問題なのは日時であり，これはPinelの誤解によるものであることを筆者[49]はいくつかの根拠を挙げて推論し，次のような暫定的結論を下した。鎖の原則的廃止はBicêtreにおいて1797年5月23日にPussinの手で実施され，Pinelがこれを支持し，3年後にla Salpêtrièreにおいて，「原則的な」鎖の廃止がPinelの直接的監督と指導の下に実施された。一方Pussin署名の別の公文書から1794年の冬，つまりPinel在職当時のBicêtreにおいて鎖からの解放が一部の患者に対して試験的に実施されていたことが明白になっている。大革命の混乱期に精神医療の改革，人道的処遇，治療に邁進した彼等二人の精神的結合を，現在のように，無理に（と思える）分離し，両者の功績を比較することなど，彼等二人は予想だにしなかったことであろう。Pinel自身は彼の著書の随所で見られるように，あらゆる機会にPussinの功績を高く評価し，十分な感謝を表明しているのである。Pinelの理解と援助，指導がなければ，Pussinがその志をどれ程実現できたであろうか。Pussin単独の業績と断定するのもまた間違っている。また後世なされてきたようにPinelのみが賞賛されることも，Pinelの本意ではないと考えたい。結局Bicêtreとla Salpêtrièreの改革はPinelとPussin両名のいわば「P＆Pコンビ」の合作，共同事業とみなすべきものであろう，と筆者は考える。つまりPinelの「心理的療法」の原理は元患者で当時の監護人Pussinと医師Pinelとの合作であったということは近代精神医療の成立を考える点で，きわめて象徴的な意義がある，筆者は考えている。

　なおPinelが著書などでも挙げており[75,76]，Semelaigne[89,90]も指摘しているように，精神病者の人道的処遇，精神医療の改革と近代化はPinel以前に，英国ではWillis, Haslam, Tuke, フローレンスのChiarugi, フランスでも前述したColombierらの先駆者がいた。精神病者の人道的処遇はPinelの専売特許ではなく，当時の西欧の先進的な共通認識，

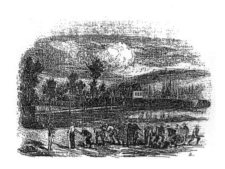

写真13 1840年代のSt. Anne農園で作業する患者たち（L'illustration▶39の挿絵より引用）

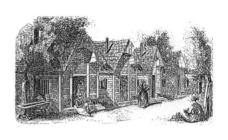

写真14 1840年代のla Salpêtrièreの興奮患者のための隔離病舎（L'illustration▶39の挿絵より引用）

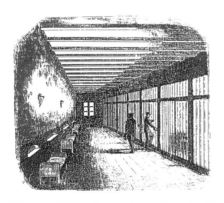

写真15 1840年代のBicêtreの保護房の様子（L'illustration▶39の挿絵より引用）

実践指針や目標であったと考えられる。また本書における改革の多くは，Pinel自身が述べているように，計画であり，原則であり，その全面的実施にはその後長い年月を要し，ようやく着手されたものが少なくない。例えば救済院付属の農地における作業療法についても，これが実施されたのはPinelの弟子，Ferrusの努力によってであり，それもPinelの死後，1833年になってからである。すなわちこの農園こそが現在のパリ，St. Anne病院の前身である，St. Anne農園で，Bicêtreの付属農地であった（写真13～15）しかしこれもPinelの理想とは程遠く，回復者の治療目的ではなく，病院管理委員会の利益確保，収穫物増産のために，長時間の厳しい労働にも黙々と従事する患者ばかり集められていたことが，当時の新聞でも指摘されている。▶38,39 またパリの救済院内部の貧弱で，不潔な実態が，Pinelの死後の外国からの視察団の報告で暴露されてもいる。公立保護院の設立も財政上の問題もあり，1838～1852年までのあいだにわずか3施設しか新設されなかった。▶31 Pinelらの理想や計画の実現は遅々として進まなかったと見なすべきである。

　FoucaultのPinel批判は，しかし，このような処遇の人道化，近代化を超えた（あるいはこの科学的精神に導かれた人道的処遇の欺瞞的構造に対する批判という），精

神医療の本質的問題に関わる問題を含んでいる．今まで述べてきたような歴史的事実の確定によって答えられるべきものではない．「狂気」が精神医学によって把握され，「精神疾患」となる過程において，自由と強制隔離，理性と非理性の対立項を通して現れる，精神科医と精神医療および国家機構による狂人の排除と抑圧的役割が，Pinelという最初の精神科医の事跡を通して，焦点をあてられているものと筆者は考える．現代フランス精神医学の碩学，故Ey H[19]が主張するように「自由性の病理学」（pathologie de la liberté）として精神医学があるとすれば，Foucaultの「Pinel神話」という近代精神医学のいわば「原罪」，これが必然的に抱える問題に対する批判は，近代市民社会の枠内における精神医学と医療についての根本的基盤と原理に対する本質的な問題となる．これはまた「自由」という近代市民社会の成立原理に関する精神医学の関わり方の問題でもある．

　精神障害者の治療と処遇の「医学化」，狂気の「科学医学的言説の誕生」という現代にまで続く，多分に問題をはらんだ過程，つまりは近代精神医学と医療がPinelとともに始まり，「病院精神医学」として継承され，同時にこれが「自由性の病理学」として近代国家の法制度と密接にかかわり合う歴史的必然性がEsquirolやGeorgetらによって露呈されるという近代精神医学の原型が源流たる彼らに集約されている限りにおいて，Pinelとその後継者たちの研究は精神医学の本質を問う問題に解答を与える重要な研究手段となるはずである．筆者[49]が提唱した「Pinel学」（Science on Pinel, Science sur Pinel）とはこのような問題意識の下に構想されたものである．したがってPinelの批判（＝再評価）をめぐる昨今の動きも，歴史的事実の確定作業のみに矮小化されてはなるまい．とはいえ個々の歴史的事実が誤謬に満ちたものであってはこの学問（「Pinel学」）の基盤が危ういものとなることは免れない．

　日本におけるPinelの研究も諸外国に遅れて，ようやく端緒についたばかりである．1997年秋の「日本精神医学史学会」の発足と宣言がその端緒となり，学会機関誌の創刊がこの基盤となりうることを期待している[68]．そこでのシンポジウムの副題「精神医学はなぜ生まれたのか」[52]という問いは過去と現在そして未来にかかわる精神医学の根源的な問いなのである[20]．

謝辞

　文献の一部について京都大学人文科学研究所富永茂樹助教授，東京医科歯科大学難治疾患研究所石井利文医学博士より提供して頂いた．また，東京医科歯科大学大学中田修名誉教授より文献についてご教示頂いた．感謝申し上げたい．

注記

1) 既に筆者が幾度か紹介したように[43,45-50]，この原著初版本においては出版年度が革命歴IX年（1800年9月22日－1801年9月21日）と記されていた．このため出版年を1800年とする少数派（筆者が気づいたのではLaehr[59]とDesruellsら[13]）と，1801年とする多数派（同様にSemelaigne[89,90],

Zilboog▶103，Leibbrand ら▶61，Ackerknecht▶1）がおり，わが国でも後者の説に立つ引用が多い（例えば濱中▶34, 35，大橋▶71，藤井ら▶75）。しかし筆者がこの著書の翻訳のため入手したスイス Slatkine 社のこの著書の復刻版（1980）の編者 Azouvi F はこれを1800年10月と明言しているのが眼に留まった（この根拠は示されていない）。1987年に筆者が渡仏し，パリで Postel 博士と懇談したおり，この点を問いただしたが，博士にも不明であった。その翌年 Postel 博士が発表した論文▶82が筆者のもとに送られてきた。そこではこの問題が正面から論じられ，出版年度は1800年であることが確定したと明言されていた。その根拠は1800年12月に出された図書雑誌 Bibliothèque Française に精神科医 Jouard J がこの著書の書評を載せており，このことから1800年は間違いなく，しかも11月上旬頃と推定している。

なお Pinel のこの著書は総て書き下ろしではなく，その主要部分を構成する第1章「周期性もしくは間歇性マニー」，第2章「精神病者の心理的療法」，そして第4章「精神病の明確な種類区分」はそれぞれ，1797，1798，1799年に発表された既発表論文がほとんど改変されずにそのまま再録されている▶79。なおこの原著は英国において1806年に Davis D によって翻訳されている▶55。

2）なお「救済院」（hospice）が「収容院」（hôpital）に一般には転化していったが，Pinel 当時は Bicêtre などの大収容院は彼の著書▶75においても「救済院」の名称が採用され18世紀後半には双方の名称が併用されていたと思われる。

3）「しばしば言われているのとは逆に，18世紀における精神病者の入院には厳重な歯止めが掛けられていた。精神病患者に対する両親なり近隣者からの請願書が出される。訴人と患者が判事に召喚される。調査が開始される。二人の医師による署名入りの診断書が提出されねばならない。パリ検事長が報告を受け，独自の調査を開始する。この結果を受けて，収容院事務局が入院を決定する。精神病者はまた勅命封印状や現在の緊急入院とまったく同じ手続きによって入院させられることもあった」▶32。Postel ら▶83も Quétel を引用しながら封印状の家族の患者への乱用防止機能を強調している。

Sériux ら▶92は旧体制下の精神病者処遇制度と「1838年の法律」による制度とを比較している。これによると旧体制下の18世紀におけるフランスの精神病者入院制度は次のように分類される。

1) 特別な請求に基づく入院手続き

これは次のような経過を踏む。a. 入院を望む両親の理由ある請求（1838年の法律では片親の署名でよいが，この当時は両親の署名が必要であった。親が死亡している場合には親族全員の署名が必要であった。さらにその土地の有力者，声望家の副署が必要とされていた。また司祭による証明書が添えられこともあり，18世紀後半には精神障害を証明する医師の診断書が散見されるようになった）。b. 行政当局によるこの請求に述べられている事実の確認。c. 警察なり知事の刑事代官による大臣宛の報告。d. 王が署名し，大臣が副署した封印令状。

（Sériux ら▶92もここで絶対権力の象徴とみなされがちな封印状は親族などによる恣意的入院の乱用に対する歯止め（une garantie）効果があったことを主張している。大臣の段階で請求はしばしば却下されていたと，事実と資料を挙げて Sériux らは例証している）

2) 公権力の発動による強制入院

これは王権による命令（勅命封印状）と司法権による命令とがあった。

4）これらの部屋は1階とはいえ，地上より低く，家具は小さなベッドのみで，それだけでも部屋は一杯であり，日当たりと換気は扉の食事差し入れ用の小窓を介してのみなされ，狭さに身を縮め，湿気と寒気で十分な睡眠もとれない有り様であった。殆ど慢性的に部屋が足りず，この小部屋に二人も詰め込まれていた。暖房はなく，Bicêtre の記録では凍死する患者は少なくなかった。ベッドもなく，ほとんど交換もされない不潔なライ麦の藁が床に敷かれ，古い毛布とシーツが与えられてはいたが，これさえもない部屋もあった。興奮患者は太いロープで繋がれ，四肢は鉄鎖に繋がれ，首にさえ巻かれていた。看護人には監獄を出た者さえ当てられていた。患者は好奇心に駆られてくる一般見学者の見せ物にさらされ，からかいの対象とされていた。穏和な患者は大部屋に入れられ，入院費用の支払い能力のある精神病者は優遇され，一人用ベッドがあてがわれた。保護房の小部屋の患者よりも厚遇され，暖房付きで，昼間は中庭の散歩も許されていた。入院時には制服が支給され，地区には被服工房も設けられていたが，多くは他の収容者の古着があてがわれた。

第8章 近代精神医学の黎明:臨床および病院精神医学と司法精神医学の誕生　97

　　食事は一定の時間に一日三回院内総合厨房で作られものが出された。午後には監督主任
（gouverneur）が職員をともなって巡回した。なお拘束ジャケットは1790年にBicêtreの絨毯職人
Guilleretが考案していたが、当時は鉄鎖の廃止には至らず、ロープの代用となったにすぎなかった[5]。
　　なおPinel以前に、Necker（1781）, Colombierら（狂人用保護院について患者を監督し、治療
する方法の指針（Instructions）sur la manière de gouverner les insensés de travailler à leur guérison
dans les asyles qui leur sont destinés, 1785）, Bailly（1787）, Tenon（Mémoire sur les hôpitaux de
Paris, 1788）などを長とする委員会が組織され、当時の収容院における調査に基づき、患者の惨
状と施設の貧弱さを指摘し、その改革のための提案を含んだ報告書が当時の科学アカデミーや政
府に提出されていたが、その多くは実行には移されなかった。Colombierらの報告書はPinelや
Esquirolらに影響を与えた[83,89]。この報告書では古い痴呆でさえ治癒可能であるという信念に基
づき、「虐待と偏見から守り、……隔離するだけでなく、総ての狂人をわけへだてなく治療するた
めの数多くの区画からなる保護院（asile, asyle）」の構想を提案していた。しかしこの構想は結局
は後述するEsquirolらの時代とその改革によって初めて制度的に実現された。革命のために計画
に終わったこの人道的治療方針は16世紀に起源を持つLuis Vivés, Pierre Pigray（1609）, André
Dualaurensら博愛的医学を先駆とする「心理的治療」の母胎となった[83]。ちなみにPinelはその
著書[75]5章20節において、公立の特別な「保護院」の開設の必要性を訴えている。彼らの理想
とする治療、「心理的治療」は保護院と一体となったものであることがわかる。なおTenonの報
告書により当時患者が慢性的過飽和状態にあったHôtel-Dieuの惨状を改革するために、治癒不
能と見なされた精神病患者の総合収容院への転院が提案されている[83]。
5）Pussin（Jean-Baptiste）, Pinelと同年1745年生まれで、Jura県出身、樽職人の息子で、皮職人見習
いをしていたが、気鬱の病で1771年にBicêtreへ入院し、1780年にはBicêtreへ入院していた子供
の養育係りとなり、1784年頃には精神病者監護人に任命されていた。Pinelのよき協力者となっ
た。後年にはPinelの勧めでブリュッセル大学より医師の資格を得、1811年に65歳で死去した[5]。
6）現在Toulouseには彼の栄誉を称え、彼の名前を冠した広場や、医学部や精神病院には彼の胸像が
安置され、建物にはレリーフが刻まれている。
7）Ey[18]では1796年にパリ上京とあるが、Semelaigne[91]やSwain[96]では革命歴VII年（1798年9月よ
り翌年9月まで）、Postelら[83]、Pouget[84]など最近の論述では1799年となっており、後者の説を
ここでは採用した。
8）本文で触れたように、Pussinはこの年に亡くなっている[5]。
9）拙論など[43,45-50]でも詳述したように、Esquirolの学説は基本的には恩師Pinelに依拠しながら、た
んなる祖述者ではなく、これを継承発展させ、Pinelでは曖昧で不分明であった事象、概念を明
確化し、症候論、疾病分類上あった恩師の混乱を除去していると考えられる。特に痴呆と白痴を
区別、幻覚と錯覚とを明確にし、現代にも通じる概念規定を行っている。痴呆は後天性、白痴は
先天性であることを次のような言葉で明確にしている。「痴呆状態にある者は、昔もっていた
財産を失った者。つまりは貧乏になった金持ちであるが、白痴は常に昔から不幸で悲惨な状態に
あった者である」[17]。一方幻覚は「感覚を刺激するような外界のいかなる対象もその感覚器官
に達していないのに、現実に認知されているという感覚の強い確信を抱いている者は幻覚状態に
ある」[17]と定義されている。Esquirolのこの幻覚の定義は拙論[53]において詳述しているように、
現代においても活き続け、特にEyの幻覚論に強い影響を及ぼしている。特に強い確信というデ
リール（妄狂）の存在こそが精神病性幻覚出現の基盤、原発性障害であるというEyの基本的発
想の源泉の一つとなっているのがEsquirolのこの幻覚の定義、幻覚論である。
　　なお鈴木[95]が指摘しているように、理性を重視したDecartes R（1596-1650）はその著「光
学」（1637）の中での彼の狂気として挙げているもの3様態（他は「目から火花が出る現象」
「夢」）の一つに、「現実には存在しないものを知覚したと思い込む妄想」がある。鈴木はDecartes
の狂気観を「精神の座や神経に何らかの刺激が加わることにより、外界の事物に対応しない観念
を心がもつこと」と要約している。そしてこのDecartesの狂気観は17世紀後半から18世紀前半
の欧州の医学書を席巻したという。EsquirolはDecartesのように、感覚器官と精神の座に介在す
る動物精気という考えはないが、彼の幻覚の定義、知覚の精神病的構造の基本はDecartesのもの
と同一といってよいことは注目すべきであると筆者は考える。
10）Pouget[84]ら従来の多数説に拠ったが、Postelら[83]のように1819年とする者もいるが、彼の主著[17]

11) 同年の1818年にEsquirolは「医科学事典」に「精神病者の施設」（Maison d'aliénés）[14]を著し，この改訂増補論文が彼の1838年の主著[17]に収められている。

12) Semelaigne[91], Ey[18]らでは1830年説だが，ここではPostelら[83]の1826年説を採用した。

13) Danner[12]は1858年の学位論文で次のような指摘をしている。「確かに保護院の創設はあらゆる批判をも超越した人道的手段であった。しかしこの制度が人道的な点において優れているからといって，そこから科学的な点においても優れているという結論を下すことには慎重さが必要である。この観点からしてEsquirolは保護院の恩恵をいささか誇張しすぎているきらいがあると思う。保護院とはなによりも隔離収容（réclusion）の手段となっていることを認めないわけにはいかない。これは社会に対して精神病者が害をなすのを阻止するための不可欠な方策であることは間違いない。しかしこの社会的観点からして精神病院が有効であり，不可欠であるとしても，治療的観点からして社会が認めているほどの重要性を精神病院はそれほどもたなかったのではなかろうか？

14) 以下紹介するEsquirolやMarc, Georgetらの著作にはPsychiatrie légaleという用語が使用された形跡はないように思われる。彼らはmédecine légale, Examen médico-légal, considérarions médico-légales, quetions médico-judiciairesなどの用語を頻用している。ちなみにPsychiat<e>rieはドイツのReil Johann Christian（1759-1813）が1808年に造語している[42,96]。フランスにおける使用はFalretの論文[20]（1847）が比較的早く，ドイツ精神医学の紹介において，une clinique psychiatrique（p.246），une chaire de psychiatrie（p.247-248）の用語を用いていることを筆者は見つけ出している。一方Bloch,von WartburgらのDictionnaire étimologique de la langue françaiseによればpsychiatreは1802年に，psychiatrieは1846年にフランス語に登場している[96]。

15) 施行は，1808年の旧刑訴法と同時で1811年1月1日。現行刑訴法（Le Code de procédure pénale）は1957年に公布され，1959年3月2日に施行された。拙論[51]で詳述したようにフランスはごく最近（1994年3月1日）に新刑法典が施行された。新刑法典ではドイツとは異なり本格的な治療処分は結局導入されなかった。新刑法典では「刑事責任能力」の用語が採用され，旧刑法典には規定されていなかった限定責任能力も明確に規定された。また旧刑法典の責任能力の「生物学的規定」から弁別能力，統御能力も考慮する「混合法的規定」へと変わり，次のようにドイツ刑法の規定条項と類似したものに変化している[51]。

「その行為の是非弁別能力もしくは統御能力を消失させる精神障害もしくは精神・神経障害に，本件犯行時に罹患していた者は処罰されない」（122.1条1項）

「その行為の是非の弁別能力を変化させるか，あるいは制御能力を制限するような精神障害もしくは精神・神経障害に，本件犯行時に罹患していた者は処罰可能である。しかし裁判所はその刑を定め，その罰を加えるにあたっては，この事情を考慮することとする」（同条2項）

なお1791年の刑法では罪刑法定主義が極端に押し進められ，固定刑制度が採用されたが，1810年の刑法典では刑の上限と下限を規定した相対的法定刑の制度が採用された。

また1810年の刑法典には限定責任能力が規定されず，「軽減事情」（circonstance atténuante）の規定が最近の刑法改正まで代用されてきた。初期には微罪にしか適用されなかったが，1832年の法改正によって，軽減事情の適用をより一般的なものとし，陪審員は重罪事件においてもこれを認める権限を与えられ，これ以降広範に軽減事情が適用されるようになった[4,51]。

16) Rylander[88]によれば，英国では16世紀にローマ法，キャノン法の影響を受けて,Bractonがmens rea（悪意）を法体系の中に導入し，悪意が犯罪（felony）の構成要件の一つとなった。この伝統を受け継ぐ有名なマクノートン法典が確定したのは1843年である。近代においてBeccaria, Rousseau, Montesquieu, Bentham, Feuerbachなどの法理論の影響を受けて，いわゆる道義的責任論を基盤とする古典学派の主張，つまりは「責任なければ刑罰なし」（keine Strafe ohne Schuld）という意味での責任主義（Schuldprinzip）を基盤とする責任刑法（Schuldstrafrecht）が欧州大陸の各国において19世紀初頭以降生まれた。この中でも18世紀後半と比較的古い刑法は「帰責（責任）主義」（Imoutationsprinzipien）に基づいて次のように規定している1768年のConstitutio Criminalis Theresianaである（同法3条5項）。「犯罪においてその理性と自由意思とを行使している者は身分や性別にかかわらず，すべからく有責とせざるべからず。これに対しそのいずれか一方が欠如している者の行為は犯罪とはなりえぬ」。

古典学派の刑法理論を基盤とした近代刑法の編纂，改正をめぐる各国の事情は次のようである▶88。France（1791, 1810），Austria（1803, 1852），Spain（1845, 1870），Bavaria（1813），Prussia（1851），Germany（1871）など。

17) Etienne-Jean Georget（1795-1828）▶91

　　Indre-et-Loire県Tours近郊のVouvray郡Vernou-sur Brenneにおいて貧農の息子として生まれ，苦学のうちにパリ大学で医学を修め，SalpêtrièreでEsquirolに指示し，彼の愛弟子となった。

18) Charles-Chrétien-Henry Marc（1771-1840）▶91

　　ドイツ人との父，オランダ人の母を両親としてオランダのアムステルダムに生まれた。Esquirolより1年早く生まれ，彼と同年に死去している。彼の主著De la folie（1840）の序文を書き終えた二日後の1月12日であった。その著書でかれは窃盗狂Kleptomanieの造語を行っている。MarcはドイツのIena, Erlangen大学で医学を修め，ウィーンで1年半修行を積み，1789年にパリに移り，PinelやCabanisらと一緒に主に法医学当時猛威をふるった伝染病の予防や鎮圧，公衆衛生の面でも敏腕を示し，1833年には医学アカデミーの会長となり，王族の治療を成功に導き，信頼を得て，ルイ・フィリップの侍医も勤めた。

19) 1905年12月12日の法律▶47, 51

　　鑑定事項は次のような形式でなされるよう求めた。
　　1) 被告人は刑法64条の意味で犯行時に痴呆状態にあったかどうか。
　　2) 被告人において，精神医学的そして生物学的診察によって，責任能力を相当程度免除あるいは軽減させるような精神的もしくは身体的異常が明白にされることは決してないのかどうか。

　　なお最近のフランスの精神鑑定事項には拙著▶47などで詳述したように，将来の再犯の危険性などの事項があり，犯罪学的鑑定により接近している。

20) 本論に関係したPinel, Esquirol時代と重なる精神医学の黎明期に焦点をあてたものとして，ドイツ精神医学については原田▶33が，英国精神医学については鈴木▶95が，フランス精神医学については富永▶98が述べている。

文献

1) Ackerknecht, E.H. : Kurze Geschichte der Psychiatrie（Zweite, verbesserte Auflage）．Enke, Stuttgart, 1967（石川　清，宇野昌人訳：精神医学小史．医学書院，東京，1976）．
2) Ackerknecht, E.H. : Medicine at the Paris Hospital. 1794-1848（舘野之男訳：パリ病院1794-1848．思索社，東京，1978）．
3) Baruk, H. : La psychiatrie française de Pinel à nos jours. P.U.F, 1967（中田修監修，影山任佐訳：フランス精神医学の流れ．東京大学出版会，東京，1982）．
4) Bouzat, P., Pinatel, J. : Traité de droit pénal et de criminologie. Dalloz, Paris, 1970.
5) Bru, P. : Histoire de Bicêtre（hospice-prison-asile）. Lecrosnier et Babe, Paris, 1890.
6) Chabbert, P. : À propos de la maison natale de Philippe Pinel. Revue de Tarn 4 : 354-356, 1956.
7) Chabbert, P. : Les année d'études de Philippe Pinel : Lavaur, Toulouse, Montpellier. Monspeliensis Hippocrates 7 : 15-22, 1960.
8) Chabbert, P. : Philippe Pinel à Paris. C.R. XIX Congr. In Histoire de la Médecine. pp.589-595, Karger, Basel, 1966.
9) Chabbert, P. : L'oeuvre médicale de Philippe Pinel. Comptes rendus du quatre-vingt-seizième congrès national des sociétés savantes, Toulouse, 1971. pp.153-161, Bibliothèque Nationale, Paris, 1974.
10) Chabbert, P., Mangin, P. : Les premieres publications de Philippe Pinel consacrées à la médecine mentale. C. R. XXVII Congr. In Histoire de la médecine. pp.42-47, 1980.
11) Curran, W.J. : Ethical Perspectives : Formal Codes and Standards. In Curren, W.J., McGarry, A.L., Shah, S.A.（eds.）: Forensic Psychiatry and Psychology. pp.43-60, Davis Company, Philadelphia, 1986.
12) Danner, L. : Étude sur Esquirol, son influence sur marche de la pathologie mentale. Thèse, Paris, 1858. （Swain▶96より引用）

13) Desruelles, M., Léculier, M.P., Gardien, M.P. : Contribution à l'histoire des classifications psychiques. Ann Méd-Psych 14 série, T.I : 635-675, 1934.
14) Dubuisson, P. : De l'évolution des opinions en matière de responsabilité. Arch Antholopol. Crim. 2 : 101-134, 1887.
15) Esquirol, E. : Maison d'aliénés. Dictionnaire des Science Médicales 30 : 47-95, 1818.
16) Esquirol, E. : Note sur la monomanie-homicide. In Hoffbauer, J.C. (éd.) : Médecine légale. pp.309-359, Baillère, Paris, 1927.
17) Esquirol, E. : Des maladies mentales considérées sous les rapports médical, hygiénique, médico-légal (T. I, II). Baillère, Paris, 1838.
18) Ey, H. : J.E.D.Esquirol (1772-1840). In Kolle, K. : Grosse Nervenärzte. Band2. pp.87-97, Thieme, Stuttgart, 1959.
19) Ey, H., Bernard, P., Brisset, H. : Manuel de psychiatrie. Masson, Paris, 1978.
20) Falret, J.P. : De l'enseignement clinique des maladie mentales. Ann Méd-Psych. 10 : 232-579, 1847.
21) Falret, J.P. : De la non-existence de la monomanie. Extrait des Archives générales de Médecine, numéro d'août. pp.3-23, Rignoux, Paris, 1854.
22) Foucault, M. : Maladies mentales et psychologie. P.U.F., Paris, 1954（神谷美恵子訳：精神疾患と心理学．みすず書房，東京，1970）．
23) Foucault, M. : Histoire de la folie à l'âge classique. Plon, Paris, 1961（田村叔訳：狂気の歴史．新潮社，東京，1972）．
24) Foucault, M. (éd.) : Moi, Pierre Rivière, ayant égorgé ma mère, ma soeur et mon frère... Un cas de parricide au XIXe siécle. Gallimard, Paris, 1973（岸田秀，久米博訳：ピエール・リヴィエールの犯罪——狂気と理性——．河出書房新社，東京，1975）．
25) Garrabe, J. : Pinel et L'assistance aux malades mentaux. In Philippe Pinel : Les journées de Castres septembre 1988. pp.125-140, Éditions Médicales Pierre Fabre, 1989.
26) Gayral, L.F. : Vie de Philippe Pinel, savant et médecin aliéniste. In Philippe Pinel : Les journées de Castres septembre 1988. pp.21-30, Éditions Médicales Pierre Fabre, 1989.
27) Georget, E. : De la folie. Crevot, Paris, 1820.
28) Georget, E. : Examen médical des procès criminels des nommés Léger, Feldtmann, Lecouffe, Jean-Pierre et Papavoine, dans lesquels l'aliénation mentale été alléguée comme moyen de défense : suivie de quelques considérations médico-légales sur liberté morale. Mignert, Paris, 1825 (übersetzt von F Amelung : Ärztliche Untersuchung der Criminalprocesse von Léger, Feldtmann, Lecouffe, Jean-Pierre et Papavoine bei welchen eine Gestesserruettung als Vertheidigungsmittel vorgeshueztwurde : nebst Betrachtungen über die moralische Freiheit in gerichtlich-medizinischer Hinsicht. GW Leske, Darmstadt, 1827).
29) Georget, E. : Discussion médico-légale sur la folie ou aliénation mentale, suivie de l'examen du procès d'Henriette Cornier et de plusieurs autres procès dans lesquels cette maladie a été alléguée comme moyen de défense. Migneret, Paris, 1826.
30) Georget, E. : Discussion médico-légale sur la folie ou aliénation mentale (Monomanie-homicide). Archives générales de médecine 10 : 481-538, 1827.
31) Goldstein, J. : Console and Classify : The French Psychiatryic Profession in The Nineteenth Century. Cambridge University Press, Cambridge, 1982.
32) Guillain, G., Mathieu, P. : La Salpêtrière. Masson, Paris, 1925.
33) 原田憲一：ドイツ精神医学の誕生——19世紀プレクレペリンの100年——．精神医学史研究 1：36-53, 1998.
34) 濱中淑彦：Pinelの疾病学と老年期精神医学について．老年精神医学 1：577-588, 1984.
35) 濱中淑彦：古典紹介解説（Pinel）．精神医学 26：1005-1018, 1984.
36) 濱中淑彦：古典紹介解説（Esquirol）．精神医学 26：1341-1352, 1984.
37) Heuyer, G. : Les troubles mentaux : étude criminologique. P.U.F., Paris, 1968.
38) 星野常夫：フランス19世紀中葉の収容院——イリュストラシオン紙"L'Illustration"：1844年年の記事を通して——．言語と文化 2：131-149, 1989.

39) L'illustration : Des aliénés dans nos Hôpitaux. L'illustration, Journal, Universel. le 26, Oct., le 9 Nov., 1844.
40) Imbert, J. : Histoire des hôpitaux en France. Privat, Toulouse, 1982.
41) Jalenques, L., Coudert : Le traitement moral chez pinel : rupture et continuité. In Philippe Pinel : Les journées de Castres septembre 1988. pp.35-, Éditions Médicales Pierre Fabre, 1989.
42) Janzarik, W. : Themen und Tendenzen der deutschsprachigen Psychiatrie. Springer, Berlin, 1974（大橋正和訳：ドイツ精神医学史．創造出版，東京，1996）．
43) Kageyama, J. : Sur l'histoire de la monomanie. Évol. Psych. 49 : 155-162, 1984.
44) 影山任佐：フランス行刑学（Ⅰ，Ⅱ，Ⅲ）．犯罪誌 45：146-152, 196-202, 1979, 46：26-32, 1980.
45) 影山任佐：フランス司法精神医学の源流——モノマニー学説成立の文献学的考察——．犯罪誌 47：45-65, 1981.
46) 影山任佐：モノマニー学説とフランス慢性妄想病の誕生（Ⅰ，Ⅱ）．精神医学 23：316-330, 426-436, 1981.
47) 影山任佐：フランス慢性妄想病論の成立と展開．中央洋書出版部，東京，1987.
48) 影山任佐：フィリップ・ピネル——その故郷と生家——．精神医学 30：1163-1167, 1988.
49) 影山任佐：あとがきに代えて．ピネル，P［影山訳］：精神病に関する医学＝哲学論．中央洋書出版部，東京，1990.
50) 影山任佐：精神医学の創始者ピネル．こころの科学 46：10-19, 1992.
51) 影山任佐：フランス司法精神医学と新刑法典——フランスにおける精神鑑定の理論と実際——．精神医学 39：601-608, 1997.
52) 影山任佐：精神医学の黎明——精神医学はなぜ生まれたか——．精神医学史研究 1：21, 1998.
53) 影山任佐：器質力動論的幻覚論．臨床精神医学 27：777-784, 1998.
54) 神谷美恵子：「ピネル神話」に関する一資料．津田塾大紀要 5：125-150, 1973.（神谷美恵子著作集第8巻，みすず書房に再録）
55) Kavka, J. : Pinel's Conception of The Psychopathic State : An Historical Critique. Bulle. His. Med. 23 : 461-468, 1949.
56) Kessel, N. : Pinel et la psychiatrie anglaise. In Philippe Pinel : Les journées de Castres septembre 1988. pp.81-84, Éditions Médicales Pierre Fabre, 1989.
57) Kraepelin, E. : Hundert Jahre Psychiatrie, Ein Beitrag zur Geschichte der menschlichen Gesittung. Springer, Berlin, 1917（山鼻康弘，岡不二太郎訳：精神医学百年史．金剛出版，東京，1977）．
58) Krafft-Ebing, R. : Lehrbuch der gerichtlichen Psychopathologie. 3. Aufl. Enke, Stuttgart, 1892.
59) Laehr, H. : Zur Geschichte der Psychiatrie in der 2. Häfte des vorigen Jahrhunderts. Allgemeine Z. Psychiatrie und Nervenarzt 44 : 294-310, 1887.
60) Lechler, W.H. : Philippe Pinel. München, 1959.
61) Leibbrand, W., Wettley, A. : Der Wahnsinn. Alber, Freiburg, 1961.
62) Lenckner : Die Behandlung der Zurechnungsfähigkeit in der Geschichte. In von Goeppinger, H., Witter, H.（Herausgegeben）: Handbuch der forensischen Psychiatrie I. S78-90, Springer, Berlin, 1972.
63) Mangin-Lazarus, C., Féline, A. : Les Navettes d'un projet de Loi sur《les accusées en démence》: L'affaire Joseph Firmin dit Rétif（1794-1799）．Ann Méd-Psych 151 : 2-9, 216, 1993.
64) Marc, G. : matériaux pour l'histoire médico-légale de l'aLiénation mentale. Annales d'hygiène publique et de médecine légale 2 : 353-354, 1829.
65) Marc, C.C.H. : Sur la monomanie. Ann l'hygiène publique et medecine légale 10 : 357-474, 1833.
66) Marc, C.C.H. : De la folie（T. I, II）．Baillière, Paris, 1940.
67) Massé, G., Jacquart, A., Ciardi, M. : Histoire illustrée de la psychiatrie en 41 leçons et résumés. Dunod, Paris, 1987.
68) 松下正明：精神医学史研究のめざすところ．精神医学史研究 1：11-14, 1998.
69) Morel, P. : Le renfermement... réalité et mythologie. In Philippe Pinel : Les journées de Castres septembre 1988. pp.43-50, Éditions Médicales Pierre Fabre, 1989.
70) 中田修：司法精神医学の歴史．懸田克躬，武村信義，中田修編．現代精神医学大系第24巻 司法

精神医学．pp.5-10，中山書店，東京，1976．
71) 大橋博司：ピネルをめぐる「詩と真実」．精神医学 13：1038-1039，1971．
72) Parchappe du Vinay, J.B.：1862年Charenton病院正門前広場におけるEsquirol像の除幕式での挨拶．(3) からの引用）
73) Pelicier, Y. : Le traité de l'aliénation mentale et la philosophie pinellienne. In Philippe Pinel : Les journées de Castres septembre 1988. pp.63-72, Éditions Médicales Pierre Fabre, 1989.
74) Pinel, P. : Nosographie philosophique ou méthode de l'analyse appliquée à la médicine. Brosson, Paris, 1798（1re. éd.），1818（6é. éd.）．
75) Pinel, P. : Traité médico-philosophique sur l'aliénation mental ou la manie. Richard, Caille et Ravier, Paris, 1800（影山任佐訳：精神病に関する医学＝哲学論．中央洋書出版部，東京，1990）．（なお序文は神谷[54]によって，第3章は濱中[35]によって，第6章は藤井薫，長岡興樹（精神医学 16：95-107，1974）によって部分的邦訳がなされている）
76) Pinel, P. : Traité médico-philosophique sur l'aliénation mental (2. éd.). Brosson, Paris, 1809.
77) Platner, J.Z.（中田[70]からの引用）
78) Postel, J., Postel, M., Privat, P.H. : Les deux introductions au《Traité médico-philosophique》de P.Pinel. Ann. Méd-Psych. 129 : 15-48, 1971.
79) Postel, J. : Philippe Pinel à Bicêtre. Psychiatrie française 10 : 173-177, 1979.
80) Postel, J. : Un nouveau mensonge par omission de Philippe Pinel, découvert par Othmar Keel, lecteur indiscret et per spicace. L'information psychiatrique 57 : 617-621, 1981.
81) Postel, J. : Les premières expériences psychiatriques de Philippe Pinel à la maison de santé Belhomme. Revue can. de psychiatrie 28 : 571-576, 1983.
82) Postel, J. : La recension du Traité médico-philosophique sur l'aliénation mentale de Ph. Pinel, parue en décembre 1800. dans le "Bibliothèque Française", sous la plume de G. Jouard. Psychiatrie française 228 : 105-200, 1988.
83) Postel, J., Quétel, C.（éds.）: Nouvelle histoire de la psychiatrie. Privat, Toulouse, 1983.
84) Pouget, R. : Esquirol et la loi du 30 Juin 1838. In Philippe Pinel : Les journées de Castres septembre 1988. pp.141-148, Éditions Médicales Pierre Fabre, 1989.
85) Renaudin, L.F.E. : Administration des asiles d'aliénés. Ann. Méd-Psych. V : 74-89, 224-265, 381-419, VI : 243-282, 386-, 1845.
86) Riese, W. : Philippe Pinel（1745-1826）: His Views on Human Nature and Disease. His Medical Thought. J. Nerv. Ment. Dis. 114 : 313-323, 1951.
87) Ritti, A. : Éloge de Philippe Pinel. Ann Méd-Psych 7e série, t.II : 185-193, 1883.
88) Rylander, G. : Forensic Psychiatry in Relation to Legislation in different Countries. In von Gruhle, H.W., Jung, R., Mayer-Gross, W., Mueller, M.（hrsgs.）: Psychiatrie der Gegenwart. Bd. II. pp.397-451, Springer, Berlin, 1961.
89) Semelaigne, R. : Philippe Pinel et son oeuvre au point de vue de la médecine mentale. Impremeries Réunies, Paris, 1888（影山任佐訳：フィリップ・ピネルの生涯と思想．中央洋書出版部，東京，1988））．
90) Semelaigne, R. : Aliénistes et philanthropes : Les Pinel et les Tuke. Steinheil, Paris, 1912.
91) Semelaigne, R. : Les pionniers de la psychiatrie française avant et après Pinel. Baillère, Paris, 1930.
92) Sérieux, P., Libert, L. : Le régime des aliénés en France au XVIIIe siècle d'après des documents inédits. Ann Méd-Psych II : 43-75, 196-219, 311-323, 470-497, 598-627, 1914, I : 74-97, 1916-17.
93) 菅原道哉，池田商洋，奥平謙一，酒井正雄：ピネル神話の形成――2枚の絵をめぐって――．精神医学 27：473-478，1985．
94) 菅原道哉，飯塚博史，岩成秀夫：1838年法（フランス精神病者法）の成立過程．精神医学 28：1397-1403，1986．
95) 鈴木晃仁：イギリス精神医学の形成――患者・施設・大学医学の観点から――．精神医学史研究 1：46-53，1998．
96) Swain, G. : Le sujet de la folie, naissance de la psychiatrie. Privat, Toulouse, 1977.
97) Swain, G., Gauchet, M. : Dialogue avec l'insensé. Gallimard, Paris, 1994.
98) 富永茂樹：精神療法の考古学．精神医学史研究 1：22-28，1998．

99) Weiner, D.B. : The apprenticeship of Philippe Pinel : A new document. Clio Medica 13 : 125-133, 1978.
100) Weiner, D.B. : The apprenticeship of Philippe Pinel : A new document, "Observation of the Citizen pussin on the Insane". Amer. J. of Psychiatry 136 : 1128-1134, 1979.
101) Weiner, D.B. : Philippe Pinel's "Memoir on Madness" of December 11, 1794 : A fundamental text of modern psychiatry. Am J Psychiatry 149 : 725-732, 1992.
102) Willmans, K. : Über Morde im Prodromalstadium der Schizophrenie. Z. f. d. g. Neir. u. Psych. 170 : 583-662, 1940(影山任佐訳・解説:精神分裂病前駆期における殺人について. 精神医学 27:853-860, 971-979, 1985).
103) Zilboog, G. : History of Medical Psychology. Norton, New York, 1941(神谷美恵子訳:医学的心理学史. みすず書房, 東京, 1958).

第9章

フランス精神医学の歴史と現状
司法精神医学，精神医療制度の展開と現代的課題

I　はじめに——「司法精神医学」の概念と用語をめぐって

　本論では刑法や精神保健法など近年変革，改革が急速に進むフランスの司法精神医学およびこの歴史に関する拙論を土台に，その後入手したいくつかの古典的文献と最近のこの分野の論文を補充し，フランスにおける司法精神医学の歴史と現状について述べる。ただし，本論に入る前に，司法精神医学の定義，概念，用語について，とくにフランスに重点を置きながら，論述し，本論の対象について明確にしておく必要がある。

　拙論で詳述したように，「司法精神医学」（forensic psychiatry, legal psychiatry（英），forensische Psyichiatrie, gerichtliche Psyichiatrie（独），psyichiatrie légale, psyichiatrie médico-légale, psychiatrie médico-judiciaire（仏））は応用精神医学の一つで，社会精神医学の一分野である。司法精神医学には広狭両義がある，と筆者は考えている。まず狭義のそれだが，「司法」とは「国家が既定の法律を実際の事実に適用する行為。法に基づく民事・刑事上の裁判」（岩波国語辞典）であり，立法・行政と鼎立している政治の三権の一つである。Forensicの原義はラテン語のforum（法廷）に由来している。したがって「司法精神医学」とは文字通り解すれば「裁判」精神医学である。民事，刑事も含んだ裁判と関係した精神医学，その実体は民事，刑事事件の精神鑑定の理論と実践に関する学知ということになる。一方「広義の司法精神医学」はこの狭義の概念を含んだ，精神保健法，行政，社会福祉等に関係する法律をも含んだ，精神医学と法との重なる領域全体に関係するものである。「司法精神医学」は広義では裁判に限定されない「法精神医学」（legal psychiatry）と同意義でもある。一方拙論でも論じたように，次のような理由から，司法精神医学への関心は高まり，その社会的ニーズに応えるために，司法なり法精神医学の領域はさらに拡大し続けている。つまり，①社会・経済構造の変化（都市人口の増加と法的関係の多様化や法意識の変化，あるいは経済的豊かさを背景にした遺言能力，成年後見制度（禁治産）などの民事精神鑑定の

重要性の増大），②精神医学の細分化，専門分野の多様化（subspecialityの問題），③社会精神医学の興隆（精神科医の社会や法への関心の増大），④法律家からの精神医学や治療制度への関心の増大，⑤法律と絡んだ精神医療制度，精神衛生法から精神保健福祉法への変革，触法精神障害者，処遇困難者に関する特殊病院の創設問題という今日的状況（これに伴い，「行刑」施設における精神医療，矯正精神医学，prison psychiatryが新たに注目されてきており，これも現在では広義の「司法」精神医学に含まれている。心神喪失者等観察法の施行により，我が国でも今後ますますこの分野の理論的，実践的重要性が高まることは必至である），さらには，⑥法と密接に関連する，精神医療や鑑定に関する倫理，人権問題の重視という時代風潮も挙げられよう。

　こうして司法精神医学の内容，領域は司法精神医学の従来のいわば広義の意味での僭称を許容し得ないほどに錯綜し，拡大してきた。この矛盾を解消すべく，司法精神医学を狭義にのみ限定する立場を明確にしたのがPollack (1974)，とりわけCurranら(1986) である。Curranらは，forensic psychiatry (and psychology) を狭義の司法精神医学に限定し，広義の意味では，legal psychiatry (and psychology) を採用している。わが国の田村 (1977)，秋元 (1987) はこの広義のlegal psychiatryに対し，それぞれ「法制度精神医学」「法精神医学」の名称を与えている。一方英米圏ではLegal Psychiatryと並んで，例えばGlueck (1962) の著書のように，Law and Psychiatry (「法と精神医学」) あるいは1969年に設立された米国司法精神医学会の名称 (The American Academy of Psychiatry and the Law) のように「精神医学と法」が採用されている。このような歴史的経緯と事情を反映してと思われるが，ドイツでも1971年のPsychiatrie der Gegenwart第三巻（Kisker）では，司法なり法精神医学の項目はPsychiatrie und Recht (「精神医学と法」) のタイトルで包括されている。

　一方，司法精神医学と関連する学問に「犯罪精神医学」（Kriminalpsychiatrie）がある。これをGöppinger (1973) は司法精神医学と同義語に使用しているが，わが国の司法精神医学の泰斗 中田 (1972) は犯罪生物学と刑事司法精神医学として，より正確な定義を下している。筆者はBirnbaum (1921) の「犯罪精神病理学」（Kriminalpsychopathologie）の現代的再生を提唱し，犯罪現象の精神病理学的アプローチを試みている。

●補足──我が国においても，明治，大正期において，「法医（的）精神病学」・「裁判精神病学」・「断訟精神病学」（現在の司法精神医学）との表記がなされ，一方犯罪と精神障害との関係を研究する「犯罪精神病理学」・「刑事精神病学」（現在の犯罪精神医学）という用語が，明確な定義づけはなされていないが，採用されていたことを拙論で指摘した。本書の「日本犯罪学会百年」でもこの点に触れている（「刑事精神病学」（片山，1912；三宅），「犯罪精神病理学」（杉江，1912），「犯罪精神病学」（呉，池田，1924）が当時あった。他方では，「司法精神医学」に相当すると思われる「法医（的）精神病学」（杉江，1912, 1914）が採用されていた」）。「犯罪精神病理学」の用語の採用はBirnbaum (1921) よりも

この杉江の方が早い点が注目される。またPsychiatrie「精神病学」が現行の「精神医学」の用語になったのは、昭和期で、それが本格的になったのは戦後である（影山）。[149]

このような流れの中にあって、フランスでは「司法精神医学」（forensic psychiatry）には主としてpsychiatrie médico-légale が採用されてきた。フランスでもTyrodeらの著書Psychiatrie Légaleでは広義の司法精神医学，つまり法精神医学的内容が網羅されており，したがって英米のLegal Psychiatryと同意義である。さらには人権問題や同意，倫理なども内容的に含めたJustice et Psychiatrieなる著書（Louzenら）も最近出されている。これは直訳すれば「裁判と精神医学」であるが、内容を見れば、これはLaw and Psychiatryとほぼ同概念で使用されている。フランスでもドイツでも英米圏と同様の司法精神医学関連の用語法、概念が導入され、定着しつつあると思量される。「犯罪精神医学」もフランスの大学講座や修了証書（DIPLÔME INTERUNIVERSITAIRE PSYCHIATRIE CRIMINELLE ET MEDICO-LEGALE：例えばJean-Bernard Garre教授が主催するAngers大学医学部の課程）で採用されている。筆者が一昔以上前にフランス語で書き上げた論文が受理され、掲載が決まった際に、当時所属していた「犯罪精神医学」部門をp.criminelleとしたところ、この用語がフランスでは耳慣れないものであったためか、p.légaleに訂正されたことを考えると今昔の感がする。

以下、本論では、司法精神医学を、法精神医学なり、法と精神医学という広義の意味で捉えて論じたい。しかし紙幅も限られており、本来これが含むはずの広範な領域を全て網羅することはできないので、刑事精神鑑定、フランス精神衛生法、特殊病院制度など、比較的重要と思われる項目に絞って、歴史的に概括し、フランス司法精神医学の現状と新たな課題、役割について述べる。

II　臨床精神医学，病院精神医学，司法精神医学の誕生：[70,83]
　　Pinel, Fodéré, Esquirol, Georget, Marc

1. Pinel：狂気から精神病へ──精神病の分類と心理的治療法、近代精神医学の誕生、精神病者と犯罪者の分離の徹底化

❖ Pinelの疾病分類──科学的言説の誕生

　Philippe Pinel（1745-1826）[125]はその著書初版において、精神病を次の五種に分類した。①メランコリー（mélancholie），②妄狂（デリール：悟性の混乱）を呈さないマニー（manie sans délire），③妄狂を呈するマニー（manie avec délire），④痴呆（démence），⑤白痴（idiotisme）。しかし彼はこの初版の増補改訂版ともいうべき第2版（1809年）[104]では、前記の分類②と③をマニーの亜種とし下位分類に温存したまま一括して、マニーとしてまとめ、四種の精神病に分類を変えている。Pinelはまず狂

気（folie）の言葉は通俗的で曖昧で，非科学的であるとの理由で排除し，17世紀以降狂気と併称されていたaliénation mentale（精神病，直訳すれば心的疎外）の用語を採用した（Falret JP : De l'aliénation mentale.Extrait du Dictionnaire des études médicales pratiques, Lacombe, Paris（1838）[35](p.1)）。初版[103](p.135)においてもPinelはこの「精神病」の用語の優位性を述べている。注目すべきはPinelはその著初版（p.166）において，「フランス語は精神錯乱の種々の程度を表現する力が豊かでない」と述べている点である。Pinelたちの努力はこのように「狂気」の用語を「精神病」の用語に代えることに象徴されるように，狂気についての科学的言説を確立する過程であった（影山[70]）。

　Pinelの時代の疾病分類は「臨床症候論の記述期」（Baruck[8]）であり，疾患単位ではなく，臨床的単位，型の分類であった。さらには後述するモノマニー学説の論争で，Falret父子による批判に代表されるように，精神を精神機能（知情意）の観点から分類する機能心理学の影響が根強く，精神病と性格障害・神経症の概念区分がまったくなく同じ精神病のなかに包括されていた。[70]これらが乗り越えられ，いわば「人格障害」が発見され，さらには「意識障害の発見」（影山[67]）がなされるには，なお半世紀が必要で，それは，拙著（『アルコール犯罪研究』[67]，酩酊分類研究小史）などで論じたように，フランスも欧州全体も，19世紀後半になってからのことである。ちなみに「人格障害」（trouble de personnalité）もフランス精神医学特有の変質論による「上位変質」「心的不均衡」などの素質論，体質論的性格学の系譜[64]とは別に，Janet, Ribot, Cotard, Séglasら主として心理学分野で研究がなされ，やはり19世紀後半に登場している。例えばDagonet（1894）[20]などの精神医学概論に登場してきている。

❖ Pinelの治療法――心理的療法の提唱

　Pinelはその著，初版の「序文」（Intoroduction）[103]の冒頭において，他の「疾患（maladies）」の治療同様の「精神病の治療」について触れ，第二版「序言」（Préface）[104](p.iii)において，「疾患と見なされる」精神病の種の区別という表現等に見出されるように，彼の主著の主題は，狂気の医学化，精神病化であり，その主眼はとりわけ分類と分類に基づく治療法の確立であったといえよう。まさしくPinelにおいて「狂気は疾患となった」（la folie est devenue maladie）（Bouley[12]ら）。精神医学独自の疾病論，疾病分類の確立，これにともなって専門的な診断技法が不可欠になったことに加えて，精神医学固有の治療法である「心理的療法」（le trraitement moral）の確立によって医学における専門分科としての精神医学はようやく完成された姿で誕生したといえるだろう。この意味で，「心理的療法」の出現の歴史的価値は重大である。[138]Pinel, Esquirolらの新しい治療法の錬成には，1806年にBicêtreとSalpêtrièreが改造され，新しい病棟区が設けられ，ここで彼らの治療法，処遇法の試みがより一層可能になったことが指摘されている（Lloyd[87]ら）。Pinelの治療方法には英国やドイツなどの先達者

の影響が認められるが，Pinelが監護人Pussinの協力の下に，実践し（「P＆Pコンビ」[70]），「心理的療法」の名の下にまとめた治療と処遇方法が当時のヨーロッパ精神医学に与えた影響は先達を遥かに越えた，圧倒的なものであった。それは政治，文化のヨーロッパにおける一大中心地であった当時のパリの特権的位置を考慮してはじめて理解できるものである。[112]

　Pinelは瀉血や薬物などの当時の身体的治療を「医学（内科）的療法」（traitement médical）とし，「心理的療法」と区別している。「心理的療法」として彼は現在でいうところの精神療法，作業療法，芸術療法，心理劇，転地療法などを勧めており，これらを比較的重視し，その他の治療法と適宜組み合わせた点に旧来の治療方法との大きな違いがある。彼はこのような治療の原則として，人道主義，非暴力を主張し，「暴力行為はいかなるものでも決して許されない」（Pinel 2章）[103]とし，厳しさと優しさの調和，博愛心に基づく倫理基準の必要性，看護職員の啓蒙と教育を主張している。なお「心理的療法」（t.moral）はその原語のmoralとPinelの人道主義的処遇とから過って「道徳療法」などと後世訳されてしまっている。心理的療法は当時流行した催眠や動物磁気などとは区別された非身体的治療法の一種で，無意識を除外した点に特徴があった。

❖ Pinelの病因論と病種の相互移行

　精神病の原因としてPinelは素因と誘因とを区別したが，英国学派の影響を受け，素因を形成するものとして，遺伝，教育，生活環境，熱情などを挙げており，身体，心，環境因論と多元的な立場を採って，比較的広範な，融通性のある観点に立っている。とくに当時「大脳の器質性障害（lésion organique）故に治癒不能」（Pinel, p.106）[103]とみなされ，このために「精神病者たちを社会から簡単に隔離したり，総ての病気が求めている救いを彼らに対しては拒んでしまうという偏見が生み出された」（Pinel同）。これに対してPinelはマニー患者には頭蓋や大脳の形態的欠陥が見出されることは稀であり，「心理的原因で生じるマニー」（la Manie qui vient de causes morales）（Pinel, p.107）[103]を主張している。このようないわば「精神病（マニー）心因論」ともいうべきPinelの病因論が彼の主張する非身体的療法，「心理的療法」の科学的，理論的支柱の一つとなっていると考えられる。とはいえPinelもその弟子Esquirolも病因やその作用機序について体系だった詳しい説明をしていない。

　一方Esquirolの弟子で後述するGeorget Eは近代医学では最早期に属する，明確な精神病脳病論者であり，1820年の彼の『狂気論』[42]において，彼等の恩師たちの「腹部障害優位説」を否定し，これは脳障害の結果，続発性であるとした。Pinelは人間の精神機能を知的機能である「悟性」（entendement）と情動的機能である情意（volonté）とに分け，これらの単独および複合的障害が精神病の種類を構成するとした。[42,43,56,61,62] Pinel当時の精神病疾病論，分類は症状論的分類であり，原因別の分類ではなく，本当の意

味での病気，疾患単位ではなかった。しかしPinelはこの点自覚的な症状論に基づく疾病論者であった。つまり同一原因が多種多様な病気を起こし，逆に同一の症状が多種多様な病因によるとし，原因に基づく分類をPinelは排除した（Esquirolも同様）。またPinelの前述した精神病の各種類の相互移行をも認めており，見方によっては単一精神病学説的な立場であったともいえよう。博物学者でもあった彼は精神病の自然の経過を重視し，精神医学の自然史，自然科学としての精神医学を目指していた。また拙論などで詳述したように，Pinelのいうマニーやメランコリー，白痴や痴呆は現代の精神医学用語とは大部異なったもので，さまざまな状態や精神病が含まれている。

❖ Pinelの司法精神医学的意義

後述するようにPinel以降の司法精神医学の歴史を分析してみると，彼の影響は次の二点に集約できるように筆者には思われる。①疾病論において，精神病と人格障害，性格異常，強迫などの神経症とが区別されていない。つまり精神病の概念が今日の観点からすれば，広すぎる。②分類と処遇において，精神病者（aliéné）と犯罪者（criminel）の徹底した区別と処遇上の分離の主張。Pinelはその著二版（p.202）に次のような有名な言葉を残している。「精神病者は刑罰を加えるような罪人では決してなく，苦しむ人間に対してなされるべき配慮を要求する権利を有している患者なのである」。Pinelおよびその後継者たちは，この理念に従って一般収容院で混在させられていた犯罪者と精神病者とを分離し，後者を保護院へ収容し，医学的処遇の対象とした。精神病者にして犯罪に至った者，これはcriminelとしてはなく，aliénéとみなすことを強く主張した。

以上の事柄が相互に影響し，生まれ，後世長らく存続した重要な事象は以下のようであると筆者は考える。これはa）責任能力論とb）処遇制度論に分けられる。なお最近まで，2世紀近く保持されてきた，フランスにおける1810年の刑法による刑事責任能力の規定は刑法64条によって次のように規定されていた。「被告人が痴呆（demence）の状態にあった場合，又は抵抗不能な力によって強制された場合は，重罪もしくは軽罪とならない」。この条文は1810年に公布されたナポレオン刑法典の一部を構成していた。この刑法では限定責任能力の規定はなく，「軽減事情」（情状酌量）によってそれは代用されてきた（影山）。

責任能力論
(1) 後のFalret Jに代表されるように，犯行時に「痴呆」，つまりは精神病にあった者はいわば自動的に責任無能力という，生物学的条件にのみ基づく，もっとも寛大な責任無能力論がフランスで生まれ，実践され，大きな流れの一つとなってきた。
(2) 責任無能力のもう一つの規定である，抗拒不能な力の内部説，心理的要因を重視し，衝動的，本能的障害に基づく，責任無能力論を展開した。この点からも

フランスの古典的，伝統的責任能力論は少なくとも理論上は非常に寛大なものとなってしまった。
(3) 疾病論とも関係するが，機能心理学を基盤とした病理学的分類のために，精神病の概念が広く，精神障害がそのまま精神病として捉えられている。精神病には後に生まれる精神病質等が含まれており，抗拒不能な衝動をもちださずとも，これらの精神障害はただちに刑法64条の意味での「痴呆」と判断される余地が十分にあった。この寛大さのゆえに，部分性精神病，モノマニーの部分責任能力に関しての，後述するような1860年代以降のフランスの司法精神医学論争の母胎ともなった。

処遇制度論

犯罪に至った精神病者について，刑務所と保護院の中間施設の論争，特殊区域，特殊病棟つまりはasile en prison（刑務所内保護院）なのか，prison en asile（保護院内刑務所）なのか，あるいは第三の道（mi-chemin）の特殊施設（établissments spéciaux），特殊病院の建造か，19世紀中頃より司法精神医学上の大論争がフランスで起こった（Renneville）[119]。これについては後に詳述するが，Falret Jら Pinelの理念を厳守する立場の者は英国モデルの特殊病院の建造に反対し，特殊区域の設置にも難色を示し，危険な精神病者との表現と概念にも反対を示してきた。以後フランスでは19世紀後半から20世紀を貫きこの立場が主流を占め，現在にまで至っていると言える。これがフランス精神医学の処遇論の基本的理念であり，現代においてもこの立場はBaruck[8]の次の言葉において保持されている。「処遇困難な，もしくは犯罪性精神病者に対する半病院（mi-hôpitaux），半刑務所（mi-prison）のような特別病棟の創設はこの原理からはほど遠いものである」。後述するように責任能力の司法と医学の「権能問題」において勝利を得たフランス精神医学は1838年の法においてこの勝利を確実なものにした。この1838年以降はこの年制定された精神衛生法の措置収容の規定により，司法精神医学患者も保護院収容となり，asileはこうして広範囲な精神病者を受け入れてきた。これはフランス精神医学の司法への勝利の代償でもあった。後述するようにフランス保護院を規定してきたのは刑法64条であるという指摘も頷ける。フランスは結局今日に至るまで，司法精神障害者の入退院の決定権を司法に委ねることはせず，特殊病院を設けず，フランス精神衛生法をモデルとしているのでこれは当然であるが，最近までの我が国の状況と酷似した状況が生まれている。とはいえ，フランスは，これも後述することだが，基本的には，保護院特殊区域，保安区域を設け，これが一般患者も司法患者も受け入れる処遇困難者ユニットへと受け継がれ，刑務所特殊区域は精神病質者収容区などへと継承されてきた。また行刑施設の精神医療も，その他の医療も，その地区の一般的医療水準のサーヴィスを受けられるよう，受刑者の医療を受ける権利に十分な配慮もなされている。つまり我が国のように処遇の質的区別を基本的には設けず，最近までまったく怠慢なままに経過してきた精神医療，精神医

学であった国とは，この点では事情が基本的には異なっていることに留意する必要がある。

2. Fodéré[36]：フランス司法精神医学誕生前夜——法医学における精神医学（「法医学的精神医学」）

　筆者は西欧精神医学，とりわけその中心性，先駆性を誇るフランス精神医学の歴史を土台に，近代における精神医学の独立や，専門性の誕生における司法精神医学の役割と重要性は臨床精神医学に勝るとも劣らないものであったことを拙論等でこれまで幾度も主張してきた[59-64,70]。むしろ専門性から言えば，法医学における司法精神医学，責任能力論の方が臨床精神医学，精神医療よりもその専門性は歴史的に古いとも言える。**「司法精神医学史を欠いた精神医学史は一面的でしかない」**ことをあらためて強調しておきたい。責任無能力者の処遇，司法精神医学患者の処遇が精神衛生法の本質を形成してきたという最近の指摘（Rapport）[116]も，精神医学と刑務所との歴史の平行関係を主張する最近の論文（Renneville）[119]も筆者のこの主張を裏付けているように思える。

　精神医学は法医学の中でその重要性がいち早く認識されていた（現代フランスにおいても精神鑑定は法医学的鑑定において，固有の法医学的鑑定と並ぶ第二の司法鑑定と言われている（Planques））。この代表が「フランスのザキアス」。"C'est le《Zacchias》français"（Planques）[105]とも形容され，「フランス近代法医学の父」とでも言うべき，François Emmanuel Fodéré（1764-1835）であった。彼はPinelとEsquirolの間の世代で，Strsbourg大学の法医学教授などを歴任し，その代表的著書が『法医学・公衆衛生学概論』（Traité de médicine légale et d'hygène publique ou de police de santé, adapté aux codes de l'empire français,et aux connaissances）（1798, 1813）[36]で，当時の司法精神医学に大きな影響を与えた[112,113,127]。本書序文によれば，初版は革命歴Ⅵ年花月2日に三巻本で出版されたが，すぐに売り切れとなり，17年後（「序文」）〈筆者の手元にあるのは1813年のもので，これは15年後の間違いであろう〉に出版された本書第二版[36]はこれの改定増補版で。3部構成，6巻本という大著である。彼によると，民事のみに関係する法医学というものは存在不可能で，民事と刑事は混在するという基本的立場を表明している。したがって本書第一部は民事と刑事の総論で，当時新しく制定されたばかりのナポレオン法典（1804年，民法）についても述べている。第二部は刑法と刑事訴訟法（1808年刑事訴訟法，1810年刑法），第三部は公衆衛生について論じている〈本書も「社会医学，国家医学的パラダイム」下での，法医学，公衆衛生学双方に言及し，その限りでの精神医学を論述している点が注目される。ちなみにフランスでは法医学は衛生学の講座も兼ねていて，両者が分離したのは1903年にパリ大学に法医学と精神医学の学位（diplôme）ができた時である[105]〉。司法精神医学に関係した記述としては，禁治産，準禁治産について触れ，婚姻，遺言や贈与，契約の能力（capacité）や，詐病，疾患隠蔽などについて述べ，精神疾患の分類に基づき，その障

害の程度とこれら能力障害について触れている。例えばマニー（manie）（民法上の「狂躁」を指している），痴呆，痴愚は，精神的能力（facuclté）の欠如故に民法（ナポレオン法典 Code Napol. tit. II, 489-492条）に従って禁治産（interdiction）に該当するとしている。禁治産とはその身分（personne）と財産の管理不能と判断された成年は子供と同じと見なされ，後見人（tuteur）が付される処置である。禁治産は裁判所の判断で決定され，民法489条には次のように規定されている。「痴愚，痴呆，狂躁（fureur）の常況にある成年は，たとえこの状態が中間清明状態を示すとしても，禁治産者とするべきである」。「成年，禁治産と準禁治産（司法的保佐）について」と題された民法XI章は共和歴XI年芽月18日より施行された。現代と同じ精神病理学用語を見つけようと期待してはならない。痴愚とは文字通り痴愚のことであるが，痴呆は後天性知能低下のみならず，種々の精神病を含んでいる。狂躁とは治安にとって危険な精神病者に該当する。禁治産は当人に対する見解を述べるための医師を召喚しなくても可能である。民法のどの条文にも医師の診断書について触れているところはない。通常は主治医の診断書などが採用される。必要な場合には鑑定が実施される。ちなみに Lloyd らの記載から推量するに，ナポレオン法典の禁治産制度は革命前の王制時代の禁治産制度を基本的に踏襲したもののように思われる。精神疾患の分類は当時としては一般的な分類に依拠しており，Pinel などを引用し，とくに注目すべき見解はない。ただし，興味深いことは自殺は精神病の証かどうかという当時の国会を巻き込んだ論争に関して，「自殺はどのような観点から見ても，常に狂気の行為である」と答えを出し，心神喪失（démence）の所産であると明言している。また1810年の刑法64条の心神喪失の規定に触れ，理性の働きが奪われ，抗拒不能な力の強制があれば，いかなる犯意も持ち得ないとし，心神喪失を認めている。民事にせよ，刑事にせよ鑑定は証人や，書類，直接の問診によってなされ，それぞれの利点と欠点，留意点などが述べられている。ちなみに Poitiers 大学法医学教授 Chauvaud により精神鑑定を含んだ19世紀のフランス法医学史が2000年に出版されている。

3. Esquirol：病院精神医学，司法精神医学とモノマニー学説の誕生

「Esquirol と Pinel，二人の名前は決して切り離せないもので，後世にとって，同じ思想，同じ体系を示しており，師はその弟子によって完成され，哲学者が臨床家によって，補完されている」「長い間 Esquirol と Pinel の学説はとりわけフランスにおいては法的拘束力を持っており，精神科医は三世代にわたって彼らの影響下で育ったが，いつまでも人間の精神の歩みを止めておくことはできない」（Ball）

❖ Esquirol の精神病院実態調査とその報告書

Jean Étienne Dominique Esquirol（1772-1840）は恩師 Pinel よりも真の精神医学の創始者と後世みなされ，症状の記載と分析，疾病論において独創性と異彩を放ち，精神

医学理論の構築に力量を発揮し，当時欧州大陸において最大の精神医学派を形成し，その指導者となった。Esquirolは全フランス中の「保養院から保養院，救済院から救済院へと」それこそくまなく施設を訪問し，調査した。その後もEsquirolは欧州各国の精神病院を訪れ（例えば1821年には弟子を伴ってベルギーのGheelを訪れている），これらの長所と短所を分析し，フランスや外国（例えばオランダの内務大臣への報告）における精神病者のための施設と制度の改善，改革に役立てるための献策をし，改革のための努力を続けている。この経過は彼の主著に詳述されている〈本書の別の論文「近代精神医学の黎明」においても言及しているので，参照のこと〉。

❖「1838年6月30日の法律」と「保護院」の誕生
1838年6月30日の法律

既に触れた精神障害者入院のための法律は整備されず，旧体制下の残滓が生き続け，不法監禁など種々の問題があった。フランスにおいては1789年以前には精神障害に関する国内を統一する完全な法律はなかった。また地方によってその運用の実態が異なり，全国一律になされるその根拠となる法制定の必要があった。1789年8月には有名な「人権宣言」が採択され，主権在民，法の前の平等，自由と財産所有の権利，罪刑法定主義などの近代市民社会の基礎的原理が高らかに宣言された。刑法などをはじめとするナポレオン法典誕生は旧体制下の法制度をこれらの諸原理に整合させる必要から生み出された。フランス精神衛生法ともいうべき1838年の法律も，革命によるこれら一連の法制度の改革と軌を一にするものにほかならない。種々の経過を経て，1836年には政府主導型の法案が下院で可決されたが，視察官医たちが，治安法にすぎないとこれを批判し，政府はこれを撤回し，EsquirolやFerrusらに法案を諮問した。彼らは英国など欧州視察の後に，新たな法案を作成した。これは二度も議会に提出され，「これ以上長期間しかも徹底的な審議の対象となった法案は希であったろう」と当時の人を言わしめる経過を経て，反対6，賛成216の多数を経て，1838年6月14日に可決され，同年6月30日に公布された。Esquirolはこの法律の「生みの親」（le père de la loi du 30 juin 1838）と言われている（Pradel）。精神衛生法をめぐっては政治的，治安方向と，医学的，治療的，人道的方向とのせめぎあいが歴史の常として厳として存在することがこの法律制定までの経過からも判る。

この法は41条からなり，保護院の設立，入院方法，入院者の経費，入院者の人権とその財産管理の4大項目から成り立っている。

強制入院とこの原則は次のように要約される。

①入院処分を講ずる前に，異論のない精神障害が証明されている正式の診断書が必要である。

②入院を要求する医師の診断書は施設の二人の医師によって監査され，仮入院の

第9章 フランス精神医学の歴史と現状

直後と二週間後に診断書が出され，15日の観察期間がすぎてから正式の決定が下される。

③患者の訴願，当局の視察などの多種多様な保証。

この法律の第一条においてフランスの各県は精神病者を受け入れ，看護するための専用の公的施設をもつことが義務づけられた。**保護院の誕生**である。

入院は保護義務者からの要請に基づく「同意収容」(placement volontaire) と「措置収容」(placement d'office) の2形式に分けられる。

同法は後述する最近の大幅な改正にもかかわらず，現代のフランスにおいても基本的には存続していると見なされる。不十分な点はあれ，患者の人権と財産の保護を理念とした同法の歴史的先駆性は評価されるべきものがある。同法は精神病者の療養する場所を組織化し，一つのカテゴリー（精神病者）と一つの学問（精神医学）を創設した，とも評せられている（Bucher-Thizon）[14]。ただし，後述するようにフランス精神医学を長年作り上げてきているものはこの精神衛生法ではなくて，心神喪失を規定している刑法である，という指摘も生まれている。

「保護院」の誕生

今次大戦後，フランスで展開された地区化，地域化（sectorisation, régionalisation）の名の下に，隔離と収容から精神病院と院外治療施設との有機的結合の基に，患者の家族や社会での開放的処遇への移行という新しい動向に慣れ親しんだ若い精神科医には忌み嫌われている「保護院」(asile) の建設をEsquirolは熱望していた。それは彼が欧州中の精神障害者用施設をつぶさに見聞し，調査した上での結論であり，信念であり，恩師たちの遺志でもあった。彼にとって保護院，施設こそが「有能な医師が手にする治療道具の一つであり，精神疾患に対してもっとも強力な治療手段なのである」[27]し，患者の悲惨な境遇，過去への決別に他ならなかった。Asileという言葉はギリシャ語に由来し，否定後aとsuléつまり，略奪との合成語であり，誹謗から守る不可侵の領域を意味している[112]。さらに彼らの保護院構想を支えた思想として見逃してならないのは，Rousseauらの文明観に影響を受けた文明病としての精神障害の考えがあると思われる。Pinelの著書には革命の混乱が熱情を介して，狂気を発病させるということが明確に記載されている[103]。また隔離の必要がやはりその著書では強調されている[103]。精神病者専用施設こそ激動する社会の荒波から患者を保護する理想郷，ユートピアとの信念がきわめて濃厚に現れている。Esquirol[27]にはこの考えがより明確に出ており，次のように述べている。「モノマニーの研究を発展させようと思う者は人間精神の進歩と進行に関する知識がなくてはならない」「狂気は文明病と言われて久しいが，実際文明が進めば進むほど増大するモノマニーについてこのように言われていたならば，一層正確であっただろう」。またEsquirol[27]によれば，「社会状態」は妄想の内容を規定する。社会的混乱から治安国家的色彩を強めていた当時のEsquirolは次のように

語っている。「昔は魔術や魔法，地獄に対して妄想（デリール）が向けられていたモノマニー患者は，今日では警察官によって脅かされ，追跡されていると確信する妄想を抱いている」。「保護院」とは，Esquirolらにとって，精神病の病因であり，症状形成的要因でもあった文明社会の弊害から患者を守る避難港であった。

　Esquirolにはこのように現在の社会精神医学，文化精神医学の基本的発想があったと評価されてよいだろう。なおEsquirolの功績として自我心理学の雛形ともいうべき自我機能について記述しており，Baillarger, Janet, de Cléramboultにまで続くフランス精神病理学を強く際だたせている自動症（automatisme）の原型ともいうべき記載もあり，これらの祖述者との評価もある[138]。

　こうしてEsquirolは病院精神医学，「院内治療の父，先駆者」[114]とも呼ばれている。しかしながら，このような「大都会の難破船の避難港」「医学的治療の必要性と適応性に応じて異なった区域に患者を分類，収容する」（Parchappe）[102]保護院の揺るぎない基本的思想はいかに博愛と人道的精神に満ちたものであろうとも，隔離と収容に重点を置く点において，後述するように当時から鋭い批判を招いていたことは忘れてならない。

4. 司法精神医学の誕生

　拙論などで既に論じ，紹介したようにPinelやEsquirolの司法精神医学の誕生に果[61-64,70]たした役割が現在でも高く評価されている[13,19]。現代精神医学の誕生が，このように司法精神医学および臨床および病院精神医学の誕生と同時的であることはその本質を考える上で注目すべき事柄であると思われる。司法精神医学の誕生にはPinelやEsquirol以外にも，MarcやGeorgetの果たした功績は無視できない[61-63]。さらにはフランスの司法精神医学の誕生おびその発展を特徴づけていることは，それが19世紀前半のEsquirolやGeorget, Marcらが推進したモノマニー学説に対する論争によって鼓舞された点にあるといってもよいであろう[47,61-64,70]。精神病者の刑事責任無能力は時代的にみて常に容認さ[13,97]れてはいなかった。古代ローマ人は精神的に正常で健康な者と狂人とを区別し，前者には刑罰を，後者には治療処分を行っていた。しかし中世に，狂人は責任無能力ではないとされ，最高法院は狂人に減刑の恩恵を与えることができただけであった。このような考えを消滅させるのにPinelやEsquirolの業績が大きな貢献をした[13]。また前述したように「司法精神医学」（Legal Psychiatry）の用語は19世紀フランスにおいて法制度に関心を持ったフランスの精神科医たち，とりわけEsquirol, Ferrus（Guillaume Marie Amdré, 1784-1861）やLeuret（François, 1797-1840）に由来するという[19]。しかし，拙論でも論じ，後にも触れるが，この用語を実際Esquirolが造語なり，採用していたのかどうかは大いに疑問が残る[70]。ともあれ18世紀末までは精神病のために犯罪者が無罪放免されるということは例外的なできごとであった[23]。当時は異常な精神行動判定のために医学的鑑定人を招くことが慣例となりつつも，まだ自明のこととはなっ

ていなかった。精神医学が誕生する以前には哲学者や法学者が司法上の狂気の定義づけをしていた。Kant Iはその著「人間学」(1798) の中で身体障害に基づかない精神障害の判定は医学の領域ではなくて，哲学の領域であるとした。これとともに精神障害者の鑑定を医学者，哲学者のいずれに委ねるべきかという論争が1830年代まで続いた。とはいえナポレオン法典の一部を構成していた旧刑事訴訟法 (Le Code d'instruction criminelle) (1808年制定，施行は刑法と同時で1811年1月1日) の43, 44条においては「犯罪の性質や状況を評価可能な技法や職業」をもつ鑑定人，医学的専門家の法廷への召喚が規定されており，検死などにはこれが頻用されており，精神鑑定への医師の介入の法的根拠の基盤は形成されていた。とはいえ，ナポレオン法典の鑑定に関する規定は，刑事訴訟法のこの43, 44条と刑法64条の心神喪失の規定のみという貧弱な状態であった。精神医学は誕生間もないまだ黎明期にあり，司法精神医学はまだ揺籃期にあった。

責任能力をめぐる司法鑑定上の権能に関する論争に参加し，精神鑑定を定着させるのに貢献したのが，Esquirol, Georget, Marc, そして既に触れたFodéréらであった。「責任能力の医学化」((la médicalisation de la responsibilité) (Bouley)) である。

❖ ナポレオン刑法典と「心神喪失」の導入

旧体制下では刑は恣意的かつ不平等で，過酷なものが決定されていた。革命期に罪刑法定主義の原則が確立された。革命期の憲法制定議会によって1791年に起草された刑法 (Code pénal) や1795年10月25日に国民公会によって公布された刑罰法 (Code des délits et des peine) には刑事責任無能力に該当する規定が欠如していた。他方では1792年の法規により精神病者には刑務所以外の入院施設をあてがうことが規定されていた。

1794年暮れにLyonで起きたFirmin姉弟の窃盗事件がこの刑法の欠落を暴露した。この事件で姉が精神病者であることが明らかになり，この事態を扱う適切な条項が欠落しているために，この事件の控訴審を担当していた破棄院は時の議会に法律解釈に関する照会を行った。こうして議会においてこの問題を審議する特別の委員会が設置され，種々の経過を経て，1797年に草案が決定され，「心神喪失」の条項が導入され，ナポレオン治世下に制定された1810年の刑法典64条へと受け継がれた。64条では次のように規定されている。

「被告人が犯行時に心神喪失（痴呆；démence）の状態にあった場合，または抗拒不能な力によって強制された場合には，重罪もしくは軽罪とならない」。

この1810年の時点における心神喪失の刑法への導入は判例法を主要形態とするCommon Lawの伝統を有する英国を除き，制定法を基本とする大陸法系の中では最古のものに属する。古典学派の刑法理論を基盤とした近代刑法の編纂，改正をめぐる各国の事情は次のようである。France (1791, 1810), Austria (1803, 1852), Spain (1845, 1870),

Bavaria (1813), Prussia (1851), Germany (1871) などである。なお1791年の刑法では罪刑法定主義が極端に押し進められ，固定刑制度が採用されたが，1810年の刑法典では刑の上限と下限を規定した相対的法定刑の制度が採用された。

　また前述したように1810年の刑法典には限定責任能力が規定されず，「軽減事情」(circonstance atténuante) の規定が20世紀末の最近の刑法改正まで代用されてきた。初期には微罪にしか適用されなかったが，1832年の法改正によって，軽減事情の適用をより一般的なものとし，陪審員は重罪事件においてもこれを認める権限を与えられ，これ以降広範に軽減事情が適用されるようになった。この軽減事情は精神鑑定の錬成に貢献した。

❖ Pinel, Esquirol, Marc, Georget と司法精神医学，犯罪精神医学，Regnault の批判

Pinel

　彼の司法精神医学への影響についてはすでに分析したとおりである。『精神病論』を読む限りでは彼自身司法鑑定に従事したとの明確な記載はないように思われる。裁判の予審で証人たちの証言により救済院へ終身禁固刑に処せられた事例に触れたり，詐病について述べている箇所はある。また後の殺人モノマニーやクレプトマニーの先駆的な概念となった「デリールを欠くマニー」や窃盗などへの抗拒不能な衝動について記載し，救済院監獄部門に収容されていた精神障害者の治療にあたっている。なおPinel は1817年に未完の司法精神医学のための予備的論考を表している (Résultas d'observations pour servir de base aux rapports juridiques dans les cas d'aliénation mentale)。しかしこれは主として民事に関したことで，しかも司法鑑定に関して，「骨の折れる微妙な作業」であるとも Pinel は述べている。

Esquirol と Georget

　Esquirol は1808年 (T. II, p.792) にはじめてモノマニーの用語を採用したが，モノマニー誕生当初は Pinel の「デリールを欠くマニー」の存在を否定し，部分性精神病，精神機能の部分的障害，すなわち知性なり悟性の障害を伴わない，情動や意志の原発性単独障害を否定していた。しかもこのモノマニーには後年の知性モノマニーしか含まれていなかったし，後年のようにマニーやモノマニーを慢性脳障害として規定していなかった。

　この師の説に対して彼の愛弟子 Etienne Jean Georget (1795-1828) は1820年の『狂気論』で精神病脳障害説を明確に打ち出した。これは翌年に Pinel の弟子であった Heinroth によって，ドイツ語訳されている。Griesinger の精神病脳病説に先駆するこの Georget の業績のドイツへの影響が注目される〈本書第10章 Georget 論を参照のこと〉。さらに Georget は1825年には一連の鑑定事例を雑誌に (Archives générales de médecine, Tome VIII, 6, 7月号) 発表し，同年これを著書として出版した。これも1827

年にはドイツ語に訳され出版されている[43]。また翌年1826年にも同様に鑑定事例をまとめ，同雑誌に発表したものを同年著書[44]として発表している。また1827年には同じ雑誌に殺人モノマニー（monomani-homicide）を論じている[45]。これは翌年単行本として出版されている。GeorgetはEsquirolに学説上重大な影響を与え，めざましい才能を発揮したが，この翌年の1828年5月4日に33歳の若さで肺結核のため急逝してしまった。Georgetのこれら一連の司法精神医学的業績は彼の主著『狂気論』とともにもっと高く評価されるべきものと思われる。Georgetの論文と著書は精神科医による責任能力論としてもフランスのみならず世界でも草創期に属するものであろうと思われる。以下Georgetの司法精神医学的業績を紹介する。

　Georgetは1825年の著書[43]においてパリおよびその近隣地区で精神病が抗弁の手段として申し立てられた重罪事件で当時の法律雑誌 Juonal des Débats に公表された5事例を論じた。少女に乱暴し，殺害して，心臓など内蔵を食べ，その血を飲むなどの罪で，有罪とされ，処刑されるなどしたLégerなど3人の被告人は弁護側の主張通り，精神病患者であり，陪審員はこれを考慮すべきであったと主張した。また彼はGall, Pinel, Esquirolらの症例を上げ，窃盗，殺人，放火が理性の障害なしに興ること，生来のものとは矛盾する性向の倒錯，つまり情意（volonté）単独の障害が存在し，これはPinelが精神病とした「デリールを欠くマニー」であるが，これはマニーではなく，Esquirolのモノマニーの一種であるとした。これをGeorgetは「デリールを欠くモノマニー」（monomanie sans délire）と名付け，殺人モノマニー（monomanie homi-cide），窃盗傾向のあるモノマニー（m.avec penchant au vol）の存在を主張し，これらモノマニーも精神病の一種であると主張し，その後のEsquirolのモノマニーの拡大の礎石を築いた[61-64,70]。彼はこの精神病以外にも自由意志を減弱させたり，破壊する原因として，酩酊や寝ぼけ，激しい熱情，てんかん，聾唖者，ヒステリー，ヒポコンドリーなどを挙げて，各論的に論じている。

　1826年（この年にPinelが死去）にMarcは隣人の生後19カ月の幼児の首を切断し，窓から投げ捨てた女性Henriette Cornierの鑑定を行い，一種の本能的行動に基づいたモノマニーとの結論を下したが，検事の厳しい反論にあい，陪審員は故殺で有罪と評決した。この事例は彼の著書第2巻の「殺人モノマニー」に彼の鑑定書とともに詳しい生活歴，事件経過の報告書が収録されており[94]，当時の鑑定書の様式を伺い知ることができる。

　Georgetは同じ1826年の著書[44]の中でこのCornierの事例などを扱いながら，モノマニーを「部分性狂気」（folie partielle）とした。また彼は同書[44]において，精神病と法律との関係を論じ，刑事責任能力が自由意思をめぐって哲学的介入を受けていること，また陪審員の誤解のため精神病者に不利な判決がなされることを指摘した。

　Georgetはその若すぎる病死の前年，1827年に遺作であると思われる論文「狂気もしくは精神病の法医学的論考」[45]を著した（これは翌年に単行本（Nouvelle Discussion）

として出版されている）。ここでも殺人モノマニーなどについての従来の主張を述べているが，注目すべきは「特殊病院，病棟区」について英国のBedlam病院を紹介し，近代精神医学誕生後のフランスで最初と思われる論考を行っている（p.507）点である。
このGeorgetの一連の功績や影響は筆者の考えでは次のように整理できると思う。

①狂気概念を明確し，さらには疾病分類の論理的矛盾と混乱を整理した。つまり精神病をデリールとしながらも，デリールを欠くマニーを精神病としていたPinelらの混乱と矛盾を部分性狂気の概念を導入することによって解消し，デリールとモノマニーとの関係との混乱を整理している。また部分性狂気（folie partielle）の概念はGeorget以前，Plater, de Sauvagesらも採用していたが，これには「妄想なり支配観念の単数性」（この意味でEsquirolは初期には「独占的デリール」（délire exclusif）を採用し，モノマニーの定義に当てていた）と「精神機能の部分性障害」の双方の概念を含み両義的なままであったが，Georgetは後者の概念にこれを限定することによって，Pinel, Esquirolの分類の矛盾を解消した。この点の詳細は拙論などを参照して欲しい。
②彼はデリールつまり悟性の混乱のない狂気，理性の障害のない狂気をPinelにならって再導入することによって，理性障害に偏った常識的な狂気観を覆し，精神医学の専門性を強調するとともに，モノマニーおよび精神病概念を拡大してしまった。
③彼は精神病の責任無能力の原則を確立し，精神病の専門医による診断，精神鑑定の司法の場における必要性を強調し，このための理論的基盤を築いた。
④以上のことを通して医学における精神医学の独自性と独立性，その存在と役割，機能を明確にすることに寄与した。

彼の著書は新聞でも大きく取り上げられ，激しい非難にさらされた。1827年には新たに事例研究的に11の裁判例やその他の事例を数多く上げ，自説の補強を行った。全体性，部分性狂気のいずれにせよ精神病者にはすべて責任無能力が適用されるべきであり，それがフランス刑法の立法者の精神であると主張した。Georgetには精緻な臨床的観察者というよりも先鋭的な理論家の趣が強いように思われる。
　EsquirolがGeorgetの殺人モノマニー，知性の障害のない，情動や意志の原発性単独障害を受け入れて，部分性狂気としてのモノマニー，後年の知性，情動，本能モノマニーからなるモノマニー学説の萌芽となる構想を初めて明らかにしたのは1827年で，それはChamberyonによるドイツのHoffbauer JCの『精神病と聾唖者に関する法医学』の仏訳に寄稿した論文である。
　またEsquirolは1829年に雑誌「公衆衛生学および法医学年報」（Annales d'hygiène publique et de médecine légale）〈以下触れるように，これも公衆衛生学と法医学とい

う，社会精神医学，国家医学的パラダイムを示しており，Esquirolの主著の副タイト
ルや前述したFodéréの主著のタイトルもこのパラダイムの発露として注目すべきで
ある〉を創刊し，Marcはその編集者の一人となり，Rostanとともに殺人未遂の自己
の鑑定事例を報告している（この事例も彼の主著に再録されている）。この雑誌の創
刊こそ医学ひいては精神医学の社会精神医学的自覚の表現であり，公衆衛生を通して
の行政，立法，医療福祉政策への精神医学の地位の確立，精神鑑定を通じての司法精
神医学の確立，以上を通じての精神医学の独立をめざしたものであると言えよう。つ
まりは「国家医学」(statist medicine)としての精神医学を確立することによって，そ
の独立と専門性の認知をめざしたものである。このことはこの雑誌の次の創刊宣言に
端的に示されている。「医学の機能は疾病を研究し，これを癒すだけにとどまらない。
ときには法の立案において立法者の手助けとなり，また法の適用にあたって司法官を
啓蒙するなど，社会組織と密接な関係をもっている」。またEsquirolは1838年に主と
して従来の論文の改訂等から成る2巻3部の主著を表し，その副題 (médical, hygié-
nique et médico-légal) にあるように第1部は「医学的」なもの，第2巻は「衛生学的」
なもの，統計，病院施設に関するもので，第3巻が「法医学的」なもので，精神病者
の隔離や入院に関することや殺人モノマニーに関する法医学的精神医学（＝広義の司
法精神医学）から構成されている。本書においてEsquirolはモノマニーの三分法（妄
想観念を主症状とする「知性モノマニー」(m.intellectuelle)，理性の障害はないが，
情動，性格が倒錯している「情動モノマニー」(m.affective)，意志が障害されている
「抗拒不能な本能行為」の「本能性モノマニー」(m.instinctive)) と定義づけ（「モノ
マニー……は発熱のない知性，情動，意志の部分的障害とする慢性脳障害である」）
を確立し，彼の疾病分類を完成させた。

Regnaultの批判

　法律家で弁護士にして医学会会員でもあったElias Regnaultは従来の彼の主張を集
大成した1830年のその著『精神病に関する司法的問題についての医師の権能につい
て』において，モノマニー批判を通して，責任能力の判断についての医師の権能問題
についての歴史上有名な批判を行った。これによるとUrbain Coste博士（Journal des
Sciences médicales, t. XLIII, page. 53, juillet, 1826）は医師の裁判への介入は既得権であ
るとの考えに対し次のように警鐘を鳴らした。「医師の特別な能力が求められている。
しかしPinelやEsquirolほどの人はそうはいない。不幸にも医師たちは法廷のこの医
師への礼遇を誤解し，鑑定事項に答える際に，理性の光よりも学派の野心的無知に代
えてしまうことがしばしばある」。これに対してGeorget (Arcives générales de méde-
cine, t. XIII, p.99) は，「これは医師の技法の重要性の認識に乏しい医師（筆者注：
Coste）による記述」と批判し，「ある一つの事に完全に精通している者が，経験のな
い他の者よりもこの事を理解し，混同されかねないものからこのことを識別すること
において，劣っているなどということを誰が一体信じようか？」と反論した。これに

対しRegnault[118]は次のように主張する。

「ここ数年来モノマニー（La Monomanie）の新しい用語が裁判所に登場し、弁護士は、裁判で窮地に陥った最後の切り札としてこの用語に執心する。医師は新たな栄光の発見と確信し、陪審員は新たな不確実性や職務遂行上の新たな困難に遭遇している。殺人モノマニーの学説は科学的には不完全で不確実で、分類は曖昧で、結論は間違っている。この批判は高名な医師たち、とりわけ評判高いEsquirolの名誉を傷つける目的ではなく、この著名な人物ではなく、その学説に対し向けられている。医師が狂気の性状と座位について完全に精通しているという証明しなければならない事を、Georgetは（結論を先取りして）肯定してしまっている[14]」。

結局Regnaultの批判は、身体所見を伴わない精神病は素人でも判断、把握可能であるということと、精神疾患分類、精神医学がいまだ未成熟であること、デリールは悟性の錯乱であるという古典的な狭い定義の立場から、デリールを欠くマニー、つまりはモノマニーを論理上から否定した、と総括できる。Regnaultへの精神医学界からの反論は恩師Esquirolの代わりに名指しの批判を受け、モノマニー拡大、司法精神医学の地位確立の戦闘的理論家であったGeorgetが果たすべきはずのものであった。しかしRegnaultがその著書（1830）[118]で、Georget（1828年夭折）批判は死者に鞭打つ非礼となるかもしれないが、との弁明を冒頭で述べているように、Georgetにはもはや不可能で、この任は次に述べるMarcの役割であった。

Charles Chrétien Henri Marc（1771-1840）

　MarcはEsquirolと同世代で、父はドイツ人、母はオランダ人で、パリで活躍し、詐病の研究で知られ、窃盗症、Kleptomaniaの造語者でもある。1833年の論文[93]で、Georgetの「デリールを欠くモノマニー」を「本能性モノマニー」（m.instinctive）と名付け、観念連合の誤りを示すEsquirolの旧来の狭義のモノマニーには「理性モノマニー」（m.raisonnante）の名を与えた。1840年に主著『司法医学的問題から考察した狂気論』（De la folie considérée dans ses rapports avec quetions médico-judiciaires）[94]全2巻を著した。これは彼の業績の集大成であり、著者自身が序言で自負しているように、既に触れたドイツにおけるHoffbauer[26]の著書と双璧をなす、Fodéré[36]を除けばフランスにおける最初の本格的な司法精神医学書と言って過言ではないであろう。法医学ではない、純粋の司法精神医学の本格的専門書と言ってもよい。本書の特徴、長所は元来ドイツで教育を受けたこの著者ならではのドイツの文献や思想、精神医学への目配りであろう。

　本書第I部は総論部分で、第1章「狂気に関する司法的問題における医学的権能」において彼はドイツ語の責任能力 Zurechnungsfaeigkeit に相当するフランス語はimputabilitéであると主張している。さらにはKantの責任能力の判定を医学よりも哲学へ委ねるべきであるという前述した見解に対する哲学者Metzgerの反論、さらにはHoffbauerの見解を紹介し、前述したRegnault（1828）の精神病者の司法上の問題に関する医師の権能をめぐる批判とこれに対するLeuret（1829）の反論を詳述し、狂気

と理性の鑑別の困難を事例とともに述べ，悟性の障害が提起する司法上の問題の鑑定に関する権能は当然のことながら医師に属することを結論づけた．第2章では「自由意思」（la liberté morale, le libre arbitre）の問題を論じ，意志の障害について触れている．第3章では「幻覚と錯覚」，第4章では「精神病もしくは狂気の諸型」が論じられ，idiotie, imbécillité, manieやmonomanie, démenceについて詳述されている．第5章では精神病の診断法について触れられている．第II部は各論で，モノマニーの諸亜型（例えばクレプトマニーやピロマニー，殺人モノマニーや自殺モノマニーなど）を含めたそれぞれの精神病諸型や亜型が論じられ，司法医学上の問題は第6〜17章において自験例を交えて多くの事例とともに論じられ，最後の第18章では精神病と民法との関係が論じられている．

なおEsquirolらの時代の鑑定の実状についてはFoucaultの編著[▶39]に詳述されている．なおこの中で挙げられている事例RivièreはMarcの著書[▶94]にも載せられている（第2巻，p.149）．なおこの当時鑑定事項について形式はさまざまで，一様ではなかった．この様式がある程度定まるのは1905年の当時の司法大臣Chaumiéの回状によってである[▷15]．

以上のように，フランス司法精神医学，精神鑑定，責任能力論はモノマニーの誕生，発展および完成と密接な関係をもって展開したことが特徴となっているのが最大の特徴であるといって過言ではないだろう．逆に誕生間もない精神医学はモノマニー学説の論争によって，理論的に鍛えられ，著名な鑑定事例や裁判事例を通じて，一般大衆に認知され，権能問題にも勝利を収め，司法精神医学を通して専門性が確立していったともいえよう．またモノマニー学説や殺人や放火などの概念は犯罪性精神病者の分野でパイオニア的貢献をしたと評価されてはいる[▶13, 54]．殺人モノマニーは20世紀に入り，Willmans[▶146]の統合失調症前駆期の殺人衝動に関する有名な研究の先駆的業績として挙げられている．この限りではモノマニー学説は司法精神医学のみならず，犯罪精神医学，犯罪精神病理学の先駆的業績と見なされる．

モノマニー学説の衰退の過程は拙論[▶61-64]などで詳述したように，モノマニーはその後あまりにも細分化され，混乱をきたした．モノマニー学説の擁護陣営の中からさえ既にこの点で警鐘をならしていた．つまり，モノマニー学説の重要な推進者の一人であるMarc[▶94]もその著書において，モノマニーの過度の細分化に危惧を抱き，Georget批判を行っていた．1819年の学位論文で「デリールを欠くマニー」の批判を行って以降一貫してモノマニー学説に反対していた，Esquirol学派の重鎮Falret（Jean Pierre, 1794-1870）が1854年にはモノマニーの実在を否定する批判論を出した（Dela non-existance de la monomanie, Extrait des Archives Générales de Médecine, pp.3-23, numéro d'aôut, Rignoux, Paris（1854）Falret JP[▶35]（p.425）より引用）．時代は症候群記述の段階から疾病単位構成期へと病因論，疾患単位，体系的学説の時代へと移行しつつあった．1838年には前述したようにフランス精神衛生法が制定され[▶8]，1843年には「医学心理学年

報」がBaillargerらによって創刊され，1852年3月にはFerrusが初代会長となり，「医学心理学会」が設立された。この設立間もない学会例会においてモノマニー学説への厳しい批判が起こった（1854年5月の例会：Ann Méd-Psych. 12 : 99-118, 1854）。精神医学は精神衛生法による病院精神医学の臨床的場を確保し，専門学会とその機関誌をもつに至った。学会内では学説的，科学的論争をするまでになった。モノマニー学説論争こそフランス最初の精神医学疾病論および司法精神医学上の近代医学的論争であったと考えられる（影山）[62,63]。モノマニー学説はフランス精神医学，司法精神医学の出発点，土台を形成している[62,63]。フランスにおけるモノマニー学説，ドイツのHeinroth（1818），英国のPrichard（1835）らにみられるような精神機能の知情意の分類に基礎を置く「過度の生理学的支配」[35]，つまり哲学的心理学から脱却し，19世紀中葉以降のBaillargerらによる幻覚の研究などにみられる精神病理学，さらにはBayleの進行麻痺の研究（1822）にみられるような脳病理学は急速に進展しつつあり，揺籃期の不確かな足どりは姿を消して，精神医学は素人を寄せつけない専門性の高みへと飛翔した。Regnault[118]に代表されるような，狂気は素人や陪審員，法律家が診断可能なものという，それまでながらく存在してきた見解はこうしてその主流からはずれていった。素人を寄せ付けない専門的不可侵性が生まれた。司法精神医学を通しての精神医学の独立，専門性の獲得，一般的，専門的認知という，「精神医学のアイデンティ」確立の面での，モノマニー学説の果たしてきたいわば「政治的」使命も終焉したというべきであろう。

III　フランス司法精神医学の展開——19世紀後半〜20世紀前半[70,72,73]

19世紀後半にはSt. Anne学派の隆盛，Morel（1857, 1860）やMangannら（1895）の変質学説[16]の影響力が増大し，遺伝論，器質論の隆盛にとって代わられるかのようにまず，Pinelの「心理的療法」が衰退した。既に詳述したように，Pinelの「心理的療法」の基礎的原理の一つがいわば「精神病心因論」に立脚するものであったことからくるこれは必然的変動であった。「遺伝」と「脳病」そして「治癒不能」が三位一体，一組となった古典的生物学的精神医学，つまりは濃厚にイデオロギー的色彩をもった「科学的」精神医学が誕生し，これが20世紀初頭に強力に支配することとなった。Pinelらの理想に燃えたいわば，「精神医学の青春時代」（影山）[70]は確実に幕を閉じた。「保護院」の役割と機能も精神医学のこの新しいパラダイム転換において変化せざるをえなかった。Esquirol, Georget, Marcらのモノマニー学説もこの変質学説の洗礼を受けつつ，神経症・人格障害と妄想病への二極に分解されていった[61,62]。特にEsquirolの知性モノマニーはKraepelinのパラノイア概念に大きな影響を与えている[61]。こうしてモノマニーの用語は1880年頃にはほとんど使用されなくなった[61,62]。

1. 精神衛生法と病院精神医学

　Pinel, Esquirolらの精神医療実践の理念を具体化した1838年の法律，フランス精神衛生法と保護院制度とは当時としては欧米の先駆的モデルとなるべき画期的なものであった。[17] とはいえ，設立当初から種々の立場から，精神医学の内外からさまざまな批判と改善が指摘された。例えば，Dannerは1858年の学位論文で次のような指摘をしている。[21]

　　「確かに保護院の創設はあらゆる批判をも超越した人道的手段であった。しかしこの制度が人道的な点において優れているからといって，そこから科学的な点においても優れているという結論を下すことには慎重さが必要である。この観点からしてEsquirolは保護院の恩恵をいささか誇張しすぎているきらいがあると思う。保護院とはなによりも隔離収容（réclusion）の手段となっていることを認めないわけにはいかない。これは社会に対して精神病者が害をなすのを阻止するための不可欠な方策であることは間違いない。しかしこの社会的観点からして精神病院が有効であり，不可欠であるとしても，治療的観点からして社会が認めているほどの重要性を精神病院はそれほどもたなかったのではなかろうか？」

　このような批判は次に紹介するFalret J（Jules Philippe Joseph, 1824-1902）の1865年の論文でも相当激しいものであったことが判る。[30] 彼は1864年12月12日の医学心理学例会で次のような発表を行い，Pinelら以降の保護院の理念と制度を徹底的に擁護している。

　　「至る所で1838年の法律と精神病者保護院（asiles d'aliénés）の批判が巻き起こっている。マスコミも学会も60年間続いてきた精神病院の基本的原理に対して戦いを挑んでいる。これらは破壊するばかりで建造しようとしない。事情を知らない素人談義で，私はこの新しい説に与せず，19世紀初頭以来の先達の原理を固守する。この原理は社会的，医学的要求に応えるもので，反撃にも抗して決して崩れるものではない。閉鎖された精神病院と批判するが，これは精神病者に対する福祉（bienfaisance publique）の主軸なのである。その他の援助手段（modes d'assistance）は補助手段である。とくに慢性で穏和な患者のためには。これらの適用の研究が必要である。反対者の見解は総じて間違っているが，聞くべきところは一部ある。要は精神病院の改革であって，転覆にあるのではない」

　さらに前回の例会でのParchappeの主張に同意し，「治癒可能な精神病者」（aliénés curables）は例外もあるが，多くの場合で，「可能な限り速やかに保護院へ入院させる。保護院こそ治療に必要な全ての手段が集積している」「隔離こそ極めて普遍的な

一つの治療手段である」とし,「多くの場合,家庭での治療は利点が大きい」というのは少数意見であるとFalret Jはしている。これに対し,「安全な,あるいは治癒不能な精神病者」(a.inoffensifs ou incurables) の患者の多くは家庭で監護すべきで,慢性精神病者,痴呆者,麻痺者,白痴やてんかん者が含まれるとしているが,Falret Jは後述するように,危険な精神病者の鑑別は困難であることをも強調している。

　種々の非難がなされ,改正の動きはあったが,結局1838年の精神衛生法は後述する1990年の精神保健法への改正が実現するまで,部分的修正にとどまり,その多くは殆ど無修正のままに継続してきた。その間1968年1月に1838年法31-40条の改正がなされ,患者の市民的権利,とりわけ財産管理についての権利の強化が計られた。1981年2月には1838年法によらない入院患者の人権と自由を保障する法的枠組みが築かれた（Law of "Sécurité et Liberté"）。これはまた公立保護院にのみ適用していた法的監視をこれ以外のすべての施設にも拡大することを規定した。1985年,1986年には二つの法律によって,精神科医療区に基づく,新しい精神医療制度の法的基盤が整備された。なお1938年には古い用語の保護院は「精神病院」(hôpitaux psychiatriques)と呼ばれることになった（Ricard回状）。

2. 危険な精神病者の処遇，特殊病院設立構想
　　── 19世紀の司法精神医療制度，司法精神医学論争
❖ 心神喪失となった者の処遇
　Falret J（1868），（1876）によるとフランスでは当時から心神喪失となった精神病者は完全に自由の身となる。危険と感じさせる者には検察は行政当局に措置入院を委ねた。保護院医師が措置入院者を退院させるのは自由であった。当時からフランスのみならずあらゆる国で，精神衛生制度の脆弱性を多くの専門家が指摘し，学会も同様であった。現行制度に代わる，次の3種の方式が提案されていた。①行政当局を司法当局に代える。②危険な殺人性精神病者の行政的隔離を保護院医師が治癒とみなしても，永続的にする。最後に③，英米と同じく，欧州各国やフランスでもおなじだが，危険な精神病者全て，あるいは犯罪性精神病者と言われる，裁判事件になんらかの形で関与した精神病者全員を収容するための，特殊保護院（asiles spéciaux）あるいは精神病者の保護院なり刑務所に付属する特別部門（section）の設置，以上である。
犯罪者と言われる精神病者の入院，入院中，退院
　これについては行政から司法当局に代える方式は常に司法官から推奨されてきた案で，Amb.Tardieu（Etude médico-légale sur la folie 2e édit. 1880）もこの立場を主張し，比較法学会が同趣旨の提案を行った。Th. RousselとAlb. Jozon Desjardins議員たちは決定権の司法官への委譲のみならず，特別保護院なり特別区の設置を含む，フランス精神衛生法（1838年法）の改正案を1872年に提出した。同年開催されたBruxellessでの国際医学会でも同様の問題と制度の設置が提案されてもいた。しかしフランスでは

行政から司法へのこの委譲は最近の「精神保健法」への改正に至るまで，採用されることはなかった。

危険なとりわけ殺人的精神病者の永続的隔離

このことをフランスで最初に提唱したのはAubanel（Rapports judiciaries et considérations médico-légales sur quelques cas de folie homicide. AMP t.VI : 359-385, 1845, t. VII ; 84-105, 219-254, 1846 ; AMP t. VII, p.252, 1846）で，彼が医学心理学会で発表するや幾人かの会員の賛同を得た。Esquirolの言葉を根拠に，彼は殺人狂（folie homicide）は決して根治しないと主張した。しかし，Falret J（1876）は事例ごとに状態は異なり，絶対的で不動の基準は不可能に思える，とこの説を批判した。一方，後述するように有罪となった精神病者を収容していたBicêtre保護院保安区での収容は無期限となっていた。

❖ **特殊保護院構想**

フランスにおいても比較的古くから特殊病院の構想は精神医学界から主張がなされていた。Falret J（1865, 1876）によれば，裁判で有罪となった精神病者のための特殊部門の創設を最初に表明したのは1828年のGeorgetであった。フランスではBrierre de Boismont ; Dela nésessité de créer un établissment special poour les aliénés vagamonds et criminels（Annles d'hygiène, t. XXXV, p.396, 1846）がこの立場の代表格である〈なお1863年にはLegrand du Saulle（Henri, 1830-1886）が医学心理学会例会で同様の主張をしている。さらにLegrand du Saulleは1864年に当時を代表する司法精神医学書『法廷における狂気』を著し，前述した彼の司法精神医学的立場，見解をここで全面的に展開している〉。Brierre de Boismontがこの創設の根拠として挙げているのが，①犯罪性と非犯罪性精神病者の混在の欠点，②再犯防止による社会保護，③狂気と理性との中間，生来生の悪者，発達停止，変質者は刑務所も保護院も不向きである。狭義の精神病者でも通常の犯罪者でもない者の予防的収容，社会の保安のためであるとした。

犯罪者と言われる精神病者のための特殊保護院の歴史であるが，英国とアイルランドの特殊保護院創設の意見は19世紀初頭に遡る（Falret J（1868））。ロンドンのBedlam精神病院には犯罪性精神病者を収容する特別部門が既に存在していた。1843年アイルランド当局がダブリンで特殊保護院建設案，Dundramで1850年にこれが開設された。スコットランドにはこの他Perth刑務所に特殊部門が存在していた。英国では1844年のLunacy委員会報告書で特殊保護院の設立勧告がなされ，Broadmoorでの建造決定。1863年には女性部門開設。1864年12月現在男性213，女性94人収容されていた。

欧米ではこの種の建造が審議中で，活発な議論が巻き起こった。英国モデル推奨派と反対派に別れた。フランスでも諸外国でも要望には根強いものがあった。Parchappe（Des principe à suivre dans la fondation et la construction des asiles d'aliénés（1851-53））はこの問題を論じ，犯罪性精神病者のための特殊保護院，いくつかの保護院内あるいは刑務所のこのための部門の創設の必要性を認め，長期刑務所における精神病棟区の創設が最良であるとした。フランスではこの種の構想を実現すべく，米国の刑務所をモデルに創設されたBicêtreの保安区域（le quartier de sûrté）しか1860年代中頃当時は存在しなかった。収容人員は25から30人程度であった。1870年代になってGaillon長期刑務所（maison centrale）に類似の地区が開設されることになった。[22]

Falret Jの反対意見[29]

彼は1863年の5月30日の医学心理学会例会において前述したBrierre de Boismont（1846）がAnnales d'hygène et médecine légaleで賛意を示した英国同様の犯罪性精神病者（aliénés criminels）用の中央保護院の創設，フランス帝国の4つの主要保護院にこの種の幾つかの部門（section）を創設するとの考えに対して，いかなる利点をも見いだせないと反対している。

「治癒不能者の保護院」（Asile d'incurables）という悲惨な名称に対して全ての専門医が反対しているのは大いに根拠のあることで，これを禁止したのは正当であったのに，犯罪性と言われる精神病者のための特殊保護院（asiles spéciaux）や保護院の（特別）部門を創設しようとすることは理解に苦しむ。犯罪者（性）と精神病者のふたつの言葉は絶対的に両立しない。精神病の事実が確定されれば，犯罪は消失する。これが全世界で認められている今世紀になされた精神病者のための改革で達成された，真の人道的原理（le principe, vraiment philanthropique）である。しかし英国とフランスで既に創設された犯罪性精神障害者の施設がある。パリではBicêtre救済院に創設された保安区域は法廷で有罪となった精神病者の収容施設である。重大でない犯罪では，見逃された精神疾患（maladies mentales）の初期（les première périodes）ないし前駆期（prodromes）でなされたものが多いことに留意すべきである。保安区域へは一旦入院すると，病気の進行に関係なく，期限は無期限である。これは科学と人道に反する。部分責任能力を認め，犯罪性精神病者のための特殊保護院創設を望む者たちの眼中にあるのは，固有の精神病者というよりも生来的に悪しき変質者で，狂気との境界，理性の最下位の段階にある者たちである。彼らが創設しようと望んでいる保護院は精神病者の施設の付属というよりも刑務所の支所である。

Falret Jは1868年11月16日の例会でこの特殊保護院制度問題を主題に再度発表を行い，同様の反対論を展開している。[31]

賛成論——Garnier P[41]

パリ警視庁特別医院の精神科医で異常酩酊論など司法・犯罪精神医学に造詣の深かったGarnier Pらは1901年という比較的早い時期に，治療論を真っ正面から論じた『精神病治療論』を著している。[41] 現在では余り知られていないこの著書において彼らは精神病者の処遇の改善，病人として扱うという「臨床的治療」（clinothérapie）を確

立したのがPinelであったと彼の業績を称えている。そしてこの「偉大な改革の精神病院モデルとして彼は「非拘束」(non-restreint) と「臥褥」(alitement) そして,「開放」(l'open-door) 処遇であることを強調している。さらには「病院三方式」(trilogie hospitalière) を提唱し, 一般精神病のための「臨床保護院」(l'asile clinique), そしていわゆる犯罪性精神病者のための「保安保護院」(l'asile de sûreté), 発病した受刑者のための「精神医療刑務所」(l'asile–prison) を検討していた。百年前の卓見であると思う。しかし後述するように開放病棟制度が実験的試みはともかく, フランスで公式に認められたのは1951年と戦後のことで, 進歩的見解もその実現には半世紀かかった。

フランスにおけるその後の展開

Falretらの理想主義的な全面反対は完全には実を結ばなかった。結局フランスの採用した方式は精神衛生法を優先させつつ, 現実的な道を探った。特殊保護院の導入は排除しながら, 保護院保安区域と刑務所付属特殊病棟の創設であった。この種の問題に限らないが, 触法精神障害者の処遇において, 英米の実践的, 実利的, ドイツの学理的, 原理的, 原則的, フランスの人権を重視した, 科学と人道主義との結合的観点という欧米各国のスタンスや国民性の違い, 特徴が色濃く浮き出ている。

❖ 危険な精神病者（表1）

Falret J (1865)[30]は次のような主張をし, 危険な精神病者の診断の困難さを指摘した。危険な精神病者 (aliénés dangereux) について, 患者自身と他人とを守るために患者を監禁すべきである。しかし治癒可能とそうでない患者の区別も極めて困難であるが, 危険な患者とそうでない患者を実際に区別することはなお一層困難である。「危険な精神病者と安全な精神病者 (a.inoffensif) との区別は実際には実践不可能である」が, 法はそれでもこれを強制し, 恣意的判断に委ねられてしまい, 見解が割れ易い, としている。彼は1868年の7月27日の医学心理学会例会においても「危険な精神病者[32]」について発表し同様の論旨を展開している。

一方Billod[10]は1880年に危険な精神病者について論じ, この鑑別について詳述している。

表1 「危険な精神病者」「処遇困難者」

- この種の患者は19世紀前半より「精神科保安病棟」(Services psychiatriques de sûreté) に収容されていた。
- 1986年の10月14日の方法により, これは「処遇困難者ユニット」(UMD：Unité pour Malades difficiles) に変更された。行刑施設の犯罪性精神障害者であろうと精神保健法による一般精神病院患者であろうとも, この種の患者はUMDに収容される。この入院は精神保健法L.342-355条によって規定された措置入院に従ってなされる。

「処遇困難者」とは精神医学的危険性の概念を拡大さえたもので, 伝統的な看護チームにおいて患者を担う点で生じる問題についての医療看護者の抱く主観的な考えである (Lavoine[85])。「処遇困難者」とは「病棟の困り者」(perturbateur de service) である。

なおBaillarger[6]は1840年に行刑施設における精神病の発生頻度の調査を行い，医学アカデミーに報告し，一般住民より2～3倍高いことを指摘し，その原因を探るという先駆的業績を残した。

3. 刑事責任能力，精神鑑定等をめぐって
❖ 用語，概念について

精神鑑定の用語，Pinelらの時代のexamen mentalが現代風にexpertise psychiatrique になったのが19世紀後半である[124]。Lyonで司法精神医学に携わっていたMax Simonの著書（1886）[134]ではexpertise mentaleが使用されている。ちなみにexpert（a. 精通した，n. 専門家，鑑定人），expérimenté（熟練した）は同じ語源を持ち，それはラテン語のexperiri，フランス語のéprouver（試験をする，体験する）である[141]。

1870年のLarousseの百科事典（Grand Dictionnaire universel du XIXe siècle. p.102, Larousse et Boyer, Paris（1870））にはexpertise（鑑定），experts（鑑定人），rapport（鑑定書）の用語についての解説が載せられている[16]。1863年のFalret Jの「責任能力論」[29]では，médecins légistes（法医学者），l'examen des médecins légistes（法医学者の鑑定），la médecine légale des aliénés（精神病者の法医学），médecin expert（鑑定医）が採用されている。彼の1876年の論文[33]でも司法精神医学にはmédecine légale des aliénésが採用されている。司法精神鑑定医はmédecin légist des aliénés（精神病者の法医学者）が採用されていた。asile, aliénisteという用語も20世紀中頃には精神病院（hôpital psychatrique），精神科医（psychiatre）へと代わった。ちなみに前述したEsquirolやMarc, Georgetらの著作にはPsychiatrie légaleという用語が使用された形跡はないように思われる。彼らはmédecine légale（法医学），examen médico-légal（法医学的鑑定），considérarions médico-légales（法医学的考究），quetions médico-judiciaires（司法医学的諸問題）などの用語を頻用している。ちなみにPsychiat〈e〉rieはドイツのReil Johann Christian（1759-1813）が1808年に造語している[56,137]。拙論で論じたように，筆者が気づいた限りではフランスにおける使用はFalret JPの論文（1847）[34]が比較的早く，ドイツ精神医学の紹介において，une clinique psychiatrique（p.246），une chaire de psychiatrie（p.247-248）の用語を用いている。これは講義録の発表であるから，実際の使用は前年度の1846年なのかもしれない。一方Bloch, von WartburgらのDictionnaire étimologique de la langue françaiseによればpsychiatreは1802年に，psychiatrieは1846年にフランス語に登場しているという[137]。したがってpsychiatrieの採用は1846年のFalretをもって嚆矢とするのかもしれない。しかし既に紹介したように，19世紀後半に活躍した当時の代表的司法精神医学者の一人と思われる彼の子息Falret Jの1876年の論文[33]でも司法精神医学には，médcine légale des aliénésの用語が使用されており，フランスにおいてはPsychiatrie，少なくともPsychiatrie médico-légaleの用語は容易に定着しにくかったように思われる。ちなみに前述したSimon M（1886）の著書[134]では，psychiatrieの用語が

使用され，鑑定人にはexpertの用語が採用されているが，司法精神医学には旧来のmédecine légale des aliénésが用いられたままである．また1843年に創刊された学会機関誌「医学心理学年報」のサブタイトルにもこの表記が採用されている．フランスにおいてはこの「精神病者の法医学」が司法精神医学を示す用語として，少なくとも19世紀を通じて，根強く採用されてきた，と考えられる．

❖ 19世紀後半の司法精神医学的論争[31]

既に一部紹介したが，フランスでは19世紀中頃以降に特殊精神病院等も含めた司法精神医療，司法精神医学の大論争が起こった．1863〜64年の医学心理学会月例会およびこれを掲載した同誌上において「精神病者の自由意思と責任能力に関する議論」が連続的に展開された．端的に言えば，一方は部分責任能力肯定論，責任能力の心理分析の重視，可知論，危険な犯罪者の識別可能論，治療処分の導入，特殊病院の設立に賛成する立場で，この代表が当時のフランス司法精神医学を代表する一人Legrand du Saulle[86]であった．これに反対する立場，精神病者と犯罪者とを峻別し，精神病者責任無能力の原則をあくまでも固持し，Pinel以降のフランス精神医学の保護院制度の枠内での改善を推進し，科学的処遇をする，人道的原則（le principe philantropique）を主張する立場で，この代表がLa Salpêtrièreの医長Falret Jであった．ちなみにFalretの臨床精神医学関係の業績はÉtudes cliniques sur maladies mentales et nerveuses（1890）に，司法精神医学関係の業績は，既に引用したLes aliénés et asile d'aliénés（1890）[33]に，いずれもオリジナル論文が加筆修正されるなどして収録されている．当時のフランスのこの司法医学の大論争は一世紀半以上も昔のことながら，状況が最近の我が国に酷似しているだけに，興味深く，参考になる点が多く，以下詳述する（表2）．

Delasiauve（1853），Belloc（1861）などが医学心理学会などで部分責任能力を肯定する主張をしていた．1863年にLegrand du Saulleがこの学会で，再度提起したこの部分責任能力の問題，つまりはデリール（妄想）と関係しない行為に対して部分的に責任があるとする見解を認めると大多数の精神病者が有責となってしまう，とFalret Jは部分責任能力に1863年5月30日の学会例会で反対し，これが同年の「医学心理学年報」に「精神病者の道義的および法的責任能力について」と題する学会発表論文[29]として掲載されている．彼はここで部分責任能力反対論を主軸に，当時一部に支持者を得ていた治療処分，特殊病院制度にも明確に反対し，さらには「心理的分析」の偏重による責任能力論の危険性を指摘し，いわば自由意思の不可知論の立場に近い論旨を展開し，責任能力の医学化を堅持し，この判断についての医師の権能を明確に肯定している．

ここでの彼の主張を引用すると，大略次のようなものであった．

哲学の自由意思（libre arbitre）の程度でいえば，正常人と病人，あるいは同一人で

表2 19世紀におけるフランス司法精神医学の論争点（影山，2005：精神医学史学会発表）

項目	立場	
	改革派	主流的伝統派
①部分責任能力	肯定論	否定論
②責任能力	心理分析重視・可知論	不可知論
③危険な犯罪者識別	可能論	不可能論
④治療処分導入	賛成	反対
⑤特殊病院設立	賛成	反対
	「過度の人道主義」と批判	「人道主義の原則」を固持
代表	Legrand du Saulle, H	Falret, J

改革派も治療処分（司法官の介入，処分期間）等をめぐって穏健派と急進派に分かれる。

も時機に応じて異なる。医学でも同様。患者によって責任無能力の程度はさまざまである。間違ってモノマニーと呼ばれている妄想（デリール）が局限的な患者から，メランコリー患者を経て，全能力を失っている脳の器質性病気まで連続的中間段階が存在するし，自由意思の程度の階段がある。下降する階段は生理学的な責任**能力**の減少を示す段階で，理性と狂気との境界まで最高段階からの下降である。上昇する階段は病的状態の責任**無能力**の程度の（悪化的）上昇を示すもので，理性ある狂気から部分性精神病（デリール）を経て自由の完全な喪失である急性精神病まで段階は存在する。以上の哲学的，医学的な理論的考察から部分的責任能力について思弁的に回答することは可能である。しかし問題は実践的領域，つまり司法医学的応用（l'application médico-légale）の領域では責任能力ないし責任無能力の程度の区別を認容することはもはや不可能である。道義的責任能力（r.morale）と法的責任能力（r.légale）とは異なるのである。法律的領域では評価不能な程度に基づく曖昧な区別は認められない。確固たる基準（un critérium fixe）が必要である。鑑定事項は各国共通で，非難されている行為時に被鑑定者は精神病者なのか精神的健常者であったのか？　というものである。もし健常者ならこれを有罪とすべきで，精神病者なら無罪とし，有罪者と考えるべきでなく，もしも社会にとって危険であるなら，行政処分として精神病者保護院へ送致すべきである。現行の法解釈は，以下のようである。つまり責任無能力と狂気とは医師にとっても司法官にとっても同義語なのである。基準は医師，医学にあり，狂気かどうかである。ここに部分責任能力を導入した時の困難があり，こうしてありとあらゆる議論が沸騰する。誰が精密な精神測定器（phrénomètre）を所有しているというのか。心理分析（analyse psychologique）の結果の不確実性，恣意性，基準のなさが問題である。もしも有責なら，あとに残るのは軽減事由（情状酌量：フランスでは限定責任能力の刑法規定がなく，これに応用されていた）だけである。司法官は行為を判断し，医師は逆に個人を鑑定する。司法官は正常人は全て同一とみな

す。このfictionは狂気にも適用され、法の前では平等に責任無能力を認めるのである。個人を見ないで、行為のみ見て、各種のモノマニーが誕生した。モノマニー学説から部分責任能力論が生じやすい。鑑定医は彼の固有の領域、患者個人を放棄すべきでない。司法精神医学は患者個人をその全体性において、病的現象の全面性において見るという当然の道をたどるべきである。モノマニーは実在せず、全ての精神病者の絶対的責任無能力という貴重な基準を保持することである。民事（遺言や贈与、寄贈、婚姻の無効性）では疑わしい場合には行為の妥当性の側にバランスの重きを置き、刑事事件では責任無能力の側にバランスを置く。民事では個人の有罪、無罪ではなく、行為の有効性が問題である。

　Falret Jは1876年にも科学百科事典に責任能力論を著し、英米仏独の責任能力の法制度の歴史を概括し、フランスの責任無能力の法的規定について次のように評価している。

　英米については、1812年のSpencer Perceval卿殺害者Bellingham事件によって生じた悪の識別基準や1843年MacNaughten事件の結果生まれた「狂気の抗弁が成立し、被告人が免罪されるには、犯行時に、精神の疾患の結果として、行為の性状も認識できないほどに、あるいはこれを認識していても、為したことが悪であることを知ることができないほどに、理性を相当に失っていた」というルールについて触れ、後者（いわゆる「制裁能力」）も「善悪の識別の基準同様に恣意的で、不安定な基準でもって、個々の事件例において、与えられた判決は不確かで、矛盾しており、事実の健全な解釈よりもしばしば偶然に左右されていることは驚くに値しない」と厳しい評価を下している。さらに彼は言う。「フランスでこの問題を規定している法文は刑法64条である。『犯行時に被告人が痴呆状態にあったときには、重罪にも軽罪にもならない』。この条文によれば、責任能力の基準は犯行時の被告人の精神病の存在のみを基盤としている。同じような条文は最近New York州の改正条文でも次のように規定されている。『狂気の状態にある者によるいかなる行為も重罪や軽罪で罰せられない』法のこの一般的規定は精神病者の責任能力の明確で絶対的基準よりも好ましいものである。事情に即して各個別事例ごとに判事が自由に決定を下すことができる。この規定により、犯行がそのデリールと関係しなくても、健常な人間でも犯行動機となりうるような動機ゆえに犯行がなされたとしても、判事は精神病者からあらゆる責任を免除する自由が与えられる。ドイツにおいても責任能力の絶対的法律上の基準というものはないが、フランス同様にまったく寛容でもなければ、リベラルでもなかった。ドイツの新刑法によれば、『犯行時に意思の自由な決定を喪失させるような、無意識の状態もしくは精神疾患の状態に犯行者があれば、その行為は罰せられない』。したがって免罪は全ての精神の障害に適用されるのではなく、疾患がどのようなものであれ、意思の自由な決定を排除するような疾患の段階においてのみ、適用される。この基準は精神疾患の事実だけに基づかず、自由意思の保持や喪失の程度に依拠してい

る。これは哲学的,抽象的基準であり,医学的,科学的基準ではない。BerlinのGriesinger教授もまたこの重大な欠陥を避けるために,晩年に次のような原則を提起した。つまり,彼の法医学的報告書の全てにおいて,司法官によって提示された最初の質問にのみ,つまり犯行時に精神疾患の状態に被告人があったのかどうかという問題にのみ答え,第二の質問,つまりは自由意思の程度,精神病のどのような型に罹患している被告人が保持できていた精神的(道義的)責任能力の程度に答えることに対しては常に控えていた」。

Falret Jのこの考えでは,フランスの刑法64条の規定の法解釈によれば,精神病と犯行との同時的併存が確認されれば,責任無能力の基準を満たし,両者に因果や動機関連が存在する必要はないという非常に寛大なもの,また医学的診断のみを重視したものを主張している。

Falret Jはまたこの論文で,後年Willmanns▶146の精神分裂病前駆期における殺人衝動の先駆けとなるような,注目すべき言及を次のように行っている。

前駆期の暴力犯罪:「lasègue(1864 ; Archives de medicine)やMaudslay(Crime et Folie)が指摘しているように,狂気が全面的に展開していない時期がある。長期間精神と性格の変容がいかなる外面的徴候をも示さず,患者の内奥の意識にしか感じられないままである。疾患は既に大いに進み,精神の深みに根を下ろしていても,誰もそれに気づかず,いかなる外面的事象も当人の精神状態のこの深くて根本的変化を暴露していない。このような条件で,突然暴力的事柄が発生し,誰も精神疾患に罹患しているとは疑わない者によって重罪なり軽罪の犯罪がなされる。暴力行為がいわば疾患の最初の徴候なのである。責任能力の問題について明言することはしばしば困難で,事例に応じて,これが保持されている,減弱されている,消失しているとか云える」

19世紀末にLombrosoらの犯罪学が勃興し,これに伴い犯罪者と精神障害者,精神病者との区別の有無が大きな問題となった▶16。Paris大学法学部で法医学の講義をし,19世紀後半から20世紀にかけてフランス司法精神医学を代表する一人(Chauvaud▶16)で,St. Anneの医長を務めたPaul Dubisson▶24は「犯罪者と精神病者との間に違いは存在するのか?」との問いを立て,LombrosoやMausleyはこれを否定するが,彼は肯定する立場を表明し,このための一連の論文を発表し,「精神病が全ての犯罪を吸収してしまう日がやってくる」と警鐘を鳴らした。彼は犯罪学実証学派の責任能力論の影響を受け,道義的責任能力論を破棄し,社会的,刑事的責任能力論を提唱し,「人が罰せられるのはこの者が社会的秩序を乱したからである。人は危険であればあるだけ,重く罰せられる」とし,危険性(dangerosité)の概念を重視した。彼は社会防衛論のフランスにおける先駆者と見なしてもよい。

第9章 フランス精神医学の歴史と現状　135

❖ 刑法64条の痴呆（Démence）の改変問題[124]
　1933年医学心理学会は刑法64条の「痴呆」に代える用語を提案した。心神喪失相当の精神障害を「痴呆」という名称で総括的に示すには，「痴呆」では時代にそぐわないことは明らかであった。精神医学の「痴呆」と区別してChaumié回状にもあるように「刑法64条の意味での『痴呆』」と呼ばれることもあった。提案されたのは「行為時に不道徳ないし不正義である性格を認識し，この結論に従って自らを処することができないようにする精神病理的状態」（d'état mental pathologique qui rend incapable au moment de l'acte d'en apercevoire le caractère immoral ou injuste et de se determiner en consèquence）というものであった。しかし結果的にこの修正は果たせず，20世紀末の今回の刑法改正を待つしかなかった。

❖ 1905年12月12日の法律[59,64,68]
　時の司法大臣Chaumiéは従来一定していなかった鑑定事項を次のような形式でなされるよう求めた（Chaumiéの回状）。

　1）被告人は犯行時に刑法64条の意味で痴呆状態にあったかどうか
　2）被告人において，精神医学的そして生物学的診察によって，責任能力を相当程度免除あるいは軽減させるような精神的もしくは身体的異常が明白にされることは決してないのかどうか。

　この回状の意義は三つある。第一に前述したように刑法ではないが，法律に「責任能力」の用語が初めて公式にフランスの法律に導入されたのがこの回状であった。刑法64条のタイトルには「重罪なり軽罪により罰せられうる，免罪されうる，あるいは有責（responsible）とされうる者」という表題になっており[17]，責任能力という用語そのものは欠けていた。第二に，この回状によって心神喪失のみならず，責任能力の程度の判定の権限も鑑定医に与えられることになった。19世紀前半Regnault[118]によって厳しく批判されていた責任能力についての精神鑑定医の権能問題はこうして，半世紀を経て，20世紀初頭には医学の勝利に終わった。第三にSenon[128]が指摘するように，限定責任能力の対象者，多くは精神病ではなく，「精神異常」（anomalie mentale），つまりは精神病質を示す者が受刑者に存在することを法的に認めたことにより，保護院への転送を必要としない者，つまりは行刑施設での精神医療が合法化された。

❖ 責任能力への回答の是非[17]
　1907年Genèveで開催されたフランス語圏精神医学会において，Gilbert Balletの発表があり，大多数の参加者が責任能力の問題に医師が答えることは不適切だとこの発表に賛同した。同じ頃Montpellier大学教授Grasset[50,51]は精神病も責任能力も，全か無か

の二元論（la théorie des deux blocs）ではなく，正常者から精神病者まで連続的移行が存在する一元論（la théorie du bloc unique）を主張し，「半精神障害者」（demifou），「半責任能力者」（demiresponsable）の存在を主張し，心的不均衡者（異常性格者）の刑には適切な配慮が必要なことを指摘した。LyonのLoubat検事長は限定責任能力による刑の軽減は累犯者を奨励することになると主張した。とはいえ，結局，責任能力への言及は，直接答えないまでも，鑑定人尋問では結局はこれに関する質問が司法側から出ることが多く，触れない訳にはいかず，言外に臭わせることが通例となってきた。[82]

IV　フランス司法精神医学の現状と新たな役割[72,73]
——"What they can do is not generally valued and what they are unable to achieve is written in headlines"（「特殊病院といえば，その功は認められず，その代わり失敗ばかりがトップニュースで書き立てられる」）（Charles Kaye）[77]

　我が国の参議院法務委員会は平成15年6月3日，衆議院において一部修正された「心神喪失等の状態で重大な他害行為を行った者の医療及び観察等に関する法律案」（いわゆる心神喪失者等医療観察法案）の採決を行い，参議院でも可決された。現在問題が山積で，予想されたように施行も前途多難な状態であるとはいえ，我が国でも重大事件を起こして心神喪失を理由に不起訴処分などとされた精神障害者に，裁判官と医師の審判，合議で国公立病院への入通院を命じることなどが法的に可能となった。急速に現実化しつつある，我が国のいわゆる触法精神障害者の処遇制度の改革を射程に置きながら，同じ大陸法的枠内にあって，いわば「司法行刑一元的モデル」のドイツの治療処分，さらには慣習法を基本とする英国とは一線を画する特別な処遇制度と機関を設けて，「精神医療一元モデル」を貫徹している仏国の触法精神障害者，処遇困難者の処遇に焦点を当て，その分析を行い，我が国へのモデルとしての導入の是非，短所と長所を述べてみたい。

　なお最近我が国においては「触法精神障害」との言葉がマスコミや専門的論文においても頻繁に採用されている。諸外国ではこれに該当する用語はあまり見あたらないように思われる。拙論でも論じたように，ごく最近の文献に限定してみても，フランスでは「精神異常性犯罪者」（délinqunats mentalment anormaux），「犯罪性精神病者」[72]（aliénés criminels）（Senon），「犯罪性精神障害者」（malade mental criminel），「司法医学的患者」（patiant médico-légal）（Lavoine）[128][85]などが，論文などの学術用語に採用されている。ところで違法行為があっても，精神障害の故に責任無能力とされれば，犯罪の成立要件（構成要件該当性・違法性・有責性）の一つを欠く以上，法的には犯罪とはならない。構成要件に該当した違法行為であっても責任無能力であれば，刑事法上犯罪は成立しない。既に紹介したFalret J[33]もこのことは強調していた。彼が「**いわゆる**

犯罪性（犯罪者と言われる）精神病者」（aliénés dits criminels）と表現した所以である。したがってこのような者を犯罪者，犯罪性と呼ぶことには厳密には問題が残る。また犯罪性精神障害者・精神病者というのも，本来は刑法等の違法行為なり犯罪と精神障害・精神病の併存する者という「純粋に記述的な概念」であるはずのものが，「犯罪と精神病との因果関係」が強調され過ぎているようにも受け取られかねず，誤解を招きやすい印象を受ける。この限りでは「触法精神障害者」という言葉は定義や概念が充分に明確にされるならば決して悪い用語ではない。

1. フランス精神医療制度と新しい精神保健法

　フランスに関する司法精神医学の現状の本題に入る前に，これらと関連したり，これらを理解するための前提となる事柄について簡単に触れておきたい（表3）。

❖ フランス精神医療と精神保健法 [37, 100, 101, 127, 134, 135]

　我が国と比較して仏国の精神医療の特徴をまとめると，地域精神医療中心（精神医療区（secteur）），公立病院中心，専門医と分業化として要約できよう。

地域精神医療と公立病院中心とその歴史

　既に触れたようにフランスでは1838年にEsquirolらの尽力で制定され，その後世界のモデルとなったフランス精神衛生法（1838年6月30日の法）において強制入院を法的に規制し，各県に公的病院（保護院（asile））の設置を義務づけた（その後の部分的改正，追加条文は「公衆衛生法」（C. S. P : le Code de la Santé publique）の第3部第4編，L326-355条に収録された。これらと1838年の法とを合わせてここではフランス「精神衛生法」と総称する）。我が国の精神保健福祉法などと比較して，同法の特徴といえることは強制入院を自傷他害の恐れのある患者などに対するあくまでも「行政処分」としてより明確に位置づけ，地方行政首長に強制入院の最終決定権を与え，これを司法権，検察や裁判官の司法当局の介入，監視によって，強制入院の違法，不法性を統制するという行政と司法とのバランスの上に成立していることである。患者の財産の保護，不法入院などの司法当局への訴えを保障している点も当時としては画期的なものであった。

　次にこの国の精神医療の大半が公的機関と公務員である精神科医師によって担われ

表3　フランス精神医療の歩み

戦後
- 1951年2月28日の通達　開放病棟・自由入院を認める
- 1960年3月15日の法律　精神医療区の正式導入
- 1990年3月14日の通達　入院期間の制限「脱施設化」
- 1990年6月27日の法律　〔精神衛生法から精神保健法へ〕　患者人権の重視

てきた点が，私立病院中心に発展してきた我が国の制度とは大きく異なる点の一つである。1938年には古い用語の保護院（asile）は「精神病院」（hôpitaux psychiatriques）と呼ばれることになった。戦前無料診療所などに見られた医療の民主化，社会精神医学的運動は戦後より一層活発となり，保護院における閉鎖病棟中心の治療にもようやく風穴があいた。「1951年2月28日の通達」によって，開放病棟が公式に認められ，同時期に長らく措置収容，同意（医療保護）収容という強制入院のみであったフランスの精神病院入院制度に，自由入院が導入された。英国のLaingら，イタリアのBasagliaらの反精神医学運動にも影響されて[128]，既にフランスでも運動が広がっていたが，「1960年3月15日の通達」によって「精神医療区」（secteur）が公式に設立されるに至り，「1985年7月25日の法（loi）」によって，これが法律的に合法化され，「地域精神医療」（sectorisation）が着実に前進してきた。こうしてフランス全国は約7万人を一つのセクターとする精神医療区に分けられ，一人の精神科医を責任者として，入院専門の基幹病院と外来専門や当番制による24時間体制の救急専門の各精神医療施設を連携させ，精神障害者の予防・発見，治療，デイケアーなどの後療法（post-cure）を行うなど公営の地域精神医療がほぼフランス全土において完成している。フランスの精神科施設は公営，営利的私立，公営的私立が区分され，公営施設ではさらに「1990年3月14日の通達」によって，入院期間の制限を課すなどのセクターの「脱施設（収容）化」（désinstitutionalisation）と社会への開放化がより一層推進された。この通達以降5年も経ない期間で，精神科ベッド数は半減し，平均入院日数は六分の一となり，患者の60％が外来通院者となった。かつての「入院の乱用」（internements abusifs）に代わって，「退院の乱用」（externements abusifs）が議論となった。また長く基本的改正がなされてこなかった「1838年の法」も1990年「6月27日の法」（「精神障害を理由にしての入院患者の保護と権利およびこの入院条件に関する1990年6月27日の法律90-527号（loi no 90-527 du juin 1990 relative aux droits et à la protection des personnes hospitalisées en raison de troubles mentaux et à leurs conditions d'hospitalisation)」によって改正され，患者の人権，保護がより一層強化された。その後に法令や布告などが追加されている。改正法は「公衆衛生法」（csp）に収められているが，現在でも有効な「1838年の法」も含めて「（新）精神保健法」とここでは称する。なお旧精神衛生法において，規定されていた措置収容（placement d'office）は精神保健法において「措置入院」hospitalisation d'office（HO）と用語が変えられた。「同意収容」（placement volontaire）は「第三者からの要求による入院（医療保護入院）」（hospitalisation sur demande d'un tiers）（HSDT）に代わった。

　旧精神衛生法時代の1984年には入院患者に占める比率は措置収容3.3％，同意収容29.9％で，強制入院は33％と3割を超えていたが，1995年ではHPとHSDTの合計比率は12％と1割強までに低下した。先ほど触れた精神科病床数の半減，平均入院日数の極端な減少，外来通院患者の比率の増大，強制入院比率の低下が1990年代のフラ

ンスにおいて比較的短期間で発生した。1838年法の改正に対して保守的な傾向が強かったフランス精神医療にも急激な変革が起きている。

専門医と分業化

フランスにおいては一般医と専門医とは1982年の医学教育改革法により1984年以降は医学教育の専門課程後半の段階で、第二段階修了試験の成績により精神科医や外科など4つの専門医コースと一般医とに選別されることとなった。ここでは詳細は割愛するが、最近では欧州統合化に伴い、大学や医学教育制度の欧州統一化が進められてきている。さらに精神医学専門医は成人と児童・思春期精神医学専門医に分類されている（1982年当時で前者は2,828名、後者は109名）。さらには薬物・アルコール中毒専門病棟も存在している。分業体制も確立しており、夜間の救急外来患者は救急専門において診察するため、外来主治医がこれに直接タッチすることはない。犯罪が絡んだ司法的事例においても同様である。パリ・首都圏においてはGarnier P, Lasègue Ch de Clérambault, Gなどを輩出した「パリ警視庁特別医務院」の伝統を受け継ぐ精神科医務院（IPP）があり、警察関与の精神障害者全員がここで24時間以内に簡易精神鑑定を受け、処遇が決定される。

2. フランスにおける精神鑑定[40,64,68,69,73,82]

フランスでは、戦後からの長年の懸案であった刑法典の改正[57]を果たし、司法精神医学の理論と実践において、新しい動向が生じつつある。

❖ 刑法改正と最近の動向[49,57,88,90]

ところでこのフランスであるが、後に詳述するように、戦後からの長年の懸案であった刑法典の改正を最近果たし、司法精神医学の理論と実践において、新しい動向が生じつつある。またフランスの精神医学専門雑誌において最近精神鑑定や犯罪学関係の論文が目立つし、特集が組まれ、学会のテーマとして取り上げられてもいる。例えば、L'évolution psychiatrque（Tome, 1993）[58]が行刑施設における精神医療の特集を組み、拘禁性精神障害や性犯罪の再犯防止、受刑者の精神障害、AIDS問題などの論文を収めている。また医学心理学会は後述する1994年3月1日からのフランス新刑法典施行を契機に、翌年5月の学会総会において「犯罪学」のテーマで研究発表が行われ、司法鑑定、新刑法典による責任能力の規定の問題が論じられ、Ann. Méd.-Psychol.（Vol.153, 1995）がその特集号となっている。

フランス裁判制度[59,60,64]

フランス裁判制度は司法、行政の二元制をとっており、フランス公法理論の通説では三権分立の原則から、司法、行政の両裁判所ともに法律審査権をもたない。したがってわが国のように憲法判例は重要な意味をもたない。刑事裁判には予審制度がとりいれられている（予審は重罪事件では義務的であり、軽罪事件では特別の規定を の

ぞき，任意的である）。一審裁判所として，重罪（crime）を扱う「重罪法院」（la Cour d'assises），軽罪（déit）事件を審理する「軽罪裁判所」（le tribunal correctional），違警罪（contravention）を扱う「違警罪裁判所」（le tribunal de police）がある。上級裁判所としては，わが国の高等裁判所に相当する「控訴院（la Cour d'appel），そして最高裁判所に相当する「破毀院」（la Cour de cassation）とがある。なお陪審員制度は重罪法院のみ設置されており，陪審員は有罪，罪刑などについて裁判官と協同審理を行う。

フランス刑法，刑事訴訟法

　旧刑事訴訟法典（le Code d'instruction criminelle, 1808-1959）はナポレオン法典の一部を構成していたが，現行刑事訴訟法典（le Code de procedure pénale）が1958年に制定され，翌年3月2日より施行された。この刑事訴訟法典の改正により，刑事鑑定（l'exertise pénale）の規定がより厳密なものとなった。▶13 刑法典は1810年の制定以降部分的な修正にとどまり，基本的な改正がなされず，経過したが，1974年にジスカール・デスタン大統領時代に刑法典改正委員会が司法省に設置され，1978年には「新社会防衛論」▶ に影響を受けた「刑法典総則確定稿」▶13（この草案では刑罰と保安処分との区別をなくし，「制裁」（sanction）の用語が採用されていた）が提出され，つづいて1980年には各則が発表された。しかし保守から革新への政権交代とともに第二次刑法典改正委員会が組織され，幾多の紆余曲折を経て，1986年初頭に社会党ミッテラン政権下で新たな改正草案が提示された。既に筆者が紹介したように1992年7▶68,69,72 月22日に新刑法典を構成する4法案が議会で可決，公布され，猶予期間の後1994年3月1日に全面的に改正された新刑法典が施行された。世紀の転換期前後においてヨーロッパ統合が新段階を迎え，ヨーロッパのほぼすべての国で刑法改正が進行中であり，欧州統一刑法，民法の動きもあり，ここしばらくはヨーロッパは刑法改正の点からも眼が離せない状況にあった。前述したように，古い刑法典草案は，治療モデルとして刑法を構想する新社会防衛法の主張に沿ったものであるが，新刑法典では伝統的刑罰と種々の処分とを統合した刑事制裁に対して，「刑罰」（peine）の用語を採用している。この点に「犯罪」と「刑罰」との連関を重視する「新古典学派」の影響▶129,133 がある。ただし処分は「補充刑」として刑罰の人道化や個別化，行刑の司法化（刑事裁判官以外に刑罰適用判事制度の創設）の原則を明文化し，自由刑の代替システムを大幅に取り入れている。また重罪の最高有期刑が30年と上限にも幅をもたせている。後述するようにドイツのような治療処分制度はフランスでは導入されていない。軽罪では主刑としてさまざまな権利剥奪，権利や資格制限などを設け，自由刑中心の体系から刑の多様化がはかられた。つまり「刑事体系における脱施設化」がフランス新刑法典の下では起きていると言えよう。また刑の下限（ただし重罪では刑の下限が1年もしくは2年とされている場合がある）や後述する「軽減事情」の規定，制度が廃止され，刑の適用に関する裁判官の裁量権が大幅に拡大された。新刑法典は4部構成

で，その内容は第（以下略）1部「刑法典総則」，2部「人身に対する重罪と軽罪」（ここでは麻薬取引や売春仲介が重罪となりうるという刑罰強化がなされた），3部「財産に対する重罪と軽罪」，4部「国民，国家および公共の平和に対する重罪と軽罪」となっている。なお刑法典施行法によって設けられた5部「その他の重罪・軽罪」には1章「動物に対する重大な虐待又は残虐行為」が設けられた。興味深いのは条文の番号が系統化されており，その条文の内容がその番号からある程度判明する。例えば刑法223.6条の百の位の2は2部（livre）の「対人犯罪」を，十の位の2は2編（titre）「人への侵害」を，1の位の3は3章（chapitre）「人を危険に晒すもの」を示し，最後の6はこの章内の連番順位を示し，わが国の刑法のように刑法全体の通し番号ではなくなった。6条はここでは「危険な状態にある者を援助しない罪」を示している（違警罪を規定した従来の政令（オルドナンス）は廃止され，刑法典ではなく，新しい法令（デクレ）によって違警罪が制定されている。新しい違警罪では自由刑は廃止され，罰金刑のみに一本化された）。なお新刑法典における刑事責任能力の規定条項は122.1において後述するように規定されているが，これは1部「総則」の2編「刑事責任」の中の1章「一般規定」の1条を意味している。旧刑法では犯罪を構成してないものが，新刑法では時代と生活様式，価値観の変化に対応して，新たな犯罪を構成することになった。例えば民族虐殺，性的嫌がらせ（ハラスメント），人の尊厳を貶めること，環境破壊などである。旧刑法においても存在していたが，医師や精神科医に関係する条文では，前述した「危険な状態にある者を援助しない罪」のほかに「他人の安全を故意に危険に晒す罪」や「職業上の秘密の保持」などであろう。これらの時代に即した具体的内容，法解釈は裁判事例などを通じて，今後一層明確になってくるであろう。なお従来通り13歳未満は責任無能力で，刑法上の成人は18歳以上である。13歳以上18歳未満は刑事上の少年で，基本的には少年裁判所での審理となる。なお刑事訴訟法典は今回抜本的改正はなされていない。

刑事責任能力の法的規定
（1）フランス新刑法典
　旧刑法典64条には「被告人が痴呆（démence）の状態にあった場合，または抵抗不能な力によって強制された場合は，重罪もしくは軽罪とならない」と規定されていた。この条文は1810年に公布されたナポレオン刑法典の一部を構成していた。新刑法（122.1条）では次のように規定されている[5,88]。

　　　1項「その行為の是非の弁別能力（discernement）もしくは制御能力（contrôle）
　　　を消失させる精神障害もしくは神経・精神障害（trouble neuro-psychique）
　　　に，本件犯行時に罹患していた者は刑事責任能力がない」。
　　　2項「その行為の是非の弁別（能力）を変化させもしくは制御（能力）を制限す
　　　る精神障害もしくは神経・精神障害に，本件犯行時に罹患していた者は処罰

可能である。しかし法廷はその刑を定め，その罰を加えるにあたっては，この事情を考慮する」。このフランス新刑法典の刑事責任能力の規定は旧刑法典のものと大きく変化しており，この変化の要点をまとめると次のようになる。
▶68, 69, 72

①生物学的方法から混合的方法による立法への移行

　旧刑法には「痴呆」の状態という精神障害を挙げているが，これは「64条の痴呆」とも言われ，精神医学の痴呆（「認知症」）とは異なり，それは精神疾患をさしているとされてきた。新刑法では行為の是非善悪の理解力もしくはこの行為の制御能力を喪失させるような精神もしくは精神・神経障害とされ，いわゆる心理学的要素と生物学的要素との双方が明示され，混合的方法による立法に変化している。また旧刑法の規定にあった「抵抗不能な力による強制」という表現が新刑法典では削除され，この結果この力の内部説（抵抗を越えた衝動）（この立場を代表するのがClaude H）と外部説（物理的，心理的脅迫）（この説の代表がHeuyer G）の論争は終止符を打った。しかし責任能力のこの新しい規定によって心理学的要素が新たに導入され，この判定が経験的に可能であるとする「可知論」とこれを不可能とする「不可知論者」（Witter H
▶147
によれば，弁別能力もさることながらとくに制御能力の判定がドイツ司法精神医学では問題となっている）との対立が従来は潜在的であったものがより顕在化した形でフランス司法界においても発生することが予想される。事実このためにフランスの精神鑑定医は新たな役割，この拡大が求められているとの論調が目立ち，「弁別能力」「制御能力」と精神障害，精神症状との関係を探ろうとする論文が出ている。なお新刑法のこの規定はドイツ刑法の責任能力の規定と類似のものとなったが，生物学的要素としては，精神もしくは精神・神経障害という要因のみを挙げ，ドイツ刑法20条（「行為の遂行にあたり，病的な精神障害，根深い意識障害，または精神薄弱もしくは重大なその他の精神的偏倚のため，行為の不法を弁別し又はその弁別に従って行為する能力がない者は，責任なく行為したものである」）のように，病的精神障害，精神薄弱，根深い意識障害などの区分をしていない。

②「責任能力」の用語の導入

　フランス刑法典において従来「責任能力」（responsabilité）の用語はなかったが，このたびの新刑法においては第2編「刑事責任能力について」（De la responsabilité pénale）と明示されている。

③限定責任能力（responsabilité atténuée）についての刑法における明文化

　フランス旧刑法典には限定責任能力の用語はなく，この概念についても旧刑法典は何も規定していなかった。しかし新刑法典2編2章のタイトルは「責任無能力もしくは責任能力の軽減事由」（Des causes d'irresponsabilité ou d'atténuation de la responsabilité と明示されている。また限定責任能力を規定する条文もドイツ刑法21条のように

別個の構成となってはおらず，122.1条2項（aliéna）の形式をとっている。フランスの精神鑑定医たちはこの規定，「弁別する能力を変化させ，もしくは制御能力を制限する」という新たな問題に直面し，多少の困惑があった。[53]

後述するように，この心理学的分析という新たな要因が加重され，前述したFalret Jに代表される犯罪と精神病の「併存説」に比較し，責任無能力認定は厳格さが増し，このことが原因の一つとして1970年以降進行してきた有責化現象[128]に重なり，責任無能力者の数がフランスでは減少してきている。

なお精神病質者を収容する行刑施設としてMetz-Barresなどがある。また死刑制度は1981年10月に全面廃止され，今回の刑法改正においても廃止が維持されている。

❖ フランスおける刑事精神鑑定の実際[59, 68, 69, 72, 73]

責任能力判定の大綱

心理学的要素の分析が従来より一層重視される傾向になりつつある現在，フランスにおいても「不可知論」の立場から導出されていた「慣例」による責任能力の大綱が今後どの程度意味あるものになるのかは，今後のフランスの鑑定の実状を見守った末の結論であるが，有責化現象の著しいフランスにおいては従来の影響力を失いつつあるように見える。しかしその中核的意義が現在でも十分あると思えるので，従来の「慣例的」見解を参考までに以下掲げておく。

(1) **責任無能力となるような精神障害**

旧刑法時代において，「痴呆」とは「本人の抑制力と行為に対する弁別を奪うあらゆる精神疾患（maladie mentale）である（Claude）」[17]。これは一般的には，痴呆，重篤な精神薄弱，慢性妄想病，統合失調症，躁鬱病，急性精神病，中毒性，器質性精神病，意識障害，てんかんなどである[17]。Porotら[108]はパラノイア者の妄想と無縁な犯罪についての責任無能力を否定し，部分責任能力を肯定しているが，これには反対意見も多かった。ピロマニア，クレプトマニアなどは責任無能力と鑑定されることが多かった。これらも新刑法の下では，このような障害の存在とともに，前述した心理学的要素についての言及がフランスでも要求される傾向が強まってきているように思われる。これは限定責任能力についても同様である。

(2) **限定責任能力**

Porotら[108,109]は性格異常，性倒錯，軽度の軽愚，熱情などは犯行の種類によって限定責任能力が認定されるとしている。この領域は新刑法典の下で，大きく変化している点で，後述する。心理学的分析，「是非の弁別能力を変化させ，抑制力を制限させる」ことの判断についての困難が指摘されていた[121]。

(3) **鑑定事項**

1959年2月27日の法律（刑事訴訟法C345条）により，次のような事項が精神鑑定では鑑定事項となるよう勧告された。

a）精神医学的および心理学的検査により，被告人の心理的もしくは精神的異常があきらかにされるか？
b）犯行はそのような異常と関係するのか？
c）被告人は危険状態示すか？
d）被告人は刑罰によって懲治可能か？
e）被告人は治癒もしくは再適応可能か？

この鑑定項目の導入により，鑑定人の役割は従来より拡大された。鑑定は大別すると，従来の1)「責任能力についての鑑定」(l'expertise de responsibilité)に，2)「危険性についての鑑定」(e. de dangerosité)が付加されることなった。[115] 前者は犯罪者個人を考慮したもので，後者は社会の保護を重視したもので，再犯のリスク，危険性の判定である。鑑定医は現在時点での臨床診断，犯行時という過去の責任能力の参考意見に加え，将来の「犯罪学的予後」(pronostic criminologique)の知識が必要となり，鑑定は「犯罪学的鑑定」へと転化したと言われている。[82] これに対しては予後判定が科学的なものとなるための基礎的，実証的研究の不十分さ，諸概念の不明確さ，予後判定の困難などの批判がある。[57] この鑑定事項は新刑法典の下でも存続している。治療や予後判定などに苦慮するフランス精神鑑定医の苦悩を紹介する論文がある。[53]

(4) **精神鑑定が必要とされるもの**

法は精神鑑定が必要となる条件についての一般的規定はしていない。[115] 精神障害のために責任能力に障害の恐れがある事例以外に，25歳以下の者，累犯者，重大犯罪（暴力犯罪，性犯罪，放火）などが実際上は鑑定が半ば必然的になされる（性犯罪については後述するように最近法的に鑑定が義務化された）。[115]

(5) **精神鑑定の命令者**

精神鑑定に限らず，鑑定は検察官，被告人，裁判官の職権による発議があった場合に生じる。この最終決定，鑑定人の指命，選任は予審，公判の裁判官によってなされる。鑑定の命令者は判事である。検察，司法警察による鑑定命令はない。予審が開廷時にのみ鑑定が命令される。しかし公判段階で裁判所が鑑定を依頼することは禁止されてはいない。しかしこの段階での鑑定は稀である。

(6) **「鑑定人の複数制」**

現行刑事訴訟法（159条）では鑑定人は複数の共同鑑定人を任命するよう求めていたが，1960年の法律により，訴訟の迅速化をはかるために，例外的に一人の鑑定人を指命することができるようになった。鑑定報告書においては複数の鑑定人が指命され，両者にもしも見解の相違があれば，異なった見解を併記したり，見解を留保することができた。しかし鑑定人の複数制は実際の運用に支障をきたすことが多く，1985年に（loi 30 décembre 1985）正当な理由がある場合を除き，単独鑑定人（l'expert unique）が採用されるようになった。一方民事では対立鑑定（e. contradictoire）制度が採用され，原告，被告，裁判所の鑑定人が同時に，相互の監督，批判の下に鑑定に

従事する。
(7) 鑑定人の資格，リスト，専門医
　鑑定人は破棄院事務局作成のリストか，控訴院作成のリストに登録されている鑑定人から選任されるが，例外的にリスト外の鑑定人が指命されることも可能である。法解釈によれば，鑑定人は民事とは異なり，忌避されない。控訴院リストには自己の居住地を管区とする控訴院における登録希望者の資格審査を経て登録される。破棄院リストには例外を除き，控訴院リストに3年以上登録された者が有資格者となる。フランスには精神科医の専門医制度はあるが，〈2000年時点では〉司法精神医学にはまだない。

(8) 鑑定書の様式
　わが国の鑑定書と大きな相違はない。つまり犯罪事実，臨床所見（家族歴，既往歴，現在症，心理検査などの検査所見），考察，結論の諸項からなる。考察は犯行時および犯行時以外の被告人の状態の分析がなされる。犯行が病的状態の直接的表現かどうかが有責性の評価にとって重要であり，新刑法では心理学的要素の分析が重要となる。詐病の疑いがあればこの考察で触れられる。考察の最後には鑑定事項についての結論が簡潔に要約される。

(9) 本来の精神鑑定以外の諸検査，調査
　以上述べてきた本来の司法医学的鑑定（l'expertise médico-légale）（刑事訴訟法156,159条に規定されている）以外に「人格調査」（enquête de personnalité），「家族・社会的調査」が規定されている。これは専門家ではなく，予審判事や司法警察官が遂行する調査で，鑑定とは異なる。人格や犯行動機解明のための「医学的検査」「医学・心理学的検査」もある。これらは刑事訴訟法84条6，7，8項に規定されている。これらは戦前までの旧刑事訴訟法では少年にのみ適用されてきたものであった。従来の精神鑑定が被告人の疾病学的診断に重点が置かれ，この疾病の存在が否定される鑑定結論の場合に被告人の犯行動機が十分に明確にされなかった傾向にあったことの反省と刑罰，処遇の個別化の時代的要請とに基づき生まれた制度である。人格調査や家族・社会的調査は重大事件では義務的で，軽罪事件では任意的である。医学，医学心理学的検査はいずれの事件でも任意的である。ただし刑事訴訟法D17条では25歳以下の犯罪者や累犯者，放火犯罪者，性犯罪者ではこれらの検査をするよう勧告している。しかし実状では重罪事件でも必ずしもこれらの検査は実施されていない。これらの検査，調査では責任能力に触れることはない。

(10) フランスの成年保護（protection d'adulte）制度
　既に触れたように，1804年のナポレオン法典（民法）[98]は禁治産（interdiction）制度を設け，判断能力の劣る者を禁治産者ないし準禁治産者としていた。民事上の行為能力（capacité civile）がない，無能力者（incapables）は未成年，禁治産者，浪費者（les prodigues），精神の薄弱者（les faibles d'esprit）[110]であった。精神障害者は禁治産の

対象とされ，医師の診断書がなくても，裁判により禁治産者とされた。1838年の精神衛生法は当時としては画期的なものであったが，時代的には患者の人権，財産保全については不十分なものとなっていた（Fossier）[38]。このような司法上の文脈の背景に加わり，次のような社会的文脈があった（Calloch）[15]。1961年に出版されたFoucaultの『狂気の歴史』は患者の処遇と権利について，大きな反響を巻き起こし，禁治産制度の見直し，民法改正，1838年の精神衛生法等の法律改正に向けての国会での動きが活発となった。こうして1968年に民法典が改正（loi numéro 68-5 du 3 janvier 1968）[110]され，従来の禁治産宣告制度は廃止され，関係する精神衛生法の一部改変がなされ，成年保護制度が発足した（蔑称である無能力成年者（incapable majeur）は被保護成年者（majeur protégé）と呼ばれることになった）[15]。この狙いは入院，非入院を問わず治療形態と財産の管理を認めるようにすることと非特異化（déspécification），つまりは精神障害者のみを対象とする事態を避けたことにあった[117]。

　この改正の要点は以下の通りであった。①当面の緊急的な後見の必要に対応し経過的な措置を取るために「裁判所による保護」（sauvegarde de justice）（司法的保護）（民法491-3条以下）を行い，②ある程度残存能力があるときには，残された能力を活かしながら，重要な一定の行為を支援するために「保佐人」（curateur）を置き（la curatelle）（同508条以下），③判断能力がほとんどなく全面的な保護を必要とするとき「後見人」（tuteur）を選任することとした（la tutelle）（同492条以下）。

❖ フランス司法精神医学，精神鑑定の今日的課題[12]

　フランス刑事精神鑑定は犯罪学的課題とともに心理学的分析が強く求められ，世界でももっとも厳密な精神鑑定能力が必要な国の一つとなった。また本論で紹介した人格検査など犯罪者の刑の個別化に沿った種々の検査制度があり，これらが充実すれば，フランス犯罪学，精神医学や病理学は大きな飛躍を遂げる可能性を秘めているように思われる。ただし，刑法改正以後，裁判と精神医学との関係に大きな変更はない。「刑法改正されても法廷の役割に変化はない」。責任能力の問題は胡散臭く常に思われている。刑法責任能力は「番地変更したが中身は変化していない」（Portelli）[111]。また実践では有責化現象が著明となり，刑務所での精神病者が増大している。責任無能力による控訴棄却は減少し，1980年初頭の責任無能力者1.7％から1997年には0.17％となり，1990年の424名が1995年には295名と減少している。「フランスにおける精神医学を歴史的に規定していたのは入院規定に関する1838年の精神衛生法ではなく，64条の規定をもつ1810年の刑法である」（Rappord）[116]との指摘もある。

　Louzounら[89]によると，フランス司法精神医学では，後述するように，1998年の性犯罪者防止法（la loi du 17 juin 1998）導入もあって，被害者の鑑定（特に性的虐待の児童）が増え，性犯罪者に特徴的なように，処遇も監視と刑罰から看護と刑罰へと変化してきている。このため性犯罪者の鑑定，性犯罪被害者の鑑定，さらには従来の犯

罪学的予後判定など精神鑑定に対する要求は多彩で、水準が高いものとなってきている。このような「精神医学への期待、能力を超えたこと[12]」に対して次のような見解が表明されている。

> 「精神鑑定人はその専門性に立ち戻ることである。その多くが専門領域外の多くの質問にもはや答えないようにすることである。推測を拒否し、訴訟のすべての段階にかかわることはせず、その領域を限定し、不憫な大衆や、狼狽している法廷の懇願にはノンということができるようにすることである」（Portelli[111]）

3. 責任無能力者等の入退院決定権

既に触れたように、フランスにおいても比較的古くから特殊病院構想が精神医学界から主張がなされていた。またこの構想の部分的実現は Bicêtre において特殊病棟区として古くから成されていた。これは現在では、後述する処遇困難者のための施設（UMD）となっている。しかしこの UMD の設置そのものに関してはいかなる法的規定もなく、公共の利益のためという口実で既成事実的に存在してきたという批判がなされている[52]。

Heuyer[54] によれば、限定責任能力の適用を受ける者の多くは半狂人（demi-fous）で、精神病院へ入院するには正気でありすぎ、刑務所に入所するには精神異常、性格異常のために問題が多く、このため彼らは「こうもり犯罪者」（delinquants chauves-souris）と呼ばれていた。また限定責任能力の適用を受ける者の多くは刑の軽減によりその異常は改善もされず、累犯の温床になっているとも主張されてきた。Ancel, M ら[4]に代表される「社会防衛論」がフランス語圏においても、根強かった。むしろその危険性のゆえに刑を加重するべきだという見解もある。フランスではこれらの「異常犯罪者」（délinquants anormaux）はいくつかの刑務所内の特殊区（quartiers spéciaux）で処遇されている[52]。

1978年の「刑法改正草案確定稿[18]」においては責任無能力者で社会にとって危険な者は司法官が精神病院もしくは特別な施設において治療させ、この入院および退院の決定権を司法官に委ねるという当時の刑法改正委員会の見解が提示されていた。しかしこの問題についてはフランスでも反対意見が強く、今回の刑法改正でも、治療処分は採用されず、責任無能力者の精神病院への入退院は後述するようにフランス精神保健法の枠内で処遇されることになった。この点はドイツ刑法（ドイツ刑法63条による裁判官による入院命令、62条3項による退院命令）とは事情が異なり、スペイン（刑法8条）やベルギー（刑法7、14条）、英国（hospital order）とも歩調を合わせなかった。後述するように、この権限は精神科医と知事にゆだねられている（「1990年6月27日の法律」（精神保健法））。結局責任無能力とみなされた精神障害者は他の精神障害者同様の処遇を受けるべきであるという理念がフランスでは支持された。フラン

スでは責任無能力者の措置入院と退院の決定は精神保健法の枠内で行われるもので、司法処分，決定ではなく，あくまでも行政処分である。前述したように司法が介入するのは司法による行政監視である。患者の権益擁護のための処遇状況の監視（検察官の定期的巡視など）と介入（裁判官による退院命令など）に限定されている。[100]

とはいえこの種の触法精神障害者の入・退院などについては精神保健法において次のように規定がなされている。すなわち，責任無能力とされて，他害の恐れなどのために措置入院が必要と思われる患者に対して司法当局は速やかに知事（パリでは警視総監）に通報しなければならない（L.348条）。この条項適用患者は検察庁作成のリストに記載された，当該施設に関係ない精神科医二名の別個の独立した鑑定によって，自傷他害の危険がないと，一致した結果が出た場合にのみ退院できる（同条第1項）。またこの種の患者の入院，退院など処遇の変更に関して知事は24時間以内に検事，当人の住む市長，当人の家族に通知しなければならない（L.349条）。退院については間接的ながらも鑑定医のリスト作成という点で司法の統制を受け，さらには鑑定医2名の意見の一致という通常の措置入院患者の退院（原則的には医師1名の診断で可能）よりも厳しい基準が設けられている。

4. 行刑施設における精神障害者の処遇

司法処分，治療処分の是非はともかく，この種の特別な制度をもたない国では責任無能力とされた触法精神障害者のその後の治療，処遇はその国の精神保健法に従い，医療，行政処分としての強制入院などの措置のほかないことになる。しかし元来精神障害者の治療的方向と，刑罰なり犯罪防止とは本質的に異なる次元のものである。患者個人の処遇という点で機能的，現実的には重なる面があるにせよ，一方は精神障害に焦点を絞った治療と改善，他方は犯罪者の危険性の軽減に重点を置いた再犯防止であり，目標が異なり，このための手段にも違いがあるのは当然であろう。犯罪の危険性と精神障害とが密接に関係している場合にのみ，両者が重なるだけである。さらには精神科治療の主流が開放化，施設外，地域医療と社会復帰，人道化と福祉の推進に大きく動いている現在，一般精神医療に犯罪防止，危険性の除去に焦点を置いた，保安的色彩の強い治療を求めることにはなお一層無理があると言わざるを得ない。

「脱施設化」，「脱収容化」と触法精神障害者の「有責化」（responsabilisation），つまりは「犯罪者化」（criminalisation）[23]との連動現象が欧米において指摘されることが多い。[52,95,129]責任能力の判定においても責任能力の減喪認定について厳しくなり，司法精神医学の責任能力論もこれに後追いするような理論化がなされる傾向が生まれる。精神障害者の社会復帰と社会的受け入れという最近の流れや刑事政策的配慮をした責任能力論とも言われる。しかし同じ精神障害の患者が時代や価値観の変動によって責任能力の認定が大きく動揺することは法の安定の点で問題がある，と思う。つまりは独・英のような治療処分や入院命令，あるいはこれと類似の制度が我が国でも生まれ

るならば（現に諸外国でも例を見ないような変則的な形でかなり性急に生まれようとしているのだが），責任能力論，この判定基準，さらにはこの理論化にかなりの程度変化が生じるのではないかという問題である。責任能力論が実践的のみならず理論的にも処遇制度のありようと本質的に重要な点で連動するなどということは本来的にあってはならないことだろう。

　筆者の鑑定現場での体験を基盤にして云えば，現在までのところ，我が国でもまずは覚せい剤などの中毒性精神病の責任能力の障害判定について厳しい判決が続くようになり，ついで予想したとおり，軽症化や単純な内因論から多因子的病因論への変化もあってとは思うが，統合失調症患者についても周知の最高裁判決によってこの流れが合法化，公然化し，同様の傾向が起こり，これが常態化しつつあるように感じる。つまりは精神病院収容に代わる刑務所収容であり，治療施設から行刑施設への水平移動である（図1）。前述したように，フランスでも同様なことが起こっており，比較的最近の論文でも「入院の重要性が薄れたことが精神障害をもった（行刑施設での）被拘禁者の著明な増大となっている」[128]と指摘されている。ただしフランスでは刑事訴訟法（D398条）により，「精神病状態にある被拘禁者は行刑施設において拘禁できない」と定められており，刑務所の医師の発議により，一時的精神病院への入院がなされ，危険で保安上問題があれば，入院期間警官が警護する（D398条2項）。重い精神障害，精神病の被疑者，被告人，受刑者が留置所や拘置所，刑務所で治療されるということはフランスではありえない制度となっている。なおフランスでは日本のように警察署での留置場はなく，拘置所しかない。拘置所（maison d'arrêt）は1975年の法令により，公式に短期受刑者も収容されるようになり，留置場，拘置所，短期刑務所を兼ねているもので，正確には拘置・刑務所というべきものである。

❖ 行刑施設内精神医療機関（CMPRからSMPRへ）[69,70,72,85,143]（表4）

　フランスでは厚生省と司法省との縦割り行政や縄張り意識の解消が触法精神障害者の行刑施設での処遇をめぐって紆余曲折はありながらも進んできているのが特徴である。これを推進したのが，行刑施設の精神科医療施設のセクター化であった。戦後より精神的異常を伴う犯罪者の処遇についての改革の動きはあったが，行刑施設の医学心理学部門（service médico-psychologique）は治療よりも被収容者の鑑別と分類に重点が置かれていた。先覚者の試験的試みの末に精神障害者の治療，被収容者の精神保健を重視したCMPR（医学心理学（精神医療）センター：Center Médico-Psychologique Régional）が「1967年7月30日の通達」によって公式に設置されることになった。しかしこれは医療スタッフを行政施設当局の監督下に置いたシステムであり，行刑施設の司法省職員との意見の齟齬，縦割り行政の弊害（cloisonnement）が目立った。丁度筆者がパリ大学犯罪学研究所留学時代であったが，1970年代後半に当時の厚生大臣Simone Veilはこの行刑施設の精神医療センターを病院管理下に置いた17のセン

社会　　　　　　　　　**保護院**　　　　　　　　　　　　　　「中間」施設（特殊病院）　　　　　　　　　　　　　　刑務所

① 19世紀初頭　　psychiatrie institutionelle (asiles)
　　　　　　　　「精神医学化」(psychiatrisation)；精神医学の拡張期
　　精神病者と犯罪者の完全な分離 (Pinel) (aliénés dits criminels),「犯罪の病理化」
　　　　　　　　　　　　　　　　　　　　　　　　　精神病の概念が広い（精神病質も含む）

② 19世紀中期以降　　特殊化 (spécialisation 〈quartier spécial〉)
　　保護院の特殊化（「精神科保安病棟」）Bicêtre（保護院）　　　　　　　　　　　　　　　　　刑務所の特殊化 Gaillon（刑務所）
　　1860年代論争：「部分責任能力論」,「危険な精神病者」と「特殊病院」構想
　　精神病質者収容施設　　　　　　（戦後は改称；maison centrale sanitaire）

戦後　　精神病医療のセクター化（社会と保護院との中間施設）
③ 精神医学の否定的運動・解体運動・精神医療動乱期 antipsychiatrie
④ 精神医学の再定義期（現在）：精神医学の固有の領域の狭小化、周辺領域の拡大
　　脱施設化 (désinstitutionnalisation)　　医学化 (medicalisation)　　　　刑務所（収容）化 (prisonalisation)
　　　　　　　　　　　　　　　　　　　　　　処遇困難者 (UMD) délinquants anormaux
　　いくつかの刑務所（quartiers spéciaux)
　　刑務所内精神科診療 (SMPR)
　　薬物中毒者収容施設

図1　精神医学、司法精神医学の歴史的展開概念図（影山）

表4 フランス行刑施設精神医療の歩み

- 行刑施設の医学的心理学部門（service médico-psychologique）は治療よりも被収容者の鑑別と分類に重点が置かれていた。
- 精神障害者の治療，被収容者の精神保健を重視したCMPR（医学的心理学（精神医療）センター：Center Medico-Psychologique Régional）が「1967年7月30日の通達」によって公式に設置されることになった。しかしこれは医療スタッフは行政施設当局の監督下に置いたシステムであり，行刑施設の司法省職員との意見の齟齬，縦割り行政の弊害（cloisonnement）が目立った。
- 1970年代後半に当時の厚生大臣Simone Veilはこの行刑施設の精神医療センターを病院管理下に置いた17のセンター設立構想を発表し，行刑施設の精神医療センターのセクター化，精神医療区，地域精神医療の一機関として位置づけるものであった。これに対し，精神医学界，精神科医師組合から強い反発が起こった。厚生大臣と精神医学界との討論の末に，「1977年3月28日の司法，厚生省通達」により，17のCMPRが今後10年間に順次設立されることが決定した。
- 「1986年3月14日の法令」によってCMPRはSMPR（Service Médco-Psychologique Régional）となった。その後現在に至るまで厚生，司法の合同委員会設置など縦割り行政の障壁の排除（décloisonnement）の努力は法令的，制度的面において続けられた。

（※Codeと単数の場合は民法のみ，複数は刑法，商法などを含む）：野田；平凡社百科事典）

ター設立構想を発表し，行刑施設の精神医療センターのセクター化，精神医療区，地域精神医療の一機関として位置づけるものであった。

これに対し，精神医学界，精神科医師組合から強い反発が起こった。この代表的意見がJ. Fortineau[37]で，「アジール（保護院）から120年もかかってようやく脱却した精神科医を今度は刑務所へと引き戻すつもりなのだろうか」と主張した。地域精神医療に馴染み始めた精神科医からの反発であった。また社会の保護を目的とする司法の出先機関と精神医学はなってしまうのではないかという警戒心も表明された。精神科医が秩序の番人，警官とのイメージをマスコミを通じて国民に植え付けないかという懸念も出された。拘禁の病理性，弊害に対する精神科医の責任，そこでの精神科医の役割は受刑者を刑務所に適応させることなのか，治療よりも再犯防止という犯罪学的目的なのではないか，という基本的問題提起もなされた。厚生大臣と精神医学界との討論の末に，「1977年3月28日の司法，厚生省通達」により，17のCMPRが今後10年間に順次設立されることが決定した。またCMPRでは治療困難な重症の精神病者の治療を禁止され，精神病院へ措置入院されることになった。これは刑事訴訟法D398条となって法律化された。この後，「1986年3月14日の法令」によってCMPRはSMPR（Service Médco-Psychologique Régional）となった。その後厚生，司法省の合同委員会設置など縦割り行政の障壁の排除（décloisonnement）の努力は法令的，制度的面において現在に至るまで続けられている。SMPRの医療スタッフは厚生省所属であり，あくまでも帰属する精神医療区の一機関として位置づけられている。海外領土も含めて現在20カ所設けられている。この役割は法令上次のように定められている。a）当該行刑施設内被収容者の精神保健活動（診断，予防），b）治療：ただし危険な患者，精神病者は精神医療区内の病院などに転院させて行う，c）出所者のフォローを成人精

神医療区や児童・思春期精神医療区と協力しながら行う，d) アルコール，薬物対策。

また1994年1月18日の法律（la loi du 18 janvier 1994）により，SMPRの精神医療はthe consultation-liaison psychiatryをモデルとして，精神医療区病院のチームが介入し，補佐することになった。[91] このことによりフランスの行刑施設の精神医療（他の科も同様）は一定の水準を確保される基盤ができた。

5.「危険な精神病者」「処遇困難者」（表1）

これらの概念の歴史，問題性については既に触れた。乱暴者，困り者の存在はいつの時代でも社会から嫌われ，白眼視され，敵視される。「危険な状態」「危険性」というものは犯罪学的概念であり，「危険な患者」（malade dangereux）とは「自傷他害の可能性がある患者」（F. Millaud），「固有の秩序に対してその破壊力を実行に移す可能性のある患者」（Tyrodeら）である。[144] いずれも暴力的破壊的傾向の潜在的力を指している。この種の患者は「精神科保安病棟」（Services psychiatriques de sûreté）に収容されていたが，1986年の法により，これは「処遇困難者ユニット」（UMD：Unité pour Malades difficiles）に変更された。「処遇困難者」とは精神医学的危険性の概念を拡大したもので，伝統的な看護チームにおいて患者を担う点で生じる問題についての医療看護者の抱く主観的な考えである（Lavoine）。[85] また「処遇困難者」とは「病棟の困り者」（perturbateur de service）である。[144] 筆者自身も，処遇困難な患者との表現は歴史的にはPinel以降用いられていた概念であり，時代的，社会的，状況的影響を受ける相対的概念であることを指摘した。[71] 微妙な問題を含んだ「危険性」の概念が「処遇困難」に代わったからと言って，意味や概念がより明確になったわけではない。しかしフランスでは法的にこの用語にとって代わられ，司法医学的および行政的側面において，つまり行刑施設の犯罪性精神障害者であろうと，精神保健法による一般精神病院患者であろうとも，この種の患者はUMDに収容される。したがって触法精神障害者は責任無能力者であれ，拘禁中に発病した者（前述したように刑事訴訟法D398条により精神病者は行刑施設での収容継続は禁止されている）であれ，処遇困難，危険な患者と鑑定されれば，UMD収容となる。Lavoineによれば，[85] UMDに収容されている司法医学的患者（刑法上の責任無能力者および刑事訴訟法D398条適用者）の比率は5%である。UMDは現在Monfavert（1947年創建）（Vaucluse県），Villejuif（1910年創建）（旧Henri Colin病棟：Val de Marne県）（以上は女性用病棟も併設），Sarreguemines（1957年創建）（216名収容の最大規模を誇る：Moselle県），Cadillac（1963年創建）（Gironde県）（以上男性専用施設）の4施設が設けられており，1990年9月現在521のベッド数である。[115,144] これは精神科全病床数の1%足らずである。[85] これらには海外領土の処遇困難者も収容される。

❖ 処遇困難者のカテゴリー分類[85]

「Gouinguenetの通達」（1950年6月5日の109号通達）によって処遇困難者は次の3群に分類されている。①興奮により病棟において常に混乱をまきおこす者，②司法医学的，非司法医学的にかかわらず，反社会的な不均衡者（性格異常者）で，強度の保安的処置を講じなければ，その行為が他の患者に耐え難い困難を与える者，③司法医学的患者が占める比率が高い群で，重大な反社会的不均衡者で，意図的で，熟慮された犯罪的行動にでる可能性をもったより一層重大な行動障害をもつ者。

1990年のMontofavertのUUMDにおける女性被収容者の90%は「非司法医学的患者」（maladies non médico-légaux）で，その圧倒的多数がこれらのカテゴリー1と2に属する患者であった。

❖ UMD入院と法的規定

「1986年10月14日の法」第1条には，他者に対し危険で，特別な保安的処置と適切で強力な治療が必要な患者はUMDへの措置入院の対象であることが規定されている。この入院は精神保健法L.342-355条によって規定された措置入院に従ってなされる。したがってUMD対象者と判定された，刑法上の責任無能力患者も，刑事訴訟法D.398条対象者も医師の判断と知事の命令による行政処分として措置入院が執行される。したがってUMDに収容された患者の人権についてはこの点をより一層重視した1990年に改正された精神保健法の枠内で保障されており，UMDの処遇規則も1986年の法，1990年の法に違反できない。

❖ UMD退院とCSM

精神保健法の規定に従って「仮退院」（Les sorties d'essai）（L.350条）ないし「本退院」（Les sorties définitives）（L.351条）がなされる。これらは精神保健法の枠内で，司法ないし行政当局の決定による。しかしUMDからの退院決定については「1986年10月14日の法令」4条によって，旧CMS（退院に関する医学委員会：comissions médicales des sorties）が改組された「医学調査委員会」（CSM（c. suivi médical））によっても意見の決定がなされる。この新委員会構成メンバーは公衆衛生医学視察官，UMD担当医以外の，当該精神医療区の3人の精神科医，計4人で構成され，3名で会が成立する。月1回開催され，施設長の入院反対に際し，知事に対する入院勧告を行ったりもし，UMDに対する外部からの統制，監視機能，知事の諮問委員会機能を果たしている。この委員会には必要に応じて，入院患者本人，その法的代理人，家族や近親者，検察官，このユニット担当の精神科医，所長，この精神医療区の精神病院長などが参加可能である。

❖ UMDの現状と統計[144]

　これらの数値の一部は既に紹介したが，ここで重要な数値をごく簡単に紹介する。ベッド数は約500床で，収容患者の平均年齢は30歳で，平均入院月数は1983年の36カ月から1996年には9カ月になっている（司法医学患者群の入院はそうでない患者群よりも長期である）。入院患者の78％，約8割弱が初回入院である。入院理由は多い順に挙げると，暴力的衝動，他の患者や医療職員に対する攻撃性，殺人・同未遂，逃走，死の脅迫である。司法医学患者と非司法医学患者のカテゴリー別の入院患者に占める比率は，約5％が司法医学患者で占められている。以前にはこの数値は高かったが，前述したように精神病質者や一部の精神病者の有責化，犯罪者化傾向が強まり，さらにはSMPRの努力のおかげで，UMD司法医学患者は著明に減少した。

6. 性犯罪者の処遇[2, 99, 139]

　フランスでは性犯罪が激増しており，刑罰に処せられた性犯罪者だけでも過去10年で倍増しており，公判段階でも重罪被告の半数が性犯罪者で，刑事精神鑑定も対象の半数以上が性犯罪者である。フランスにおける性犯罪は重大な社会問題となっている。1993年の性犯罪件数8,400件のうち1,062件が強姦事件であった。そのなかでも年少者に対する強姦事件は6.6倍，近親者によるものが5倍で，強制わいせつは1.6倍であった。世論とマスコミはこの問題で政府を激しく攻撃した。1990年代に入って，性犯罪対策の政府委員会がいくつか設置された。1994年5月1日に施行された新しい刑事訴訟法では15歳未満の年少者に対する性犯罪者に対する刑罰が強化され，所内善行故の刑期の見直しの制度を廃止した。精神鑑定人の予後判定の役割が強化された。仮釈放の条件が厳しくなり，このための再鑑定が可能となった。この場合3人の鑑定医が共同で危険性の判定をすることになった。そして「性的犯罪の防止と鎮圧および年少者の保護に関する1998年6月17日の法律」が制定された。

　Aghababian[2]らによれば，性犯罪者の鎮圧強化という数年来の法動向に触発されたもので，適切な医学心理学的フォロー（suivi）の可能性を規定している。再犯を防ぐために性犯罪者に対し，拘禁後に，社会・司法的フォロー（un suivi sociojudiciaire）に課せられるもので，治療命令が出される。治療（le soin）が懲役の代わりに提示されても，有罪者の同意が必要との原則がある。刑罰と治療の二元的側面が規定の基盤にある。法文には解釈の余地があり，不分明さが残っている。2000年5月18日の施行令（dècret d'application）が出された。ここでは性犯罪者全ての精神鑑定が義務づけられ，服役中には必要なら本人の同意の下に治療がなされる。治療を受けた受刑者は仮釈放などの面で優遇される。仮釈放前には評価のための鑑定がなされ，刑執行判事は仮釈放後の治療継続を命じることができる。重罪では最長20年にも及ぶ仮釈放期間中は「社会司法的フォロー」を受け，刑執行判事の監督の下におかれ，小児愛者に対する子どもへの接近禁止など必要な禁止命令も出せる。

ドイツでも同様に近年凶悪な性犯罪が増大し、懲役2年以上の未成年者に対する性的虐待者などは他の収容者とは異なり本人の同意がなくとも社会治療施設へ強制的収容され、特別な治療プログラムを受けることが行刑法第9条の改正によって規定された（2000年1月より施行）[75]。なお近年ドイツでも触法精神障害者の施設内処遇のみならず、外来治療の重要性が認識されはじめている[75]。

ドイツの司法制度と精神鑑定については拙論[69]等を参照して頂ければ幸いである。触法精神障害者の処遇についてドイツは法的にできうることすべてを実行していると言われており[71]、加藤などの研究報告がある[75,79]。なお最近ドイツでは全殺人犯について精神鑑定が実施がなされる制度になった[75]。この点では北欧並みにドイツも変化したといえよう。

なお最近の英国でも[95]財政的事情と地域精神医療の悪化により、充分な患者支援が困難になり、司法精神医学的処遇患者の増大をもたらしている。さらに「特殊病院（high security）」には他の施設の不足からこの処遇の必要でない多くの患者が収容されているとの批判がある。一方性格異常の犯罪者処遇において刑法学者らから長らく欧州のモデルとされてきたオランダでは1986年に刑法（Ⅰ部、Ⅱa章、2節）を改正し、このTBS（ter beschːkking stelling：その状態故になされる処遇処分）と呼ばれるmental health actが改革された。これは「欠陥的発達」「精神的能力の病的障害」をもつ重大犯罪者の危険性の改善、治療と「犯罪行動の受け入れがたい危険からの社会の保護」（オランダ司法大臣談話）とをめざしたものである。これはドイツの「社会治療施設」（Sozialtherapeutische Anstalt）（性格異常者、性犯罪者の治療プログラムによる社会適応能力の向上を目指すもので、ドイツ国内に現在20の施設と約1,000名弱の収容能力を持っている[75,79]）と同様の処遇概念である。同処遇を受けた者の再犯率は42%、50%という報告がなされており、英国では特殊病院における人格障害の治療の困難が指摘され[76]、このオランダの制度を一つのモデルとして評価する動きも一部にある[95]。

7. 司法精神医学の新しい課題——ハラスメント

セクハラ（性的ハラスメント）、アカハラ（アカデミック・ハラスメント）などハラスメントの言葉が世間を飛び交い、マスコミなどで氾濫しつつある。拙論[74]で触れたように、ハラスメント（Harassment）は加害者の攻撃性や支配欲、性欲動、さらには被害者の心的外傷（PTSD）が絡む問題で、すぐれて**精神医学・心理学的**問題である。また権力的支配構造とういう組織構成においてのみ発生する**社会学的問題**であり、さらには個人の権利侵害、人権侵害という**法律学的問題**でもあるという錯綜した事柄である。ハラスメントはこの**多面性**が特徴である。しかも問題は潜在化し易く（潜在性）、発見されにくい（不可視性）ために、被害者には長期慢性的な多大の苦痛と葛藤を生み出し、いたずらに放置すれば、休学、休職、あるいは退学、失職、離職などの重大な結果をももたらしうる。さらにはこの問題と発生、介入に関わる構成要

因も，通常の臨床的場面での，被害者と専門的相談者・治療者という**二極構造**に加えて，ハラスメントにおいては加害者や法律家などが関与するという点で，日常的臨床とは異なった**四極構造**を持つことがその特徴となっている。[74]

2002年フランスではハラスメントの一種である職場いびり禁止法が制定，施行された。しかも最近ではフランスのように長く伝統のある精神医学専門学会（医学心理学会）でも2004年2月にこのテーマで定例会が開かれ，その学会誌の9月号において特集号[58]が出されている。フランスにおける職場いびりの関連法規には以下のようなものがある。[58]

❖ **民法**

9条の「誰でも私生活を尊重される権利を有する」
1384条の損害賠償の義務規定，が関係する。

❖ **労働関連法（Droit du Travail）**
a. **労働法（Code du travail）122-45条による（2001年11月17日官報にて公布（差別問題に関して））職場での性別，年齢，習俗や性嗜好，人種などの差別の禁止。**

2002年1月17日の労働法に職場での精神的ハラスメントに関して新たに1章を設けた。労働法L.122-49「いかなる労働者もその権利と尊厳とを害し，心身の健康を損ねたり，その職業上の将来を危うくするような労働条件の悪化を結果的にもたらすような，あるいはこれを目的とするような精神的ハラスメントを繰り返し受けることがあってはならない」。L.1224-49条によれば，ハラスメントの存在と想定できる要因の提示責任は被害者側にあり，ハラスメントではないとの挙証責任は訴えられた側にある。L.122-51では雇用主が防止措置を講ずることが規定されている。L.23-4条により，生命や健康に及ぼす重大な危険のある仕事環境から離れ，これによって，給与その他の不利益を受けない権利を雇用者は有している。職場のハラスメントに対する産業医の役割が多くの論文で重視されている。この2002年1月17日の法律ではまた，被害者の企業への調停申し立てが規定されている。

❖ **刑法**

2002年1月17日の法律はまた刑法に新しい条文を設けた。222-33-2条「その権利と尊厳とを害し，心身の健康を損ねたり，その職業上の将来を危うくするような労働条件の悪化を結果的にもたらすような，あるいはこれを目的とするような言動を繰り返して他の者を苦しめる（harceler）ことは懲役1年もしくは1万5千ユーロの罰金に処せられる」。この条文によりハラスメントは刑事訴訟の対象となった。挙証責任は普通法と同様であり，ハラスメントの存在の証明は被害者側にあり，このことは被害者側に著しい困難をもたらしている。もし被告人が無罪となり，事実無根となると今

度は被害者が誣告罪の対象ともなりうる。ハラスメントはまた刑法223.13条の自殺の誘発，あるいは他人の人格（personne）への危害を規定した条文とも関係しうる。しかし2004年2月現在までは刑法の対象となったものはない。この種の困難の理由は，下記によるものである。

　　ハラスメントの事実の証明（閉鎖的仲間うちでの証言の客観性の問題）
　　被害者による受けた被害の証明（医師の診断医学的証明の困難）
　　以上の両者の因果関係の証明（加害と被害との近接的発生の場合以外の証明は不可能。医師が直接目撃してない事柄，直接認知していないことの因果関連の判断をすることの困難さ）

フランスではこのように，職場ハラスメントの医師への相談が頻繁になってきた。目撃していないことを，多くの点で医師が手に負えないトラブルについて診断書を書くという困難があるという指摘がなされている[58]。診断書ではなく，鑑定を勧める意見もある。児童の性犯罪被害者の精神鑑定と並んで各種ハラスメントなど犯罪立証のためのPTSD被害者の精神鑑定がフランスなど欧米先進国では今後数が増えるように思える。

❖ セクシャルハラスメントに関して
フランス[84]では他の欧州各国同様に，いわゆるセクハラは法律で禁止され，刑罰の対象となる（1992年のNeiertzの法律，刑法222.33）。最高懲役1年までの刑が科せられる。しかしこれが適用された事例は稀である。またフランスでは法律で禁止されているのはセクハラの見返りに仕事や待遇での代償を約束する対価型セクハラのみである[55]。

8. フランス司法精神医学の現代的課題と精神鑑定の今日的問題
以上述べてきたフランス司法精神医学の歴史と現状をまとめると表5のような年表になる。民法，刑法，精神保健法，ハラスメント防止法，性犯罪者法と近年，とくに1990年代以降フランスにおける法と精神医学，精神医療制度が急激に変化してきていることが一目瞭然である。フランス司法精神医学は新しい課題の波に洗われ続け，脱皮と成長を続けている。一方精神鑑定は「刑事裁判においてもっとも激動を続けている部分である[115]」。

❖ フランス司法精神医学の現在および今後の課題[89]
このような変化を受けてのフランス司法精神医学の現代的課題は以下のように考えられる。第一に禁治産制度の廃止と成年後見制度の問題，第二に精神病院入院，同意と倫理に関する問題，第三に責任能力の問題，鑑定，とりわけ加害者と被害者の鑑

表5 フランス司法精神医学の歩み

1792年第一共和制
1804年第一帝政
　①1804年民法ナポレオン法
　②1808年刑事訴訟法,1810年刑法,1811年1月1日より施行
　　　刑法64条心神喪失（démence）規定
1814年復古王制
1830年7月王制
　　　③1832年　軽減事情（circonstance atténuante）運用の一般化
　　　④1838年の法（la loi du 30 juin 1838）「精神衛生法」
1848年第二共和制
1852年第二帝政
　　　1860年代司法精神医学の大論争時代
1871年第三共和制
　⑤1905年Chaumié回状
　　1）被告人は犯行時に刑法64条の意味で痴呆状態にあったかどうか
　　2）被告人において，精神医学的そして生物学的診察によって，責任能力を相当程度免除あるいは軽減させるような精神的もしくは身体的異常が明白にされることは決してないのかどうか．
1940年ヴィシー政権
1944年共和国臨時政府
1946年第四共和制
1959年第五共和制―現在
　⑥刑事訴訟法改正　旧刑事訴訟法典（le Code d'instruction criminelle, 1808-1959）現行刑事訴訟法典（le Code de procédure pénale）が1958年に制定され，翌年3月2日より施行された。この刑事訴訟法典の改正により，刑事鑑定（l'exertise pénale）の規定がより厳密なものとなり，人格調査等の鑑定が付加した（刑訴法81条）。また次の新しい鑑定事項が勧告された（刑訴法C345条）。
　　a）精神医学的および心理学的検査により，被告人の心理的もしくは精神的異常があきらかにされるか？
　　b）犯行はそのような異常と関係するのか？
　　c）被告人は危険状態を示すか？
　　d）被告人は刑罰によって懲治可能か？
　　e）被告人は治癒もしくは再適応可能か？
　⑦民法改正（loi numéro 68-5 du 3 janvier 1968）
　⑧危険な精神病者，処遇困難者は「精神科保安病棟」（Services psychiatriques de sûreté）に収容されていたが，1986年の法により，これは「処遇困難者ユニット」（UMD：Unité pour Malades difficiles）に変更された．
　⑨精神保健法（1990年6月27日の法律）（loidu 27juin1990）へと改正
　⑩改正刑法典は1810年の制定以降部分的な修正にとどまり，基本的な改正がなされず，経過したが，1974年にジスカール・デスタン大統領時代に刑法典改正委員会が司法省に設置され，1978年には「新社会防衛論」[4]に影響を受けた「刑法典総則確定稿」[18]（この草案では刑罰と保安処分との区別をなくし，「制裁」（sanction）の用語が採用されていた）が提出され，つづいて1980年には各則が発表された。しかし保守から革新への政権交代とともに第二次刑法典改正委員会が組織され，幾多かの紆余曲折を経て，1986年初頭にミッテラン政権下で新たな改正草案が提示された。既に筆者[68,69]が紹介したように1992年7月2日に新刑法典を構成する4法案が議会で可決，公布され，猶予期間の後1994年3月1日に全面的に改正された新刑法典が施行された。
　⑪セクシャルハラスメント防止法　1992年
　⑫性犯罪者法
　　「性的犯罪の防止と鎮圧および年少者の保護に関する1998年6月17日の法律」2000年5月18日の施行令 décret d'application が出された。
　⑬2002年「職場いびり禁止法」

定，後者の鑑定ではとりわけ性的虐待の被害者児童の鑑定の問題，第四に監護と処罰から医療（soigner）と処罰への移行の問題，とりわけ行刑施設，なかんずく，性犯罪者法下での性犯罪者の処遇問題である。

❖ 刑事精神鑑定の問題点[99]

刑事精神鑑定における問題点は次のようである。これらの問題点は我が国の精神鑑定の問題点とも重なることが多く，参考になろう。

鑑定人選任の恣意性

鑑定人リストへの記載について，詳細な規定はなく，控訴院リストではリスト記載者からの推薦によるもので，候補者の委員会での選定や，試験による選抜があるのではない。リストからの選定も判事の恣意に任せられており，鑑定人による有責化傾向の強弱があるので，意見の合う親しい鑑定人に依頼するとも言われている。鑑定人の順番による当番制の導入などが推奨されている。

鑑定依頼時期の恣意性

鑑定依頼時機も現在は恣意的である。遅れれば，犯行時と時間的隔たりが大きくなる。さらには精神障害があれば，治療開始も遅れる。このために本来の鑑定以外の現在の状態についての迅速な予備的鑑定制度が必要である。

対立鑑定制度の欠如

判事指名の鑑定人以外の当事者双方からの選任の鑑定医の同時的，批判的，監視的鑑定，つまり対立鑑定制度が鑑定の質を保証し，独善性，密室性を廃することが可能となる。しかし，前述したように，単独鑑定が可能である。

鑑定における診断基準の欠如

フランスでも鑑定において，自己流の診断名を使用する鑑定人が少なくない。ただし病態発生論などに関して，種々の因子の関与の可能性，比重について仮説を述べることは妨げられていない。ICDなどの診断基準に従った診断を明示すべきである〈フランスでも最近DSMの過度の支配が問題となってきている〉。

有責化の問題

数多くの鑑定医が紛れもない精神医学的障害に対して有責任化傾向を強めている。急性の激しい精神病には責任無能力が，慢性，潜在性，陰性症状には責任能力を認める傾向がある。その第一の例が統合失調症の有責化である。この理由は三つある。第一は主に精神分析畑から統合失調症患者の責任無能力は社会的同一性を奪い，このことが症状悪化を招くという批判があるが，これは確証されていない理論である。第二に陰性症状，潜行性，欠陥性の統合失調症は人格障害と誤認されやすく，その解体面を無視され，有責とされやすく，患者ではなく，受刑者となりやすい。この間に疾患は進行してしまう。最初の5年間に治療されない統合失調症患者の予後は不良であるとの実証があり，いずれにせよ，鑑定による早期発見，早期治療が最良である。第三

に熱情の影響により正常人でも同様の犯行を行うなどの口実により，統合失調症患者の犯行を合理化してしまう鑑定人の存在である。これは「偽りの了解」(pseudo-compréhension) である。

有責任化は他の精神障害にも及んでいる。精神鑑定で頻繁に遭遇する心的不均衡 (déséquilibre psychique)，時に精神病質あるいは反社会性人格障害とも呼ばれるものである。これに対する真に有効な治療手段をもたないことに問題がある。

危険性，予後の問題

危険性は，個人の尊重か社会の保護かをめぐって，論争の的になる。パラメーターはかなり予見不可能なものであることがしばしばある。とはいえ攻撃的行動への傾向，罪悪感など精神医学的，犯罪学的ないくつかの所見は危険性の確率に関与している。しかし性倒錯者の集団に対して回顧的に適用される再犯頻度が，この集団に属するとはいえ一人の個人に対して前望的に適用可能であるとは言えない。さらには人権侵害等の危険もある。この場合個人と社会のどちらを重視するのかは，結局社会の選択に委ねるほかない。とはいえ，鑑定の目的は社会保護のために個人を排除する手段の解明にあるのではなく，個人の治療のための社会的処遇の決定にある。

❖ **治療・処遇制度の問題点**[129]── 司法精神医学患者の過飽和状態

刑法122.1条1項，責任無能力の適用者の減少

有責化現象については先に触れたが，1994年の新刑法施行後は規定が厳密になったためもあって，一層著明になってきている。1960年代は明白な精神病状態が犯行時に存在していたならば，自動的に心神喪失と鑑定人がしていたが事情が変わった。刑事責任無能力者は刑事事件全体の，1987年には0.4%，1988年の0.5%，1989年の0.6%，1992年の0.9%から1994年の0.5%，1994年の0.4%，1997年の0.25%と低下してきている。

同条2項，限定責任能力適用者の増大

しかも鑑定人からの限定責任能力の報告は時には刑宣告の長期化へと働いている。これにはフランスの限定責任能力の認定による刑の軽減がわが国のように義務的でなく，「考慮すること」となっていることも関係していよう。

SMPRの飽和

勤務する行刑施設と所属する精神医療区の中心的精神病院との距離がしばしば離れすぎていて，連携が不十分なことも機能不全の原因となっている。

UMDがすぐに利用できない

UMDが既に過飽和状態にあり，入院待ち状態で，緊急時の転院が困難になってしまっている。刑事訴訟法D398条による受刑者の転院が十分に機能してない。

また責任無能力者が措置入院先から退院した場合のフォローの欠如，精神医療区の人口に見合った精神科医と看護人の適正配置の欠如も問題となっている。

❖ **評価を含む鑑定へ**
　Bénézech ら（2003）[9]は小児性愛の殺人の鑑定例を挙げ，現代では複雑で反復する重大犯罪においては，被告人の精神状態，犯罪におけるその精神病理学的意義，刑事責任能力，危険性を明らかにするための「古典的精神鑑定」（la classique expertise psychiatrique）に甘んずるべきではない，と述べている。完璧な裁判資料と被告の医学心理学的観察，犯行分析，犯罪への発展過程の評価，定期的病状観察，治療反応性などを評価する，犯罪捜査的，犯罪学的評価（évaluation, assessment）が古典的精神鑑定に付加されることの現代的意義を強調している。

V　おわりに

　「心神喪失者等医療観察法」の成立と導入により，我が国における重大な罪を犯した精神障害者の処遇制度が大きく変革されようとしている。我が国においては強制入院は現行の精神保健福祉法の枠内での行政処分として行われてきたものが，厚生労働省管轄の新しい専門治療施設において，入院・通院治療を行う点と，この審理は裁判官と精神科医で構成され，この合議で決定する司法処分という手続き段階と管轄官庁が異なるいわば二元的折衷である点が，司法モデルの独，行政モデルのフランスとも異なるもので，従来の我が国の精神医療システムと司法システムにおいての大きな変化であると考える。

初犯防止こそ重要
　次にここで紹介したフランスのシステムとの異同を簡単に比較し，問題点と思われるものを列挙しておく。①まず対象者であるが，今回の改革ではいわゆる重大な犯罪行為の触法精神障害者のみで，フランスのような処遇困難者の治療システムについては手つかずのままである。重大な犯罪に至る前の自傷他害のおそれがあり，なおかつ暴力的な入院患者の処遇は従来のまま精神保健福祉法の枠内で精神医学に委ねられたままとなる。犯罪に至らないまでも危機的な暴力を示す精神障害者への対応は未決着である。この場合さしせまった自他への目前の「危害」（danger）の判断と将来の「危険性」（risk）とを明確に区別するのは重要であると思う。往々にして両者は混同されたり，一緒に論じられる傾向にあるが，筆者は明確に区別しないと議論が混乱すると考える。いうまでもなく行政的入院処分は主として「危害」に基づく判断であり，司法的処分，治療処分は主として「危険性」に基づくものである。今回導入された新制度では犯罪に至らない「処遇困難者」，精神障害者の犯罪で多数を占める**初犯の防止**については対象外であるのはやはり大きな問題である。初犯が無ければ再犯もない，再犯防止以上に初犯防止こそが重要である。医療観察法下で得られた知と技法

の集積を一般精神医療に生かし，初犯防止に役立てることが重要である。

専門化と分業化，処遇困難者，その他

　司法精神医療さらに付言すれば，フランスの精神医療の専門化，分業化についても我が国には参考になる。処遇困難者ついてはフランスのような特別の処遇施設を将来導入するのかどうか，さらにはこの場合触法精神障害者，司法（精神）医学患者も収容するのかどうか，この点は議論の余地が充分残されているものと考える。

　現在刑事精神鑑定の大多数を担っている起訴前鑑定はどうなるのか。検察官の地裁への申し立てによって審判開始となるわけであるから，検察官のこの判断のための鑑定は当然実施されることになる。審判はこの種の治療のみの請求になるのか，公判に付されるのかも現段階では不明である。ともあれ検察官の起訴便宜主義に基づく従来の起訴猶予処分となる重大犯罪のほとんどが，恐らくこの審判対象者となるであろう。とすれば，起訴前鑑定が，憲法に保障された裁判を受ける権利侵害の疑いをも退け，実施されてきたし，筆者もこれに従事したのだが，その最大の根拠は実利的な点にあって明らかな精神障害者が専門施設で医療サービスを迅速に受けられる点にあった。審判が迅速でない場合，さらにここで長期の精神鑑定実施などとなると，この点の患者のメリットが失われる危険がある。予想されるこの弊害を取り除くには導入された審判の迅速化と審判中（捜査段階もそうだが）の被収容者に対しては，フランスのように拘置所における精神医療サービスを充実させ，精神鑑定と治療を実施する場を確保することが重要である。法的にこの点で問題があるなら早急に是正すべきであろう。また精神障害かどうか最初に感知し，鑑定依頼をするのが検察官という司法官である点が，予想される新制度では現在以上に問題化するものと考える。これには精神医学の素人に専門家的役割を期待するよりも，殺人などの重大事件については一律に精神鑑定を実施する方向が賢明な策と考える。さらには鑑定医の質の向上を計る措置が講じられねばならない。

　審判への精神科医の参加は我が国における裁判員制度，裁判官の任官や裁判制度の社会化の流れと軌を一にしたものとも思量される。しかし鑑定を通じて実感することだが，司法官と精神科医との間には種々の意見の相違が大きな溝のように横たわっていると時に思うことである。両者の異なった専門家間に合議が成立しにくい場合にはどうなるのか，司法官優位で片を付けるにせよ，これもなかなかやっかいな問題である。

　制度，施設は作れても，これを担う優秀で熱意のある専門医療スタッフの確保・養成がなによりも肝要である。当然これには費用もかさむ。実務的スタッフの養成もさることながら，[65,66,71]筆者がことあるごとに指摘してきたように，我が国の司法精神医学，犯罪精神医学の研究，教育基盤，機関が我が国では大学において皆無に近い，まったくお粗末な状況にあり，卒前，卒後医学教育においてもこの分野は無視されてきたに等しい。新設される専門施設における医療スタッフ，審判に参加する司法，犯罪精神

医学に造詣の深い専門医の絶対数の不足が問題となろう。

　この新しい処遇制度も一般精神医療，福祉の充実が背景にあって初めて実現できるものであることは言うまでもない。

　危険性，再犯可能性，治療可能性，矯正可能性など，予後についての，つまりは犯罪学的鑑定が今後我が国でも重要性を増してくる。これには問題が二つある。一つは我が国特有の問題で，我が国の他の先進国と比較しての性犯罪者などの処遇，治療制度の貧困な中での矯正不能，危険性という予後判定はまったく不条理きわまりないということである。第二は言うまでもなく，人間の犯罪行動を将来において予測することの困難である。地震予知と同じく，社会的ニーズはあるが，精神医学，行動科学が科学的に厳密に，決定論的にはもちろん確率論的にせよこれを可能にするということは恐らく不可能に近いであろう。この問題はある程度の科学性を基盤にした，社会的許容度，価値判断によるものと最終的にはならざるを得ないのではなかろうか。犯罪者の社会復帰，人権と，社会の保護，被害者の人権とのバランスの揺れ動きで，どちらにに支点を置くかとという社会的判断が最終決定権を持つものであろう。言い過ぎない精神鑑定，社会的ニーズに応えすぎようとしない，不可能な要求をはねつける司法精神医学ということが重要である。

　この種の公的制度で確実に前進すると思われるのが，現在筆者が，少なからず歪曲されているのではないかと懸念している，刑事政策的配慮に重点を置いた責任能力論とその判定が是正され，刑事責任能力論の理論的，実践的純化が期待されることであろう。さらにはフランスと異なり公的施設が乏しく，私立，民間病院中心の我が国の精神医療制度ではどうしても現行医療費制度では採算ベースに合わない公的処遇についてはなおざりになることは必然である。公立の司法精神医学施設など特殊化された施設・制度との分業と連携をはかった方が私立病院，診療所などの一般精神医療は開放治療と地域精神医療を今以上に推進できる可能性が開けることが一方では期待できよう。

　とはいえ，少し話はそれるかもしれないが，諸外国に比較して，我が国は近代国家としての体をなさないのではないか，と思うことが少なくない。例えば，国や政府の最低限の基本的責務である，国境の確定，国土の保全（離島への国土侵犯などへの毅然とした対応が乏しい），国民の生命財産を守るということさえ疎かになってきた事実がある（北朝鮮による民間人拉致事件，AIDS，狂牛病対策の遅れなど）。このような政府が，時あたかも経済的に破綻しつつあり，行・財政改革の先行きもまだ不確かな折りに，新たな財政負担となりかねない本格的な制度，施設を国民や患者のために本腰を入れて本当に作れるのか疑問を感じている精神科医・国民は当然多い。その危惧が現実のものとなりかねない予兆もある。またフランスでも論争があったように精神科医が国家の番犬かのように思われ易い危険が我が国でも具体化し，マスコミからの誹謗・中傷を受けるようなものなら，医学界内部にさえ現存する精神医学や患者に対する偏見をますます助長しかねない。この種の制度の導入には常につきまとう短所

と長所，弊害と利点とのバランスがどちらに大きく傾いているのかという判断が重要である。このためには奥の深い，歴史認識に裏打ちされた鋭い分析と西欧各国のモデルの比較と我が国の現状を勘案した総合的判断が求められている。最後に，触法犯罪者の処遇も含めて，刑法上原則的な原理として筆者が重要と考えているのは冒頭でも触れた責任主義と罪刑法定主義である。これらがなくしては民主主義国家の基盤が崩れてしまうからである。前者は自由を保障するための個人の代償であるだけでなく，より積極的には人間としての尊厳にかかわるものである。後者は個人の自由を侵害する国家権力の乱用の歯止めとなるものである。司法処分としての絶対的不定期刑は罪刑法定主義に違反する恐れがあるのではないか，と考える。法定刑量を超えた期間の司法処分は基本的に問題を孕んでいる，というのが筆者の立場である。この場合には司法処分から行政処分，処置に切り替える移行が当然なされなければならない。これと関連して行刑処遇で予想されるのが，危険，処遇困難と見なされた無期懲役者の事実上の終身刑化，長期の独居拘禁化である。現に検察が仮釈放条件を厳しくし，このような事態が「マル特無期事件」と指定され，存在しているとの報道がなされている（2002年1月8日「朝日新聞」）。精神医学，医療の万能観という幻想に陥らず，さりとて治療的悲観論にも偏らないことが肝要である。重篤な人格障害も含めた精神障害の治療を求める人々のいるところに現代精神医学，医療の光が欠如してはならない。行刑施設も例外であるはずがない。

　近代的な司法精神医学の中心課題が「責任能力」であり，この学問の誕生には近代市民社会の原理，つまり「自由と責任」の概念の成立が前提となっている。現代フランスの碩学 Ey H.[28]が精神医学は「自由性の病理学」（Pathologie de la liberté）として定義している。つまり責任の前提である自由をめぐる学問として精神医学があり，近代刑法が「罪刑法定主義」[25]を堅持していく限り，精神医学から司法精神医学が消滅することはないと言えよう。さらには「自由性の病理学」が生物学的指標で測定されることが不可能である限り，精神病理学，疾病論，精神病構造論は司法精神医学においては重要な研究方法，領域として存続するに違いない。つまり司法精神医学は現在隆盛を誇る生物学的精神医学に完全に埋没してしまうことはその学問本来の原理からしてないであろう。司法精神医学は刑事領域においては，従来のように主として精神鑑定という診断の領域にとどまることはもはや不可能で，「犯罪精神医学」[96]や「犯罪精神病理学」[71]ともども精神障害性犯罪者の処遇や治療のための理論と実践における活躍が期待されている。重要性を増してきている「臨床犯罪学」（本書第5章）と連携を深め，司法精神医学は民法，刑法のみならず法と精神医学の重なる領域を扱う法精神医学，治療論，処遇制度論としてその領域を拡大しつつ，今後ますます重要となり，発展すると確信している。

　最近のフランスや我が国の著明な有責化現象など，精神病者と犯罪者との峻別，心神喪失とは精神病のことであるとの原則的主張を繰り返し強調し続けた Falret J には

第9章 フランス精神医学の歴史と現状　165

とうてい容認しがたい状況が現在主流となっている。「精神鑑定とは反社会的行動の陰に隠れている精神障害の存在を医師が認定する機会であり、当局が精神障害者を最適の治療に導く機会でもある」[99]という精神鑑定の人道的、治療的、普遍的役割を再認識し、この基本的原則にこだわり続けることこそ激動し、混迷する現代の精神鑑定においてもっとも重要な意義をもつ、とあえて付言したい。

注記

1) 拙論[65]で述べたように、臨床精神医学の診察と司法精神医学の精神鑑定には種々の違いがある。診察は、医師と患者の二極からなり、鑑定は、公権力当局（裁判所などの依頼人）、鑑定医、被鑑定人の三極である。診療が治療、鑑定が診断を目的とするが、これ以外にも、個人と社会、信念と客観的明証性、実践と認知、健常的健康面と病的否定面と、双方において重点の置き方が異なる。

2) 例えば、ドイツを代表する精神医学全書 Psychaiatrie der Gegenwart（「ドイツ現代精神医学全書」）(1961)（Eharhardt）[25]では第3巻の「社会精神医学及び応用精神医学」の中に「司法精神医学」が含められている。

3) この代表例が先ほどの Pychiatry der Gegenwart (1961) の Ehrhardt ら[25]の著作のタイトルで、Forensische Psyichiatrie-Forensische und administrative Psychiatrie（「司法精神医学——司法及び行政精神医学」とし、司法のみならず行政も含めており、さらに「行政精神医学」の名称を採用しているのが注目される。

4) 最近の米国の「司法」精神医学教科書、例えば Simon ら (2004)[130]の教科書は民事と刑事の精神鑑定のみである。狭義の司法精神医学である。

5) 直訳すれば「法医学的精神医学」である。これは後述するように精神鑑定が法医学 (médicine légale) の一部門で長らくあった歴史的伝統と関係しているものと思われる。このタイトルは戦前、戦後を代表するフランス司法精神医学教科書 H. Claud (1937)[17]、A. Porot ら[108]で採用されている。〈補足：なお最近拙論等[148-151]において主張したように、筆者の主張する「国家医学的精神医学」、つまり公衆衛生学的精神医学と並ぶ二大主柱の一つ法医学的精神医学の存在が、「法医的精神病学」（杉江董、1912）、「法医学的精神医学」（菊地甚一、1933）として言及されていることから、我が国でも歴史的に実在していたことが確認された[149,151]。さらには戦前の我が国においても精神鑑定において菊地らの論著から、法医学者と精神医学者・精神科医との間に、権ム問題、精神鑑定の専門性をめぐって、潜在的、顕在的に、争いがあったことが判明した[151]。〉

6) 本文①、②に加え次の点も挙げられよう：③犯罪の動機等において、その異常性に注目し、「犯罪の病理化」(la pathologisation du crime) (Rennville[119]) がなされた。とはいえ、1790年に Cabanis が、刑務所が「犯罪の真の医療所 (infirmeries) となることを希望して以降明確になった「犯罪者を狂気の別種として処遇すること」(traiter le criminel comme on peut traiter les autres formes de folies)」(Rennville[119]) という一般犯罪者処遇、矯正論と、Pinel の両者の処遇分離論とは思想的に異なっている。

7) この言葉は初版[103] (1800) にはなく第2版[104] (1809) に初めて登場している。1810年の刑法、刑法64条の心神喪失の規定と時期的にほぼ重なっていることが注目される。

8) これより時代は少し下がるが、Tardieu[141]によれば、精神医学に関係する当時の民法の主要な規定は以下のようであった。民法489条（禁治産）；「痴愚 (imbécilité)、痴呆 (démence)、狂躁 (fureur) の状態に常態的にある成年は、例え中間清明期を示すことがあっても、禁治産者とされるべきである」、同146条（婚姻）；「同意がない場合婚姻は成立しない」、同146条（婚姻の反対）「将来の配偶者が痴呆状態にあるときには婚姻の反対は根拠あるものとなりうる」）、同901条（贈与、遺言）；「生前贈与なり遺言を行うには、精神が健全であることが必要である」以上が義務的ではないにせよ、フランスにおける当時の民事精神鑑定の根拠である。

9) 時代は下がるが、司法的保佐（準禁治産）とは Claud (1932)[17]、Porot ら[108]によれば以下のようである。「禁治産の申し出を拒絶した場合、法廷は必要ならば次の決定を下せる。すなわち審

判により付される保佐人（conseil）がいなければ，被告は動産を守り，処理し，借りたり，受け取ったりできず，弁済することもできず，抵当件をはずしたり，設定できない」（499条）。この場合財産管理には制限があるが，個人の処理はでき，結婚，離婚，遺言は可能である。司法的補佐（準禁治産）は主として浪費者（prodigue）で，禁治産に至らない精神の薄弱者も対象となっている」[17]。Henri Dagonet（1823-1902）（1894[20]，p.772）によれば，民法513条には浪費者に対する「司法的保佐（準禁治産）」（conseil judiciaire）が規定されている。

10) なお革命前の精神障害者の処遇については拙論など[70, 130]を参照のこと。

11) 責任能力（responsabilité）の用語はフランス革命以降に初めて登場した新しい言葉であった[12]。とはいえこれが法律用語になったのは後述するように，司法大臣「ショミエの回状」（La circulaire de Chaumié, 12 décembre 1905）であり，刑法の中に登場するのは後述するように20世紀末の今回の刑法改正においてであった。

12) Rylander[122]によれば，英国では16世紀にローマ法，キャノン法の影響を受けて，Bractonがmens rea（悪意）を法体系の中に導入し，悪意が犯罪（felony）の構成要件の一つとなった。この伝統を受け継ぐ有名なマクノートン法が確定したのは1843年である。近代においてBeccaria, Rousseau, Montesquieu, Bentham, Feuerbachなどの法理論の影響を受けて，いわゆる道義的責任論を基盤とする古典学派の主張，つまりは「責任なければ刑罰なし」（keine Strafe ohne Schuld）という意味での責任主義（Schuldprinzip）を基盤とする責任刑法（Schuldstrafrecht）が欧州大陸の各国において19世紀初頭以降生まれた。この中でも18世紀後半と比較的古い刑法は「帰責（責任）主義（Imputationsprinzipien）」に基づいて次のように規定している1768年のConstitutio Criminalis Theresianaである（同法3条5項）。「犯罪においてその理性と自由意思とを行使している者は身分や性別にかかわらず，すべからく有責とせざるべからず。これに対しそのいずれか一方が欠如している者の行為は犯罪とはなりえぬ」。

13) 彼は本文で，「自由に行ったのではない行為に対して殺人性精神病者を罰するべきではないとしても，同胞の血を再び流させないためには，少なくとも収監し，必要なら拘束すべきである」，治癒すれば，試験期間の後に社会へ復帰させ，「新たな増悪（accès）の恐れがあるなら，終身刑を科した方がよいのかもしれない」と述べ，詳細な脚注において，ロンドンの精神病院長Billardの報告を紹介している。この紹介によれば，1818年にBedlam病院が新築された。男と女の病棟が各一つ，中央病棟館の両脇に建造され，殺人を犯した精神病者が収容されている。男性は30人，女性は12〜15人収容されているが，我がフランスではその数は極めて少ない。Bedlamの多くはメランコリー患者で，全体の3分の2に達している，と述べている。興味深いのは30年前の英国George王暗殺未遂犯で，1800年の裁判で，英国における責任能力の判定基準（Thomas Erskineが擁護した「**妄想の所産**」（offspring of a delusion）テスト）[1]を提供した，Hatfield（Hadfieldの誤記と思われる）の院内での動静に触れている点である。

14) 以下のようにRegnaultの批判は続く。

狂気の症状は明確で，特異的なのか。鑑定人が必要なのは狂気が存在していても，皆に判らない，隠されているときである。狂気の症状は二種類ある。①知性，思考の障害で，これがデリールである。②脳の刺激や消化器や心臓の障害など臓器の機能に起こる障害で，これは医学〈内科〉の領域である。第一の症状はどんなに学識がなくとも全員が認識可能である〈荒唐無稽な妄想を例証に挙げている〉。第二の症状は内科医で十分である。以下Esquirolなどの同時代の精神医学論，分類を列挙。医学の不確実性を指摘。医師の唯一の誤りは知識の光がいまだ不十分であることの無自覚である，と結論する。一方モノマニーについては次のように批判する。「狂気の分類は雲の分類のようなものである。manie sans délire, folie raisonnanteという新たな分類の誕生に関して言えば，デリールがマニーの唯一の特徴であるのに，これを欠くマニーとはどのように考えればいいのか？　理性ある狂気とは一体何か？　狂気とは理性の欠如でしかないというのに。Esquirolはこの奇妙さに気づき，folie raisonnanteに代えて，monomanieを提唱した。Esquirolは狂気にdélireを拒否している。彼はdélire de la folieとdélire des passionsを混同している」「医師たちは過剰な熱情に対して不適切にもモノマニーの名前を与えてしまった。例え過剰と思えるものでも熱情しか存在しないのであれば，決して狂気は存在しないし，狂気の要因は存在しない。狂気と言うのであれば，狂気は行為を生み出した熱情とは関係のない行為によって示されることができる。こうして狂気はモノマニーとはならない。デリールを欠くモノマニーは存在しない。意

識（conscience）があれば，自由があり，自由は狂気を排除するものである」．
15) Legrand du Saulle（1864▶86, p.104）によれば，当時の刑事精神鑑定事項は以下のような形式であった．「Xは犯行時において，善悪の認識はあったのか？　精神の自由を有していたのか？　これら二つの機能が存在していたとしても，犯行においていずれかが低下していなかったのか？　彼の知性ないし感受性の他の部分において何らかの低下ないし何らかの障害がなかったのか？　これらの低下の性状と範囲はどのようなものであったのか？　など」である．またDagonet（1894▶20, p.738）によれば，鑑定書は三部から構成され，第一部は予審や供述の事実経過の概略である．第二部は被告人に関することで，犯行前，犯行時，犯行後の精神状態の正確な評価であり，詐病の可能性も検討される．第三部は鑑定結論部分で，診断を下し，ここから責任能力に関する事柄を演繹する．鑑定書の最後を飾る鑑定結論は，①診断，②診断から導かれる責任能力の有無，程度，③精神病者を自由にするのは問題があれば，保護院への行政当局の処分による入院が必要であることが明示される．
16) 変質論の歴史については拙論等▶62,64を参照のこと．
17) これをモデルとして法制化した当時の国にはBelgium, Austoro-Hugary, Spain, Italy そして1950年の日本が挙げられている▶87．
18) 以下Lloydら▶87によると，
批判は法成立後間もない時から現代にまで続いてきた．第二帝政時代（1852-1870）には精神病院は「現代のバスチーユ（Bastilles moderns）」，措置収容は王政時代の封印状というマスコミのキャンペーン運動まで起こった（この当時の事情はTardieu▶141が詳述している）．第三共和制時代（1870-1940）の1870年にはThiers（第三共和国初代大統領）による，1905年にはClémenceauによって諮問委員会が設立された．さらには20にも及ぶ法改正のための国会内での動きがあった．1970年（Cavaillet），1982年（保健省）にも法改正の動きがあった．1838年法に対するこれらの歴史上の批判の論点をまとめると次の3点に絞られる．①職権の恣意的乱用による人権の侵害，自由の侵害である．1838年の法が謳う個人の自由の保障は「幻想」（illusoires）（Prothais, 1990）にすぎないと批判された．②入院における司法的手続きの欠如である．1982年の保健省の改正案では知事から司法官へ入院決定権を委譲するようになっていたが，議会の同意は得られなかった．③開放病棟への入院が，入院全体で1960年代の25%から1980年代には70%にまで増大した．さらには外来患者の増大，地域精神医療の拡大により，保護院での強制収容による治療という1838年法の理念の根幹が崩壊の危機に瀕するようになった．これに対して法擁護派が立ち上がった．その反論は以下の通りであった．①入院の恣意的乱用という批判には実態がない．批判派弁護士の調査では1900年から1970年初頭まで，このような乱用的入院の事実は12件しか発見できなかった．その後の医学的，行政的に高い倫理基準による十分な統制下での調査でもこのような乱用は稀であることが判明した．②強制入院過程への司法的介入については患者自身から状態の悪化した時の介入は，「黒衣の人」よりも「白衣の者」への要望が強かった．1982年の保健省による司法官への入院決定権の委譲案については政府部内，司法省からでさえ，司法官不足によるより一層の事態の悪化と混乱を理由に，反対が起こった．③1838年の法以外の入院形態の増大は治療の前進であるとしても，少数とはいえ患者の一部にはやはり強制入院が必要であるという，擁護論が根強くあった．
19) Paris大学医学部法医学教授であったTardieu（Ambroise-Auguste, 1818-1879）はParis生まれで，神経疾患の解剖学で学位を取っており，法医学関係に多くの業績を残している．彼は1872年に『狂気の法医学的研究』▶141を著し，精神衛生法，民法，刑法に関係した精神鑑定の理論と実際について論じ，現代に通じる伝統的古典的内容と形式を既に備えた司法精神医学書を著している．Semelaigne▶127によれば，本書は当時もっとも権威ある司法精神医学書であった．彼は30年間に精神病院を訪れ，精神鑑定を実施し，比類のない経験を積んでいた．
20) Tardieu▶141は1872年の初版では英国におけるこの制度と特殊病院制度を紹介している．
21) Falret Jはこの1828年のGeorgetの文献をあげていない．これは内容からして前述した1827年のGeorgetの論文▶45を指していると思われ，1827年がこの主張の最初の年度である，と筆者は考えている．
22) Senon▶128によれば，これが建造されたのは1876年で1906年まで存続し，最後の医長がHenri Colinであった．この施設は20世紀に前半にはChâteau-Thierry, Haguenauなどの精神病質者収容

施設となって継承された（影山▶60）。1930年代の刑務所内精神病棟区や精神科医の拡充は犯罪人類学や犯罪生物学の影響を受けたもので，西欧全体の現象でもあった▶119。行刑施設の歴史については拙論▶60を参照されたい。
23）あるいは施設化，入院化に対応して，異なった施設化，つまりは「刑務所（収容）化」（prisonalisation）と言った方がよい。フランス精神学，司法精神医学のPinelらの時代の「精神医学化，施設化期」，Legrand du Sauleらの時代の「特殊病院化期」，戦後の反精神医学運動期の「精神医学の否定期」，これに続く，現代の「脱施設化」「医学化」（médicinalisation：精神医学の薬物治療中心主義，内科学化，神経科学化）と「刑務所（入所）化期」の水平移動までの歴史的展開を図示すると図1のようになる。
24）Gravier▶50によれば，我が国同様に，精神科の治療対象外とみなす傾向が強くなり，有責化現象が起きている中には薬物嗜癖，性犯罪者などが含まれている。しかし，これらが無能力，少なくとも限定責任能力と考える立場ももちろんフランスでも存在している。
25）罪刑法定主義（罪の構成要件と刑罰の種類と程度を行為以前に法律で明示しておかなければならない，類推処罰，絶対的不定期刑，不文法，刑事事後法などを禁止している）とともにその二大主柱の一つであるのが「責任主義」（非難可能性，責任のないところに犯罪も刑罰もない）である。

文献

1) AAPL : Practice guideline. The Journal of the American Academy of the Psychiatry and the Law 30 : S3-S40, 2002.
2) Aghababian, V., Lançon, C., Giocanti, D. et al. : Les décrets d'application de la loi du 17 juin 1998 relative à la prévention et à la répression des auters d'infractions sexuelles : Aspects législatifs et cliniques. Ann Méd Psychol 159 : 424-430, 2001.
3) 秋元波留夫：法制度精神医学．秋元波留夫，山口成良編．神経精神医学．pp.471-500, 創造出版，東京，1987.
4) Ancel, M. : La défense sociale nouvelle. Cujas, Paris, 1971.
5) 青木人志：フランス新刑法の研究（2）．法律時報 66：79-83, 1994.
6) Baillarger, J. : Sur les causes de la fréquence de la folie chez les prisonniers. In Baillarger, J. : Recherches sur l'anatomie, la physiologie et la pathologie du système nerveux.pp.417-424, Masson, Paris, 1847.
7) Ball, B. : Leçons sur les maladies mentales. Asselin, Paris, 1880-1883.
8) Baruk, H. : La psychiatrie française de Pinel à nos jours. P.U.F., 1967（中田修監修，影山任佐訳：フランス精神医学の流れ．東京大学出版会，東京，1982）.
9) Bénézech, M., Le Bihan, P., Bourgeois, M.L. : Évaluation criminalistique et criminologique de l'homicide sexuel : Exemple d'un meutre pédophilique représentatif. Ann Méd Psycho 161 : 423-431, 2003.
10) Billod, E. : Des maladies mentales et nerveuses pathologie, médecine légale, administration des asiles d'aliénés, etc. Tome I, II. Masson, Paris, 1880.
11) Birnbaum, K. : Kriminalpsychopathologie. Springer, Berlin, 1921.
12) Bouley, D., Massoubre, C., Serre, C. et al. : Les fondements historique de la responsabilité pénale. Ann Méd Psychol 160 : 396-405, 2002.
13) Bouzat, P., Pinatel, J. : Traité de droit pénal et de criminologie. Dalloz, Paris, 1970.（影山任佐訳：フランスにおける鑑定の法手続．犯罪誌 41：255-259, 1975）.
14) Bucher-Thizon, M. : L'application de la loi de 1968 en psychiatrie : préliminaires critiques à la notion de tutelle à la personne. In Louzoun, C., Salas, D.（éds.）: Justice et psychiatrie : normes, responsibilité, éthique. pp.53-62, érès, Ramonville, 1998.
15) Calloch, P. : La loi du 3 janvier 1968 et la protection de la personne : vers un statut personnel du majeur protégé ? In Louzoun, C., Salas, D.（éds.）: Justice et psychiatrie : normes, responsabilité, éthique. pp.36-44, érès, Ramonville, 1998.
16) Chauvaud, F. : Les experts du crime, la médecine légale au XIXe siècle. Aubier, Paris, 2000.
17) Claude, H. : Psychiatrie médico-légale. Doin, Paris, 1932.
18) Commission de révision du code pénal : Avant-projet définitif de code pénal. La Documentation Française,

Paris, 1978.
19) Curran, W.J., Hyg, S.M. : Ethical Perspectives : Formal Codes and Standards. In Crurran, W.J. et al. (eds.) : Forensic Psychiatry and Psychology. pp.43-60, Davis Company, Philadelphia, 1986.
20) Dagonet, H. : Traité des maladies mentales. Baillère, Paris, 1894.
21) Danner, L. : Étude sur Esquirol, son influence sur marche de la pathologie mentale. Thèse, Paris, 1858. (Swain▶137 より引用)
22) Desruelles, M., Léculier, P., Gardien, M.P. : Contribution à l'histoire des classifications psychiques. Ann Méd-Psych 14 série, T. I : 635-675, 1934.
23) Dubuisson, P. : De l'évolution des opinions en matière de responsabilité. Arch Antholopol Crim 2 : 101-133, 1887.
24) Dubuisson, P. : Essai sur la folie au point de vue médico-légal. Arch Antholopol Crim 19 : 677-707, 1904.
25) Ehrhardt, H., Villinger, W. : Soziale und Angewandte Psychiatrie. In Gruhle, H.W. et al. (hrsgs.) : Psychiatrie der Gegenwart. Band III. S.181, Springer, Berlin, 1961.
26) Esquirol, E. : Note sur la monomanie-homicide . In Hoffbauer, J.C. : Médecine légale. pp.309-359, Baillère, Paris, 1927.
27) Esquirol, E. : Des maladies mentales considérées sous les rapports médical, hygiénique, et médico-légal (T. I, II). Baillère, Paris, 1838.
28) Ey, H., Bernard, P., Brisset, H. : Manuel de psychiatrie. Masson, Paris, 1978.
29) Falret, J. : De la responsabilité morale et de la responsabilité légale des aliénés. Ann Méd Psych 21 : 238-257, 1863.
30) Falret, J. : Des divers modes de l'assistance publique applicables aux aliénés. Marinet, Paris, 1865.
31) Falret, J. : Asiles spéciaux pour les aliénés dits criminels (1868). In Falret, J. : Les aliénés et asile d'aliénés. pp.248-266, Baillère, Paris, 1890.
32) Falret, J. : Des aliénés dangereux (1868). In Falret, J. : Les aliénés et asile d'aliénés. pp.218-247, Baillère, Paris, 1890.
33) Falret, J. : Responsabilité légale des Aliénés. In Dechambre, A. (éd.) : Dictionnaire encyclopédique des sciences médicales, 3e série, t.III. Masson, Paris, 1876. / Falret, J. : Les aliénés et asile d'aliénés. pp.148-217, Baillère, Paris, 1890.
34) Falret, J.P. : De l'enseignement clinique des maladie mentales. Ann Méd Psych 10 : 232-579, 1847.
35) Falret, J.P. : Des maladies mentales et des asiles d'aliénés : leçons cliniques & considérations générales. Baillière, Paris, 1864.
36) Fodéré, F.E. : Traité de médecine légale et d'hygiène publique ou de police de santé, adapté aux codes de l'empire français,et aux connaissances. 2e édit, Tome I-VI. De Mame, Paris, 1813.
37) Fortineau, J. : Les psychiatres des Hôpitaux en prison. Bulletin des psychiatre des Hôpitaux 3 : 18-19, 1977.
38) Fossier, Th. : La construction d'un statut civil de protection de l'adulte. In Louzoun, C., Salas, D. (éds.) : Justice et psychiatrie normes, responsabilicé, éthique. pp.25-35, érès, Ramonville, 1998.
39) Foucault, M. (ed.) : Moi, pierre Rivière, ayant égorgé ma mère, ma soeur et mon frère...Un cas de parricide au XIXe siécle. Gallimard, Paris, 1973 (岸田秀, 久米博訳 : ピエール・リヴィエールの犯罪──狂気と理性──. 河出書房新社, 東京, 1975).
40) Frison-Roche, M.A., Mazeaud, D. (éds.) : L'expertise. Dalloz, Paris, 1995.
41) Garnier, P., Cololian, P. : Traité de thérapeutique des maladies mentales et nerveuses : hygiène et prophylaxie. Baillère, Paris, 1901.
42) Georget, E. : De la folie. Crevot, Paris, 1820 (Heinroth, J.C.A. (übersetzt) : Über die Verrücktheit. Weidmannsche Buchhandlung, Leipzig, 1821).
43) Georget, E. : Examen médical des procès criminels des nommés Léger, Feldtmann, Lecouffe,Jean-Pierre et Papavoine, dans les quels l'aliénation mentale a été alléguée comme moyen de défense : suivie de quelques considérations médico-légales sur la liberté morale. Mignert, Paris, 1825 (Amelung, F. (übersetzt) : Aerztliche Untersuchung der Criminalprocesse von Léger, Feldtmann, Lecouffe, Jean-Pierre et Papavoine bei welchen eine Gesteszerrüttung als Vertheidigungsmittel vorgeshüztwurde : nebst

Betrachtungen über die moralische Freiheit in gerichtlich-medizinischer Hinsicht. GW Leske, Darmstadt, 1827).
44) Georget, E. : Discussion médico-légale sur la folie ou aliénation mentale, suivie de l'examen du procès d'Henriette Cornier, et de plusieurs autres procès dans lesquels cette maladie a éte alléguée comme moyen de défense. Migneret, Paris, 1826.
45) Georget, E. : Discussion médico-légale sur la folie ou aliénation mentale (Monomanie-homicide). Archive générales de médecine 13 : 481-538, 1827. (Georget, E. : Nouvelle Discussion. 1828)
46) Glueck, Sh. : Law and Psychiatry : Cold War or Entente Cordiale? The Johns Hopkins Press, Baltimore, 1962.
47) Goldstein, J. : Console and Classify : The French Psychiatric Profession in The Nineteenth Century. Cambridge University Press, Cambridge, 1982.
48) Göppinger, H. : Kriminologie. Beck, München, 1973.
49) Goumillon, R. : Législation psychiatrique. Masson, 1981.
50) Grasset, J. : Demifous et demiresponsables. Alcan, Paris, 1907.
51) Grasset, J. : La responsabilité des criminels. Bibliothèque internationale de science et droit, Paris, 1908.
52) Gravier, B. : Responsabilité pénale : tendances actuelle. In Louzoun, C., Salas, D. (éds.) : Justice et psychiatrie : normes, responsabilité, éthique. pp.169-180, érès, Ramonville, 1998.
53) Haumonte, M.T.《Colombo?》Nouvelles questions posées à l'expert : demand de fiabilité ou de crédibilité des propos alleugés par un prévenu ou une victime. Ann Méd Psychol 153 : 606-607, 1995.
54) Heuyer, G. : Les troubles mentaux : Étude criminologique. P.U.F., Paris, 1968.
55) Hirigoyen, M.F. : Le harcèlement moral dans la vie professionnelle. Edition La Découverte et Syros, 1998 (高野優訳：モラル・ハラスメント．紀伊国屋書店，東京，1999).
56) Janzarik, W. : Themen und Tendenzen der deutschsprachigen Psychiatrie. Springer, Berlin, 1974（大橋正和訳：ドイツ精神医学史．創造出版，東京，1996).
57) Jonas, C. : Le nouveau Code Pénal et le psychiatrie. Ann Méd Psychol 152 : 462-465, 1994.
58) Jonas, C. : Les aspect médico-légaux du harcèlement. Ann Méd Psychol 160 : 569-573, 2004.
59) 影山任佐：フランスの刑事精神鑑定．精神医学 20：1379-1389, 1978.
60) 影山任佐：フランス行刑学（1），（2），（3）．犯罪誌 45：146-152, 196-202, 1979, 46：26-32, 1980.
61) 影山任佐：フランス司法精神医学の源流——モノマニー学説成立の文献学的考察——．犯罪誌 47：45-65, 1981.
62) 影山任佐：モノマニー学説とフランス慢性妄想病の誕生（I, II）．精神医学 23：316-330, 426-436, 1981.
63) Kageyama, J. : Sur l'histoire de la monomanie. Évol. Psych. 49 : 155-162, 1984.
64) 影山任佐：フランス慢性妄想病論の成立と展開．中央洋書出版部，東京，1987.
65) 影山任佐：司法精神鑑定と精神保健指定の問題．臨床精神医学 18：845-849, 1989.
66) 影山任佐：司法精神医学．臨床精神医学 19：290-292, 1990.
67) 影山任佐：アルコール犯罪研究．金剛出版，東京，1992.
68) 影山任佐：フランス司法精神医学と新刑法典——フランスにおける精神鑑定の理論と実際——．精神医学 39：601-608, 1997.
69) 影山任佐：フランスおよびドイツにおける精神鑑定．最新精神医学 3：541-549, 1998.
70) 影山任佐：Pinel, Esquirol らの精神医学とその実践：近代精神医学の黎明——臨床および病院精神医学と司法精神医学の誕生——．松下正明ほか編．臨床精神医学講座 S1巻精神医療の歴史．pp.129-162, 中山書店，東京，1998.
71) 影山任佐：犯罪精神医学研究——犯罪精神病理学の構築をめざして——．金剛出版，東京，2000.
72) 影山任佐：刑事事件における精神鑑定と処遇——フランスとわが国との比較と批判的分析——．精神医学 44：599-608, 2002.
73) 影山任佐：フランスの精神鑑定と処遇——我が国との比較と分析，新たな精神医療制度への一視点——．小田晋編．司法精神医学と精神鑑定 第2版 改訂増補．医学書院，東京，2002.

74) 影山任佐：ハラスメント：キャンパス・ハラスメントを中心に――基本理念と実践的分類――. こころの科学 122：6-15，2005.
75) 加藤久雄：医事刑法入門 新訂版. 東京法令出版，東京，2004.
76) Kaye, Ch. : Editorial : A state of siege : The English high security hospitals. Criminal Behaviour and Mental Health 11 : 1-5, 2001.
77) Kavka, J. : Pinel's Conception of The Psychopathic State : An Hisorical Critique. Bulle. His. Med. 23 : 461-468, 1949.
78) Kisker, K.P., Meyer, J.E., Müller, C. et al. (hrsgs.) : Psychiatrie und Recht. In Psychiatrie der Gegenwart. Band III (soziale und angewandte Psychiatrie). p.883, Springer, Berlin, 1971.
79) 古賀幸博，林幸司：ドイツの社会治療施設. 林幸司編著. 司法精神医学研究. pp.141-157，新興医学出版社，東京，2001.
80) Kraepelin, E. : Hundert Jahre Psychiatrie, Ein Beitrag zur Geschichte der menschlichen Gesittung. Springer, Berlin, 1917（山鼻康弘，岡不二太郎訳：精神医学百年史. 金剛出版，東京，1977）.
81) Krafft-Ebing, R. : Lehrbuch der gerichtlichen Psychopathologie. 3. Aufl. Enke, Stuttgart, 1892.
82) Landry, M. : Le psychiatre au tribunal. Privat, Toulouse, 1976.
83) Lantéri-Laura, G. : Évolution de la fonction d'expert au pénal du code de 1810 à la circulare Chaumié. In Girovois, H. (éd.) : Les monomanies instinctives, funestes. pp.39-60, Masson, Paris, 1990.
84) Lapastier, S., Allilare, J.F. : Le harcèlement sexuel : de la psychopathologie individuelle aux facteurs sociaux. Annales Médico-Psychologiques 160 : 578-585, 2002.
85) Lavoine, P.L. : Le malade mental dangereux : étude clinique. Edition hospitalière, Paris, 1998.
86) Legrand du Saulle, H. : La folie devant les tribunaux. Savy, Dunard, Paris, 1864.
87) Lloyd, M.R., Bénézech, M. : The French mental health legislation of 1838 and its reform. The Journal of Forensic Psychiatry 3 : 235-250, 1992.
88) Lombois, C. : Droit pénal général. Hachette, Paris, 1994.
89) Louzoun, C., Salas, D. (éds.) : Justice et Psychiatrie. Normes, responsabilité, éthique. érès, Ramonville, 1998.
90) Mangin-Lazarus, C., Féline, A. : Les Navettes d'un projet de Loi sur《les accusées en démence》: L'affaire Joseph Firmin dit Rétif（1794-1799）. Ann Méd Psych 151 : 2-9, 216, 1993.
91) Manzanera, C., Senon, J.L. : Psychiatrie de liaison en milieu pénitentiaire : organization, moyens, psychopathologies et réponses thérapeutiques. Ann Mèd Psychol 162 : 686-669, 2004.
92) Marc, G. : Matériaux pour l'histoire médico-légale de l'aliénation mentale. Annales d'hygiène publique et de médecine légale 2 : 353-354, 1829.
93) Marc, C.C.H. : Sur la monomanie. Ann d'hygiène publique et de médecine légale 10 : 357-474, 1833.
94) Marc, C.C.H. : De la folie（T. I, II）. Baillère, Paris, 1840.
95) McInerny, T. : Dutch TBS forensic services : A personal view. CBMH 10 : 213-228, 2000.
96) 中田修：犯罪精神医学. 金剛出版，東京，1972.
97) 中田修：司法精神医学の歴史. 懸田克躬，武村信義，中田修編. 現代精神医学大系 第24巻 司法精神医学. pp.5-10，中山書店，東京，1976.
98) 野田良之：フランス法概論（上巻）. 有斐閣，東京，1970.
99) Olié, J.P., de Carvalho, W., Spandne, Ch. : Expertise mentale dans le déroulement du processus pénal : le point de vue du psychiatre-expert. In Frison-Roche, M.A., Mazeaud, D. (éds.) : L'expertise. pp.19-28, Dalloz, Paris, 1995.
100) 太田博昭：フランス精神衛生法とその問題点. 臨床精神医学 17：1705-1731，1988.
101) 太田博昭：フランスにおける触法精神障害者の処遇――日仏比較考――. 日本精神病院協会雑誌 12：50-55，1998.
102) Parchappe du Vinay, J.B. : 1862年Charenton病院正門前広場におけるEsquirol像の除幕式での挨拶.（Baruck▶⁸からの引用）
103) Pinel, Ph. : Traité médico-philosophique sur l'aliénation mental ou la manie. Richard, Caille et Ravier, Paris, 1800（影山任佐訳：精神病に関する医学＝哲学論. 中央洋書出版部，東京，1990）.
104) Pinel, Ph. : Traité médico-philosophique sur l'aliénation mental（2. éd.）. Brosson, Paris, 1809.

105）Planques, J. : La médecine légale judiciaire. P.U.F., Paris, 1967.
106）Platner, J.Z. :（中田▶97からの引用）
107）Pollack, S. : Forensic Psychiatry : A Speciality. Bull Am Acad Psychiatyry Law 2 : 1, 1974.
108）Porot, A., Bardenat, Ch. : Psychiatrie médico-légale. Maloine, Paris, 1959.
109）Porot, A., Bardenat, Ch. : Anormaux et malades mentaux. Maloine, Paris, 1960.
110）Porot, A. : Manuel alphabétique de psychiatrie, 7e édit. P.U.F., Paris, 1995.
111）Portelli, S. : La pratique de l'article 122-1 du nouveau code pénal. In Louzoun, C., Salas, D.（éds.）: Justice et psychiatrie normes, responsabilité, éthique. pp.153-162, érès, Ramonville, 1998.
112）Postel, J., Quétel, C.（éds.）: Nouvelle histoire de la psychiatrie. Privat, Toulouse, 1983.
113）Postel, J., Quétel, C.（éds.）: Nouvelle histoire de la psychiatrie. 2e edit. Dunod, Paris, 2004.
114）Pouget, R. : Esquirol et la loi du 30 Juin 1838. In Philippe Pinel : Les journées de Castres septembre 1988. pp141-148, Éditons Médicales Pierre Fabre, 1989.
115）Pradel, J. : L'expertise psychiatrique. In Frison-Roche, M.A., Mazeaud, D.（éds.）: L'expertise. pp.11-17, Dalloz, Paris, 1995.
116）Rappard, Ph. : La folie et l'Etat. Toulouse, Privat, 1981.（Boucher-Thizon▶14からの引用）
117）Rappard, Ph. : Le droit civil et psychiatrie comme alternatives à l'hospitalisation. In Louzoun, C., Salas, D.（éds.）: Justice et psychiatrie : normes, responsabilité, éthique. pp.45-51, érès, Ramonville, 1998.
118）Regnault Elias : Compétence des médecins dans les questions judiciaries relatives aux alienations mentales. Baillère, Paris, 1830.
119）Renneville, M. : Psychiatrie et prison : une histoire parallèle. Ann Mèd Psychol 162 : 653-656, 2004.
120）Riese, W. : Philippe Pinel（1745-1826）: His views on human nature and disease, his medical thought. J Nerv Ment Dis 114 : 313-323, 1954.
121）Roumajon, Y. : Le nouveau code pénal : enjeux et perspectives. In Mehaignerie, P.（Ed）. pp.32-34, Dalloz, Paris, 1994.
122）Rylander, G. : Forensic Psychiatry in Relation to Legislation in different Countries. In Gruhle, H.W., Jung, R., Mayer-Gross, W., Mueller, M.（hrsg.）: Psychiatrie der Gegenwart. Bd. II. pp.397-451, Springer, Berlin, 1961.
123）Schweitzer, M.G., Puig-Verges, N. : De l'article 64・l'article 122-1, La recherche du discernement : une question de formulation ou une nouvelle orientation séméiologique? Ann Méd Psychol 153 : 608-613, 1995.
124）Schweitzer. M.G., Puig-Vergès, N. : Psychiatrie médico-légale et méthode psychologique au cours de la première partie du XXe siècle. Ann Méd Psychol 160 : 755-759, 2002.
125）Semelaigne, R. : Philippe Pinel et son oeuvre au point de vue de la médecine mentale. Impremeries Réunies, Paris, 1888（影山任佐訳：フィリップ・ピネルの生涯と思想．中央洋書出版部，東京，1988）．
126）Semelaigne, R. : Aliénistes et philanthropes : Les Pinel et les Tuke. Steinheil, Paris, 1912.
127）Semelaigne, R. : Les pionniers de la psychiatrie française avant et aprés Pinel. Baillère, Paris, 1930.
128）Senon, J.L. : Histoire de la psychiatrie en milieu pénitentiaire, de Pinel à la loi du 18 janvier 1994. Ann Méd Psychol 156 : 161-178, 1998.
129）Senon, J.L. : Psychiatrie et prison : toujours dans le champ de l'actualité. Ann Méd Psychol 162 : 646-652, 2004.
130）Sérieux, P., Libert, L. : Le régime des aliénés en France au XVIIIe siécle d'après des documents inédits. Ann Méd Psychol II : 43-75, 196-219, 311-323, 470-497, 598-627, 1914, I : 74-97, 1916-17.
131）新貝憲利，河崎建人，澤温ほか：世界の精神科医療事情．日本精神病院協会雑誌 16：6-57，1997．
132）新福尚隆：フランスの地域精神医療．臨床精神異学 5：89-98，1976．
133）新倉修：フランスの新刑法典．刑法雑誌 35：59-68，1995．
134）Simon, M. : Crimes et délits dans la folie. Baillère, Paris, 1886.
135）Simon, R.D., Gold, L.H.（eds.）: Textbook of Forensic Psychiatry. The American Psychiatric Publishing, Washington, 2004.
136）菅原道哉，飯塚博史，岩成秀夫：1838年法（フランス精神病者法）の成立過程．精神医学 28：1397-1403，1986．

137) Swain, G. : Le sujet de la folie, naissance de la psychiatrie. Privat, Toulouse, 1977.
138) Swain, G., Gauchet, M. : Dialogue avec l'insensé. Gallimard, Paris, 1994.
139) 田口寿子：性犯罪者に対するフランスの司法・精神医学の取り組み——新しい法律制定をめぐって——．集団会資料（1998年9月28日）．
140) 田村幸雄：司法精神医学より法精神医学へ——法精神医学の提唱——．臨床精神医学 6：597-601，1977.
141) Tardieu, A. : Étude médico-légale sur la folie. Baillière, Paris, 1872.
142) Testu, F.X. : Présentation générale.In Frison-Roche, M.A., Mazeaud, D.（éds.）: L'expertise. pp.3-17, Dalloz, Paris, 1995.
143) Tribolet, S., Dessous, G. : Droit et Psychiatrie. Heures de France, Thoiry, 1995.
144) Tyrode, Y., Albernhe, Th. : Psychiatrie légale, sociale, hospitalière, expertale. Ellipses, Paris, 1995.
145) Tyrode, Y., Bourcet, S., Bouriche, D. : Psychiatrie légale. Ellipses, Paris, 1999.
146) Willmans, K. : Über Morde im Prodromalstadium der Schizophrenie. Z. f. d. g. Neir. u. Psych. 170：583-662, 1940（影山任佐翻訳・解説：精神分裂病前駆期における殺人について．精神医学 27：853-860，971-979，1985）．
147) Witter, H. : Grundriß der gerichtlichen Psychologie und Psychiatrie. Springer, Berlin, 1970.

追加文献
148) 影山任佐：国家医学と法医学成立過程——片山國嘉「医学の系統図」分析——．犯罪誌 74：9-30, 2008.
149) 影山任佐：日本犯罪学会および犯罪学の歴史的研究 I ——日本犯罪学会誕生と犯罪精神医学の先駆者（杉江董）——．犯罪誌 79：101-132, 2013.
150) 影山任佐：「国政医学」と「国家医学」——江口襄の論説の分析——．犯罪誌 79：143-149, 2013.
151) 影山任佐：日本犯罪学会および犯罪学の歴史的研究 II ——第二期日本犯罪学会と葛藤犯罪学の先駆者（菊地甚一）——．犯罪誌 80：151-208, 2014.

第10章
GeorgetとGriesinger
近代精神医学における精神病脳病説の優先権問題

最初にGeorget Eの1820年の著書の古典紹介をする。原著は以下の通りである。

> Georget E : De la folie-Considérations sur cette malaie : son siège et son symptôme; la nature et le mode d'action de ses causes; sa marche et ses terminaisons ; les différences qui la distinguent du délire aïgu ; les moyens de traitement qui lui conviennent ; suivies de recherches cadavérique-. Crevot, Paris, 1820.
> 狂気論──この疾患についての考察；その座位と症状，その諸原因の本体と作用様式，その進行と終末，狂気と急性デリールとの違い，狂気に適した療法，剖検──
> 〈本書全体の目次構成は末尾の解説において示しておいた。以下翻訳紹介するのは本書「緒言」（全訳）と本文の序論に相当する「狂気について」（全訳）である。本文序論の前の「序文」と序論に続く第1章以下については末尾の「解説」で要約紹介する〉

緒言（Avant-Propos）

「精神病（aliénation mentale）について完璧な記載（histories）を残した偉大な師たちの数が余りにも多すぎて，彼らがこの分野で果たしたことに，さらに多くの貢献を付け足すことは不可能に思える。有名な我々のPinel教授がその『マニー概論』（Traité de la Manie）〈『精神病論』初版（1800）〉において，またEsquirol氏が医科学事典を埋めた諸論文において論述してしまった後には，この問題は論じ尽くされているように思われる。英国のWillis, Crichton, Perfect, Haslam，イタリアのChiaruggi，米国のRush，そしてドイツの幾人かの医師たちもまた彼らの研究成果を公刊している。しかしこれらの著者達は非常に慎重なためか，あるいは哲学的ないし宗教的見解と対立することを憚って，この疾患の諸現象を記載しながら，これらの原因にまで遡ること

はしていない。彼らはこの座位であるあの器官を考慮せずに、一つの機能の諸障害を考察してきた。つまり知的諸能力の諸障害をこれらの出現に不可欠の大脳（le cerveau）抜きで考察してきたのである。こうしてこのような仕方では、疾患を構成するものは、諸症状を生み出す器官の障害の代わりに、諸症状となってしまう。原因の作用や心的手段（moyens moraux）でも事情は同じで、他の諸器官でのさまざまな刺激と同じようには大脳に対してそれらは作用するものとは決してみなされてこなかった。こうして狂気の新たな歴史を示そうとする私の目的は既存路線を推進することではなく、他の疾患同様にその座位を定め、産出された障害の源泉にまで遡ること、とどのつまりはこの病気（affection）に対しても病理学と治療学の一般的法則を常に適用することである。

「序文」（introduction）では、**神経系の生理学的、病理学的**考察をいくつか行い、**これらの諸疾患の座位と本体**についての知見に簡単に著者は触れている。次に著者が続く6章で論じているのが、1. 狂気（la folie）の座位とその諸症状〈訳註：本書における「狂気」には、本文で後に触れられるように、痴呆などをも含めた精神病、精神障害と同義の広義の狂気と本来のデリールをもつ狭義の狂気がある。ここでは他の多くの場合同様に、広義の狂気を指している〉、2. 狂気の諸原因、3. 狂気の進行と終末、4. 狂気と急性デリール〈＝せん妄〉（délire aigu）との違い、5. 狂気に相応しい療法、6. 解剖所見、以上である。

これらの中で二つの章は既に公表したもので、原因に関する章は著者の学位論文〈訳註：1920年2月〉となったテーマで、〈最終章の剖検の〉身体解剖の章は1819年にEsquirol氏によって提唱された賞〈訳註：「Esquirol賞」〉の受賞対象となった論文のテーマである。

数年前から巨大な施設で精神病を観察できる状況にあり、1,200人もの患者の中で、いわば常に生活をしてきていたために、著者は提示している全ての事実を幾度も目撃することができた。さらには観察に基づき十分に根拠ある見解しか述べていないものと信じている。最後に付言しなければならないことは、Esquirol氏は、自身が20年以上にもわたって集めてこられた観察事例を著者が参照することを喜んで許可してくださったことである。

〈訳註：本書で「緒言」の次に掲載されている「序文：神経系についての生理学的、病理学的な一般的考察」は本文末尾の「解説」で要約的に紹介しているので、この「序文：神経系...」は割愛し、原著本文序論に以下移る〉

本文

狂気について（De la folie）〈序論〉

　本書の重要な目的について言及し，この目的を果たすために我々が辿る道筋について触れておきたい。とりわけ，著者の目論見は狂気の座位を実証的に決定し，この障害が特発性（idiopathique）なのか交感性（sympathique〈訳註：「症候性」と同義語〉）なのかを検討し，もっとも有効な治療手段を示すことである。以上の考察によって我々がめざす道は以下の諸問題を解決するものである。

　まず理解したいのは，この疾患の特徴的，恒常的諸症状とは何か，つまりはどの機能，どの器官が本質的かつ常に損傷されているのか，これとは違って，偶発〈併発〉的（accidentiellement）ないしほとんど感知されえない形でのみ損傷されているものは何か，ということである。この疾患が特発性なのか，交感性なのかどうか知るために，我々が検討することは，

1) この疾患を生み出す原因の作用様式，性質
2) この疾患の種々の現象の相対的重要性，進行，発展の順序そして終末。
3) この疾患と重篤な疾患の急性デリール（＝せん妄）との間にある相違を明確にしたい。
4) 我々は剖検を活用し，死後に発現する器官性〈器質性〉変化（altélations organiques）と，精神病者において狂気と関係している器官性変化と，これら患者を死に追いやった偶発性疾患〈＝併発性疾患〉（maladies accidentelles）の結果にすぎない器質性変化とを区別するようにしたい。こうして当然のことながら最後に治療法について触れることにしたい。

　以上の各章において各論的な論述をする前に，読者がそこで言及されている主要な考えについて前もって知っておいて，次に移るための最良の理解を得ためには，その内容について概括的にでも知っておいて貰う方が有益ではなかろうか？　それは定義の類や，疾患像の素描などである。科学の基本的研究においては知性によって把握可能なもののみを前進させるほかなく，一般的成果を得る前に，事象の記述に最初に着手するべきである。先ほどのような方策はこのような研究である場合には，好ましいことではないが，思い定めた対象——とりわけそれが既知の諸法則に従っている全体の一部を構成している時には——のなんらかの点について認識する必要がある場合には常に，この方策はより優れているように私には思える。一つの定義，つまりは違った特性，主要な特徴についての概括的な言葉は，その疾患の病理学を無視するような場合には，弟子に疾患についてのいかなる観念も与えることはないであろう。逆に，

定義が弟子にとって非常に有効になるのは，この科学について既に有している知識の総量を増大させる場合のみである。というのも病理学は彼の研究の所在を示し，可能な限りあらゆる利点を直接そこから引き出させるからである。

狂気の**本体**（la nature）と**座位**（le siège）について幾人かの著者たちが表明してきた見解についてまずは若干ながらも言及し，これらの見解をこの同じ問題について私が採用している見解と比較できるようにしたい。

最近に至るまで，この疾患の正しい観念を抱くことは不可能であった。知性の座位や，損傷された知的諸機能の物質的原因を無視したり，認識しようとしないならば直ちに，これらの機能の障害を他のあらゆる器官の損傷のあらゆる特殊かつ多様な障害に起因するものとしてしまうことは当然であった。知性のこれらの障害はこうして病理学の原則の埒外に置かれてしまった。原因を説明するために人が勝手に想像したことがないような憶測的な夢想というものは存在しない。古代人，プラトンやデモクリトスらは狂気を超自然的な，つまりは天才や魂によって形成される疾患とした。これより後には，宗教的幻想が支配的となり，狂気を神や悪魔の影響によるものとした。憑依者や魔術師，占い師，神託，てんかん患者，呪術師，奇跡を起こす人などは幾世紀も欧州を当惑させ，小部屋が相応しい不幸な精神病者や，これとは全く異なった詐欺師以外の何者でもなかった。ガレノスや Boerhaave, Van Swiéten, Stoll のような体液説の医師たち全てが支配的考えに応じて胆汁や，血液や黒胆汁，粘液を，あるいは魂やアルケー，（生命の根源），生命原理や生命の魂を重視しながら，諸体系を次々と打ち立てた。これらの見解は生理学や病理学の現実的原理からはほど遠く，これ以上ながながとこれらのことについて言及する気にはなれない。

Pinel 氏は狂気の研究に新たな一歩を印した。この疾患についていくらか実証的なことが知られているのはまさしくこの謙虚な学者の探究が発端となっているにほかならない。この疾患を単純に，いかなる差異も設けず，我々の諸器官の他の数多くの混乱と並べて整理しながら，疾病記述（nosographique）の枠組みの中にこれを位置づけたのであった。この疾患が病理学の一般的な原則に委ねられるや，この観察は容易になった。この疾患が認知されるにふさわしい諸特徴がこれに与えられた。その諸原因の作用様式において原因は多少なりとも正しい評定がなされ，理性と経験に基づいた治療手段が講じられることが可能となった。

しかしこのような状況において不可避の事が起こった。行きすぎた慎重さが説明の狂気（la manie des explications）にとって代わった。Esquirol 氏のように，Pinel 氏の足跡を成功のうちに辿った全ての著者たちが総じてこの教授とともに満足してしまったことには，その源にまで遡ろうとはせずに現象を観察し，産出的原因（une cause productrice）と関係づけたいとも思わずに事象を入念に記述することであった。「悟性（l'entendement）の座位とその種々の障害の本体とについて曖昧な議論に埋没してしまいながら —— というのもこれ以上に曖昧模糊としたことはないからである

が――，精神病を探究の一つ特別な対象として捉えるということは悪しき選択のように思える。しかし己の限界を設けて，外面的徴候に現れた明確な特徴の研究に邁進するならば，また治療原則として，賢明な経験のもたらす成果のみを採用するならば，その時には自然史の全ての諸部門において総じて辿られている歩みに参入することになる。そして疑わしい場合には留保することによって，もはや迷妄に陥る心配をする必要はなくなる」〈原注：Pinelの『マニー概論』〈第二版〉の「初版のための序文」〈訳註：実際は初版の序文そのままではなく，第二版で加筆修正されているものである〉〉。全てが始まったばかりで，狂気について実証的なことは皆無の時代に表明されたこれらの原則以上に賢明で，学理的な（philosophique）ものはない。そのほかにも観察科学的研究においては常に以下のようにすべきである。一般的結論を引き出そうとする前に数多くの類同的事実を収集することが迷妄に陥ることを恐れることなく，一つの目的に到達する唯一の道である。今日では，神経系と大脳機能についてより実証的認識が得られており，また臨床において注意深く収集された数多くの観察事例と，先入観を排して為された数多くの剖検例を有しており，こうしてはるかに可能性が強化されたことは成功の希望を幾分かでも抱いて狂気の座位と本体とを決定し，狂気が特発性か交感性かを知ることである。

　Pinel氏はこの疾患の一次性原因（la cause première）について，総論的に，事のついでに触れているだけで，余り重要性を置いていないように見えるものの，いくつかの考えを披露している。彼〈原注：前掲書，第二版，141ページ〉は次のように述べている。「マニーの侵襲の開始と回復との前兆は非常に変化に富んだ形を示すことがある。しかしこの病（aliénation）の原発性座位（le siège primtif）は胃と腸の領域にあり，これを中心として，一種の放散（irradiation）のようなことによって悟性の障害が展開するように一般的には思える。これらの部位において，狭窄感，旺盛な食欲，食物への強い嫌悪感，頑固な便秘，清涼水を必要とする腸の灼熱感などが頻繁に起こる。等々」。第一に言及しておきたいのは，これらの障害は一般的に発生するようなものでは決してない。より頻繁に起こるのは食欲の喪失，口渇感であり，時には胃障害を示す他の徴候であって，これらが持続するのもせいぜい数日，稀に数週間程度である。次に，これらは結果，続発性症状に過ぎず，これらの出現には常に諸々の脳因（causes cérébrales）の直接的作用が先行しており，これらは同じ自然力（même nature）から展開した諸症状であることを示すことは容易であろう〈訳註：胃腸障害はPinelの主張する如く，精神病の原因ではなく，結果であって，脳性の原発性の原因の精神症状に続く，続発性症状，交感性症状にすぎない。この点は本書第二章において詳述されており，末尾「解説」でも要約的紹介を行っているので，参照のこと〉。

　Esquirol氏は以下の短い文章〈訳註：医科学事典，Folieの項目〉においてほとんど同じようなことを述べている。「時には神経系の末端や種々の体部に分布している感受性の発生源が，時には消化器が，または肝臓とその付属器官がこの病気〈狂気〉の

首座（le premier siège）である」。

　以上見てきたように，フランスでは現在でもその権威的力を有しているこれら〈二人の〉著者たちしかこの種の説明を，略述ではあっても，してなかったために，この問題についてこれらの見解を肯定的に賛同するという重大な誤りを人々はしてしまったように私には思える。したがって私の恩師たちと正反対の立場に私が立っていることを私は憚るべきではなく，二人が**前進させる**なり，**示唆した**だけのこととは逆のことを効果的に確証し，そのように努力したい。つまり狂気とは一つの**特発性の大脳の病気**（une **affection cérébrale idiopathique**）であることを私は証明したい〈訳註：恩師二人へのこの忌憚のない異論，反論の公表された時期が二人が共に存命中の時点であること，とくにEsquirolは当時欧州最大の精神医学派を形成していた絶頂期へと駆け上りつつあった時点であることに留意すべきであろう〉。

　いくつかの原因が，この疾患を胸部や腹部の病気の交感性と人々が見なすことに対し，格別の影響があった。第一の原因であるが，知性が他の諸機能と並んで位置づけられなかったために，**心的**（**morales**）と呼ばれている諸原因の作用様式を間違って評定してしまい，冷水の飲用が最初に胃を刺激するのと同じように心的原因が大脳に原発性に作用するものと決して見なされなかったことが起因となったことである。第二の原因であるが，展開の順序，症状の重要性は相対的なものであることに十分注意を向けなかったことに起因している。〈症状よりも〉大脳の障害が常に一次性の障害であって，最も重要であり，しばしば唯一存在しているものであることはかなり確かなことである。第三の原因であるが，身体の解剖の結果から著者たちは誤った結論を導いてしまったことに起因している。彼らは〈狂気の原因以外の〉外部の影響から生じ，精神病者に死をもたらした偶発性疾患〈＝併発性疾患〉を決して考慮していなかった。このことによって，彼らは器官性変化（**altélations organiques**）の全てを狂気の原因と見なしてしまった。そして大脳はこのような器質性変化を少しも明確に示すことがないか，起こっても大部分は〈末梢〉神経の病変であって，一方では消化管，肺や肝臓などが病変を示したりするので，彼らはこれらの器官をこの疾患〈狂気〉の原発性座位と見なしてしまった。最後になるが重篤な疾患の急性デリール（＝せん妄）は狂気から区別されていなかった。これはほとんど常に交感性であって，同じく大脳の障害が存在しており，人々はその特徴もこの疾患〈狂気〉に基づくものとしてきた。急性せん妄は狂気とは本質的に異なり，この同じ器官のこれら二つの損傷様式を混同することは，いつの場合でもといっていいくらい困難なことになることを我々は後に理解することになろう。

　Fodéré氏はその膨大な著『妄狂〈精神病〉概論』（Traité du délie）（1817）においてパラケルススやガレノスの時代を我々に思い起こさせようとしたのか，狂気の座位を生命原理とし，この原理のつまりは狂気の媒介を血液に求めるという，生命原理と血液に関する彼の無益な学説を主張した。他の同じような彼の説明も読者を辟易させるだ

けである〈訳註：以下本書において幾度か厳しいFodéré批判がなされている。18世紀末に近代精神医学上最初に属すると思われる法医学的精神医学を著し，これがここで言及されている妄狂概論とともに彼の代表作となっている。FodéréがGeorgetのひいてはPinel, Esquirol学派の生涯の論敵であったのかもしれない。「フランスのザキアス」"C'est le《Zacchias》français"（Planques 1967）とも形容され，「フランス近代法医学の父」とでも言うべき人物がFrançois Emmanuel Fodéré（1764-1835）である。その代表的著書が『法医学・公衆衛生学概論』（Traité de médecine légale et d'hygène publique ou de police de santé, adapté aux codes de l'empire français, et aux connaissances）（1813）で，当時の司法精神医学に大きな影響を与えた。本書序文によれば，初版は共和歴VI年（1798）花月2日に三巻本で出版されたが，すぐに売り切れとなり，17年後（序文）に出版された第2版はこれの改訂増補版で。3部構成，6巻本という大著である。彼はPinelとEsquirolの間の世代で，Strassbourg大学の法医学教授などを歴任している。Fodéréについては筆者の学会発表が参考になろう。また本書第9章でも詳述されている〉。

　こうして今や狂気の座位と本体に関して，私の意見とは何か，あるいは少なくとも私が与している見解とはどのようなものか，について触れることにしたい。

　狂気とは一つの大脳の病である（La folie est une affection du cerveau）。これは特発性（idiopathique）であって，その器質性変化（l'altération organique）の本体（la nature）は我々には未知のものである。

　この第一の文節〈訳註：狂気の座位〉は次のような考察から得られたものである。

1. この疾患の本質的症状（le symptome essentiel）とは狂気を特徴付け，それを欠いては狂気が存在しないもので，属（genres）や種（espèces），亜種（variétés）の分類の根拠となるもので，大脳の諸々の機能の一つの障害（une lesion des fonctions cérébrales）を基盤としている。この本質的症状は知的諸々の混乱（désordres intellectuels）によって構成されており，これらの知的混乱にはデリール〈妄狂〉（délire）の名が一般的に与えられている。デリールを欠く狂気というものは存在しない〈訳註：Georgetにあっては単数で示されている狂気（la folie）という一つの疾患（une maladie）の本質を成す症状（単数）はデリール（単数）という諸々の知的混乱（複数）である。しかもこれによって狂気の属，種，亜種という生物学的分類に準拠した狂気の自然の分類が可能である，としている。つまり狂気は知的諸混乱であるデリールを共通とした一群〈後に触れるように，Georgetは，これをune class，一つの綱としている〉，しかもこれが特発性脳病という一つの疾患であるという論理構成がここでは読み取れる〉。
2. デリールにはいくつかのその他の極めて重要な大脳ないし神経の混乱が先行

したり，随伴したり，後続したりする。それは不眠，頭痛，感覚や筋収縮のさまざまな障害，脳器官（l'organe encéphalique）〈さらに検討は必要であるがGeorgetは脳全体を表すencéphalとこの一部であるcerveauとを区別しているとひとまずしておきたい。後述するように後者はGeorgetでは解剖学的には間脳を含む大脳，つまりは終脳と同じものと思量される。しかし，ここではこのようなことを念頭におきつつ，慣例に従い大脳と訳しておいたことに留意されたい〉の炎症性刺激状態や鬱血，多血症などである。

3. その他の機能障害は恒常的ではなく，重篤でもはない。それは食欲不信や過食，口渇感の消失，体重減少，月経減少など，他の幾分なりとも重要な器官の急激な損傷に伴って出現するものと同じである。これらはほんの数日か，少なくとも興奮期（la période d'excitation）とともに通常は消失し，〈前述した狂気の〉本質的諸症状のみが存続することになる。

4. 諸々の原因が大脳の諸機能に直接作用している。〈Pinelなど他の著者たちによって〉交感性，生理的ないし病理的と考えられている諸原因はこれら一次性諸原因の効果，これらの作用の結果，結末にすぎない。そのほかのものは種々の素因（predispositions），それとも合併症（complications）やたんに偶発的に併存しているものにすぎないものとみなされるべきものである〈訳註：Georgetの疾病論，病因論，病態発生論を図示すると以下のようになる。狂気の定義：未知の（特発性）複数想定されている一次性原因→大脳の諸機能の一つの障害＝知的種々の混乱という本質的症状＝一つのデリール＝狂気という一つの疾患＝一つの綱（デリールの様態，知的諸機能の混乱の様態に応じた区分；マニー，モノマニー，昏愚の三属やこれらの亜型的な種を含む）〉。

5. 狂気がまったく治癒しない時で，この精神病者が併発性疾患によってあまりにも早期に死に至らない場合には，狂気の**自然**な終末は大脳の（機能の）低下，無力症（atonie）であり，これは知性の多少なりとも完全な消失や，最初は部分的次いで全身的な麻痺状態として出現する。不治性の精神病者の半数以上は麻痺患者である。運命的段階に近づいている患者全てが狂躁状態は消えて，ほとんど話をしなくなる〈訳註：当時の狂気の主要な構成群の一つが後の「進行麻痺」であることはしっかりと押さえておく必要がある。ただし本書公刊当時進行麻痺は本文の叙述からも分かるように，いまだ他の狂気から未分離で，一つの合併症的身体症状，終末的とみなされていた。この2年後，1822年にBayle ALJによって慢性クモ膜炎と身体麻痺を伴う狂気，「進行麻痺」が一つの病種として確立されていく過程とNeumann HWらの19世紀初頭以降の単一精神病論が衰退して行く過程とは恐らくは不即不離の関係にあるのだろう。進行麻痺が20世紀初頭の病因発見により完全かつ理想的な疾患単位として確立されて以降，単一精神病論は表舞台からほぼ完全に姿を消し，Krae-

pelin（筆者が指摘したように彼自身は実際は疾病形態（Krankheitsformen）論者であるのだが〈本書第11章〉）以降疾病単位論が決定的に優位に立つに至った。ただしGeorgetが純粋な単一精神病論であるとするには無理がある、と筆者は考える。精神病を大きく特発性，交感性，狂気と急性せん妄に区別し，一つの疾患としての「狂気綱」に多数の「病属」を認めており，狂気の定義の脳病は肺病と同じく，デリールを本質症状とする特発性の大脳病という一つの器官疾患を示しているにすぎないからである。狂気はこの中の特発性で，交感性，急性デリールを除いているので，主として慢性脳病を扱っている。つまり一つの特発性慢性脳病が狂気であり，これは綱であり，種々の病因，種々の知性の混乱などに応じて，病属が決定されるというのが彼の基本姿勢である。もっぱら症候論的分類に依拠していた恩師たちが病種間の移行の可能性を認めており，少なくとも部分的には単一精神病的立場であったのに比較し，微妙かつ困難な問題ではあるものの，Georgetは同様の立場に立ちつつも，病因論の違いを認め，麻痺性狂気を狂気の1種として区別していたように，Lantéri-Lauraが主張するように，少なくとも端的に単一精神病論者であったということは疑問が残る。残る問題は麻痺性以外の残余の狂気をどのように捉えていたのかということである。これは本論紹介と解説を読了後の読者の判断に委ねたい〉。

第二の文節〈訳註：狂気の器質性変化の本体〉は以上とは別の以下のような考察の結果である。

1. 大脳の諸症状はそれのみで存在しうる。他の諸〈器官の〉機能の明白な混乱を示さないような精神病者を認めることは稀ではない。全ての例でこれらの〈大脳性〉症状は常に一次性に発展する。不眠や頭痛のような〈大脳性〉症状の一部はしばしば数カ月，数年前に〈大脳性症状の本質である〉デリールの侵襲に先行して出現する。後述する潜伏期（la période d'incubation）において見られるように，介護者には長いこと隠されたままでデリールそのものが始まり，存続し，患者によってしかこれが気づかれず，患者は自分のこの状態を隠そうとする気持ちが強い。
2. 〈大脳以外の〉別の諸器官に出現する症状は常に続発性で，交感性のものである。これらの進行と持続期間については記述したとおりである。
3. 全ての障害が同時に発生しているように**見える**とすれば，急性侵襲の事例のみで，注意力の少ない観察者にはそのように見えることはある。しかしこの場合でも，大脳が強い心的震盪や心の活発な情動によって原発性に侵襲されていると観察者が考えるとすれば，この器官こそが出現している全ての現象

の源泉であると，彼が結論することは容易であろう。さらにはこのような場合でもデリールが他の症状の発展に幾分でも先行していないようなことは稀である。

4. 狂気においては病理的諸原因がまったく知られてはいない。しかし，この病理的原因のみが交感性と呼ばれる諸疾患を生み出すのである。このこと〈訳註：狂気の交感性疾患説〉を認めた著者たちはこうして〈一次性脳障害による〉結果を原因と，〈この結果生じている腹部等の〉症状を〈狂気〉の一次性障害（affection）と考えてしまったのである。

5. 身体の解剖もまた我々の手助けとなろう。もし解剖が数多くの肯定的証拠を提供しなくても，逆に否定するには大いに役立つことになる。つまりは狂気の近因（la cause prochaine），一次因と直接関係している器質性変化を少しも見いださないとすれば，この原因にとはまったく関係のない，〈脳以外の〉外部の〈病気の〉影響作用から生じている多くのものを発見することになろう。この外部作用は間違いなくまったく精神病者ではない個人にも生じるもので，狂気の〈直接的な〉原因と間違われてしまうことが大いにありうる。さらには狂気がそこから生まれる脳の状態を死を招く疾患を生み出したり促進させたりできるものと見なすことになろうし，少なくともこの疾患に特別な〈狂気の原因的〉特徴を与えてしまう。以上のことは交感性現象の原因がどうなったのかを理解したのと同様の〈原因と結果とを取り違えるという〉原理が働いている。もしも狂気がそれ自体で，致死性であって，死期がかなり早期のものとすると，身体解剖からかなり多くの成果が得られることになろう。さらには異質的な病気の結果を狂気に固有のものと見なして，自己欺瞞に陥る危険を冒すこともないだろう。この場合我々がまさしく知りうることになるのは，脳や狂気から生じているこれ以外の諸器官の外面的状態はどうなのか，ということである。しかしこのような代わりに，〈実際は〉患者が死亡するのは，発症してから3，4，5，10，20ないし30年以上も経ってからしかなく，その生きている間に絶えず発生する全ての破壊的因子の作用を受けてしまっているのである。こうして，もし誤りを避け，器官性変化から正しい結論を導き出したいなら，精神病の進行や期間，これらの破壊的因子の性質とこれから当然生じる生体への影響を精神病者のみならず他の種類の人間全体を全ての生活環境において考慮すべきである。これこそ著者が行うとしていることである〈訳註：Georgetはここで，原因論や科学的比較における統制群，対照群の重要性を強調している〉。

狂気とは大脳の一つの病いであるということ，これが異論のないことを認めるとしても，ほとんど全ての器官が交感性に障害されうるというのに，狂気の全ての場合を

特発性としてしまうことで，人は私を排他的だと非難するであろう。これにはこう応えたい。大脳の知的諸機能もまた〈交感性という〉このような仕方で存在しえないと私は主張しているのでは決してない。しかしこうして〈交感性に〉生じるのは我々が狂気と呼ぶものでは決してなく，後述するように〈訳註：第四章〉重篤な疾患全てにおいて見られる急性せん妄なのである，と私は主張しているのである。そして私が述べているのは，病気のこれら二つの様式（modes）を区別する主要な特徴の一つがまさしくこのことなのであり，一方は直接的で本態性（essentiel）であり，他方は間接的で症候性（symptomatique）なのである。大部分の急性炎症，多くの外科的疾患，肺結核等々のように，殆ど常に特発性に展開する他の一群の疾患〈結核菌など感染症の原因菌発見以前の時期であることに留意〉を我々は認めないのであろうか？　精神病にも同様のことがありえるとどうして人は言おうとしないのであろうか？〈Georgetは症状精神病，外因反応型を明確に区分していたと考える〉

　この疾患とこの患者とを表すために著者たちや大衆が採用している種々の名称や精神病者が体験し，訴える諸印象においてさえ，我々の見解を支持するいくつかの根拠を見つけ出せる。**精神的**ないし**心的疾患，精神病，狂気，マニー，痴呆**などは脳と関係している表現である。狂人たち（fous）と人が言うとき，彼らは**頭が変**で**理性**を失っているのであり，**頭の患者**であり，**その心が迷っている**のである。これらの患者が訴えることには，**頭が病気**であったり，**頭の調子がよくなく，心や頭が弱くなり，精神がここにあらず，脳は空っぽで，脳の調子がよくなく**，いつも手をこの部分，とくに前額側部に当てがっている。

　狂気の諸症状を生み出している大脳の変化の本体は我々には未知である。これは神経系の一群の病気の場合と同じことである。〈ここでも〉我々は隠された神秘の世界へと決して踏み込んでいこうとはせずに，この産出（la production）を説明しようしないという観点から現象を観察することで満足するであろう。これは**神経性**産出と言われてきた。大脳性と言いたければ，それでもよかったのである。換言すれば，この表現によって知り得ることは我々の場合とほとんど変わりはない。つまりはまったく何も知り得ないということである。

　一つの疾患の本体と座位を，その諸原因の作用様式を知ると言うことは治療にとって極めて重要なことである。もし疾患が特発性であれば，その全ての混乱が発生する器官は医師の注意をすべて引きつけるだけの価値がある。この機能が回復すれば，すべてが収まる。しかしそれが交感性であれば，この疾患の原因，これを生みだし，保持している遠隔の病気へとより一層特別に向かう必要がある。言い換えれば，〈原因に遡らなければ〉人々は恐らくは再発しない訳がないこの結果〈でしかないもの〉を一時的にせよ緩和し，消退させることしかしていないことになろう。結局，狂気の治療は大脳の状態を基盤とするべきである。それにこの状態の診断的，予後的徴候として役立つ，これ以外の他の諸器官の障害は自ずから消退するであろう。とはいえ，こ

れらの障害には特別な手段を採用することが必要な場合がありえる。〈例えば〉極めて稀だが，新たな疾患を構成するほどに重篤になることがあり，また脳の機能の回復後にも頑強にこれらの障害が持続する場合にもこのようなことが考えられよう。

解説
❖ はじめに

著者の Georget Etiene-Jean（1795-1828）は33歳で夭折した科学的精神医学者であった。その科学的精神と方法論の明晰さは当時群を抜いており，恐らくは恩師二人 Pinel, Esquirol を凌ぐものであったかもしれない。近代医学理論としての精神病脳病論は彼をもって嚆矢とする，と筆者自身は高く評価している[4]。それは彼の代表的著書である，本古典紹介を一読して頂いた読者には十分納得して頂ける，と確信している。彼の精神医学の最大の業績は，精神病脳病説の近代医学的理論を基礎づけたことと，これに基づく，精神医学理論，病因論，病態発生論，症状論，経過と終末の記載，疾病分類論と治療論を展開し，恩師二人の疾病分類の矛盾を整理し，整合性あるものに改変したことであり，この成果がモノマニー学説である。1825年以降彼は当時話題となった殺人の司法鑑定例を論じ，妄想対象が限定された数である「独占的デリール」（le délire exclusif）のみの知的モノマニーだけであった Esquirol の元来のモノマニーを，知情意の部分的障害である部分性狂気（la folie partielle）として，モノマニーを体系化，拡大，分類し，部分性狂気も精神病である以上，全体性狂気同様に責任無能力と主張した（この点については拙論[1,3]，拙著[2]）などで詳述しているので，割愛する。ここでは彼の精神医学理論，方法論に主として焦点を当てた紹介をしたい。筆者が拙論[3,6]で主張したように，近代精神医学は法医学的精神医学，衛生学的精神医学そして臨床精神医学を三大基盤として生まれ，展開してきたのであるが，近代精神医学の黎明期における Georget はこの動向を個人的に体現しているものと言えよう。夭折したため数の点で，業績に乏しく，弟子を育成できず，学派も形成できなかったためか，恩師二人の功績に埋もれてしまった Georget を，「生物学的精神医学論の近代的創始者」として，再評価し，あらためて彼の先見性，独創性に光を当てることこそ，本古典紹介を行った筆者の意義，目的である。

❖ 著者について[10-13]

1795年（Pinel より50歳，Esquirol より23歳年下である）8月9日に現在でも風光明媚なフランスの中庭と称される，Loire 河古城巡り観光地で有名な Indre-et-Loire 県 Vouvray 郡の小村 Vernous-sur-Brenne の決して豊かとは言えない農家で彼は生を得た。学才に恵まれた彼は，両親を説得して，1802年，17歳で上京し，解剖学等基礎的な医学の修行を行った。革命の動乱期でなければ，彼は親の職業を継ぐか，僧侶になっていたであろう。しかしナポレオン軍敗退により欧州同盟軍がパリに進入し，両親は

彼を故郷に呼び戻した。1814年には故郷近くの都市Toursの総合収容院で医学修行に励み、1815年11月にParis病院内勤医となり、Saint-Louis病院を経て、la Salpêtrière救済院に移り、Esquirolの弟子となった。これ以降終生ここを離れることはなかった。1819年にはEsquirol自身が創設した、若手育成のための医学賞、Esquirol賞の最初の受賞者となった（受賞論文は『精神病者の剖検』(1819)。受賞者には200フランとPinelの著書『マニー論』が授与された）。GeorgetはFerrusなどの同僚たちも一目置いていた、その輝かしい才能によって将来を嘱望されたEsquirolの愛弟子であった。内勤医時代には救済院を離れず、この近くの小さなカフェで内勤医のエプロンを着たままドミノゲームに熱中するのが唯一の息抜きであった。25歳の誕生日2カ月前、1820年2月8日には、学位論文『狂気の諸原因について』が大学医学部へ提出され、さらには本書『狂気論』が公刊され、これにより彼の名声は一気に高まった。本書の一部、原因論と剖検についての二つの章、第二章と第六章の記載は、Georgetも本書緒言で認めているようにこれら二つの論文の再録である。後年医学アカデミー会員にも推挙され、彼の前途は洋々たるもののように思われた。しかし1820年の時に肺結核の最初の徴候が現れ、その不安は4年後の激しい喀血によって現実のものとなった。彼は自分の宿痾の病を克明に記録している。彼は死期が近いことを悟り、仕事にますます没頭したが、病魔は彼の身体を蝕み、さらにこの4年後の1828年5月14日、ついに彼は帰らぬ人となった。享年33であった。彼はParis臨床学派勃興の時期に、革命の混乱にあって、19世紀初頭のフランスと欧州医学界に彗星の如く現れ、自然科学的、医学的理論と方法論を精神医学に導入し、現在に続く精神医学の巨大な一つの流れ、生物学的精神医学の疾病論的礎石を築き、揺籃期にあった近代精神医学に一つの大きな方向を示した。しかし、瞬時眩い輝きを見せた後に、神の寵愛が余りにも深すぎ、遥か天界の彼方へと去っていった。その名声の高まりの中での余りにも早すぎる臨終の時、Parisの春のその日には、彼の亡くなった病室では多くの友人たちの悲嘆の声が満ちあふれた。そこには一際大きな慟哭の声が鳴り響いていた。息を引き取ったばかりのGeorgetを我が子のように抱きかかえ、哀しみに襲われた恩師Esquirolであった。

なお本解説末尾にGeorgetの主要業績一覧を挙げておいた。

❖ 本書について

本書は狂気（folie）を表題に採用しているが、本文では狂気を疾患（maladie）とし、神経系、大脳機能など用語を採用し、現代人にとってもその斬新性は驚きである。その自然科学的な内容と明晰な内容は本書の25年後に発刊されたGriesinger Wの教科書（Die Pathologie und Therapie der psychischen Krankheitren für Aerzte und Studierende. Adolph Krabbe, Stuttgart, 初版、1845。1861年の第2版は1865年にBaillarger Mの進行麻痺に関する序文が添えられ、仏訳出版されている）に先駆するもので、これととも

に19世紀前半の欧州近代精神医学の著書として双璧を為すものと筆者は評価している。本書は公刊翌年にはHeinroth J Chr Augの手で早くも独訳出版（Ueber die Verrücktheit. Widmannische Buchhandlung, Leipzig, 1821）され[8,10]，本書に対する注目度の高さが判る。晩年のGall FJ（1758-1828）もまたこの若い研究者の著書の賛辞を惜しまなかった[10]。精神病脳病論を近代精神医学の揺籃期に，このような近代的精神医学理論を記載しえたGeorgetの傑出した学知と才能，とくに疾病論者，理論家として，は本書においていかんなく発揮されている。前述した1822年のBayleの学位論文『精神疾患研究』において狂気，とくにその終末に合併症とされていた進行麻痺を身体症状と精神症状を共に示す一病種として確定した功績も本書の方法論に鼓舞されたものであることをBayle自身がその論文において本書を長文引用して，認めている[5]。

❖ 精神病脳病説の優先権問題──GeorgetとGriesinger

本書で主張されている精神病脳病説に関する優先権については，筆者も紹介したように，既にLeibbrand[10]らが次のように指摘している[2,4]。「誤って（fälschlicherweise），ほとんど伝説的に（fast legendär）Griesingerのものとされてきた次の文章を彼〈Georget〉は再度〈本書『狂気論』においてここでも〉主張している。つまり，『大脳は前述したように精神疾患の座位である』（"Das Gehirn ist besagtermaßen der Sizt der Geisteskrankheit."）」（S.442）[10]。しかし，GeorgetとGriesingerとの関係，接点があったのかどうか，GriesingerがGeorgetの著書に触れていなかったのかどうか，という点はLeibbrandらの著書では不明なままであった。筆者はこの点に関心を抱き，現在時点で，多少なりともこの点が明らかになったので，その成果の一端を以下簡単に紹介したい。結論から言えば，GriesingerはGeorgetの『狂気論』（1820）に触れており，しかもGriesingerの教科書初版（1845）[16]の2カ所において引用されている[D1]，ことが判明した。

前述したように本書は1821年に独訳出版されており，Griesinger W自身，フランス語を早くから習得し，堪能であった。本書公刊後（1838-1839），彼自身21歳でParisへ留学し，病院での臨床経験がある[14]。本書自体も，Georget自身についてもその名声は当時相当に高いものでもあった。すなわち，筆者が読んだ範囲では彼は母国語でもフランス語でもGeorgetの本書に接した機会は十二分にあったものと筆者は思量していた[3,4]。

当時はGriesingerの教科書第3版[17]と第2版の英訳復刻版[16]しか手元になく，初版[15]の内容が分からず，結論が下せないままであった。その後，石井厚先生のご厚意で，初版と第二版のドイツ語原書を拝借させて頂き，この点を確認できた。

言うまでもなく，またGallの骨相学を挙げるまでもなく，精神病脳病説はGeorgetを嚆矢とする訳ではない。ギリシャ時代から，またPinel PhやEsquirol JED時代においてもこの説は主張されていた。ただし拙論等で指摘したように，Pinelは当時主張されていた精神病の脳器質因説は精神病不治説としてこれを退けただけでなく[2,3]，多種

多様な原因が同一の病気を，逆に多彩な病気が同一の病因によって生み出されるとして，病因論的分類を否定していた自覚的な症状論的分類主義者であった．さらに彼は精神病の腹部障害説を唱えていた．Esquirolも初期にはこの師の説に追随していた[1,2]．Georgetを筆者が近代精神医学における脳病論の創始者と見なすのは，1820年というPinel（1745-1826）とEsquirol（1772-1840）の存命中に，しかもEsquirolが欧州最大とも評されていた精神医学派を隆盛に導きつつあった絶頂期において，彼ら恩師二人のこの説を謬説として退け，明確な脳病論を展開したことによる．さらには本文でも詳述されているように，この脳病説を動物との比較解剖など近代医学，科学の学問的成果を根拠にし，エビデンスをもって，しかもその例証の仕方は現代脳科学の仕方と内容においてほとんど基本的には変わらないものである点である．Georgetの狂気の定義，症候性の急性せん妄から区別された**特発性の大脳の病気**（une **affection cérébrale idiopathique**）との定義は，私見ではあるが，後年のEsquirol（1838）の定義，**affection cérébrale sans fièvre**（**無熱性の慢性の大脳の病気**）と表現を変えて採用されている[2]，と筆者は考えている．**なおGeorgetの**特発性には心因と身体因，生理学的原因が含まれ，必ずしも器質因に限定されておらず，一次的原因，病態発生は不明なものであるが，治癒可能なものも含まれており，不治性とは限らない．恩師二人もGeorgetにおいても狂気の原因は多種多様であり，経過も急性，慢性の経過を辿るなど多彩であり，マニー等の病種も他の病種に移行する場合があり，痴呆はこれら病種の移行的変換（transformation）の終末状態としても捉えられていた．彼らは単一精神病的観点も交えた疾病論的立場にあったとはいえよう．

　紹介にあたってはGeorgetの原著（図1）とPostelによる部分的な復刻版を採用した[11]．原著は筆者の手持ちのもので，再装丁されており，Georgetの1825年の著書（Examen médical, Mignert, Paris（これは同年Arch Génér Médに掲載した論文を著書としたものである）との合本である．裏表紙にはGeorget自筆と思われる献呈文，「高名なSortal教授に賞讃をもって捧げる 著者」（図2）が記載されてある．扉に恩師二人，PinelとEsquirolに謝辞「PinelとEsquirol両氏に尊敬を込めて捧げる」が掲げられている．本書本文は506ページから成り，以下紹介するような構成である．当時のGeorgetの肩書きは「パリ大学医学部医学博士，la Salpêtrière救済院（hospice）の精神病者部門第一課（classe），元内勤医」となっている．Georgetの重要な業績は図3に掲げておいた．

❖ 本書の各章要約紹介

　訳註において筆者の見解や意見を比較的詳しく述べてもいるので，本文で紹介できなかった本書の部分を中心に，以下要約的に紹介し，解説を閉じたい．

「序文（Introduction）：神経系についての生理学的，病理学的な一般的考察」

　本文で紹介した「緒言」（Avant-Propos）に続き「序文（Introduction）：神経系についての生理学的，病理学的な一般的考察」が論述されている。

　ここでは物理学，化学同様に医学もまた「観察の実証的一つの科学」「他の自然科学」と同じで，諸現象の由来する出発点の把握が重要であることを主張している。これこそ知的諸機能の，そして狂気の座位としての神経系，大脳であり，探究対象は一つの大脳疾患（une maladie du cerveau）である。この医学の進歩を促したものこそ迷信の打破と観察，生理学と病理学，解剖学と剖検であった。諸器官の機能の第一の原因は不明であり，他の器官と全く異なり，特殊な神経系，大脳についてはなおさらである。人はこの機能が作動する諸条件を明らかにできるだけである。GeorgetはGallの骨相学的脳生理学，脳の発達，動物との比較などから脳の諸機能（Fonctions du Cerveau）を論じ，知性（intelligence）は脳の知的諸能力（les facultés intellectuelles）の働き，一つの機能（une fonction）と考えられるべきであり，脳は知的諸能力の器官である，と論証している。彼はデリールによって変化を蒙る精神諸機能を，次の五領域（orders）に分けている。①傾向（penchans：（本能））と熱情，②思考ないし判断，③意志，④記憶と想像，⑤情動（affections）。そして知的諸能力の中に大多数の著者たちが入れているもので，これらの機能の発現には不可欠な条件となっているのが注意力である。さらに彼はヒステリー，心気症，てんかんなどの精神病とは区別されている神経系疾患（maladies du système nerveux）を論じているが，これは本書公判の翌年1821年に2巻の著書となったものである。

　次に本文で紹介した，「序論」（「序論」との記載はないが，第一章の前文で，序論扱いとした）である狂気論（De la folie）（本書タイトルと同じタイトル）が続く。ここでは本文でも紹介したように，恩師二人への批判的見地から「狂気は特発性の大脳の一つの病い」であるというテーゼを打ち出し，当時の科学的知見，医学的成果を吟味し，方法論的批判をしながら，この論証に努めている。精神医学理論家Georgetの精髄，本書の中核がここに現れている。本書の中心，要となる論述である。この「序論」に続き以下紹介する第一章本文が続いている。

第一章「狂気の諸症状」（Symtômes de la folie）

　Georgetは精神病の症状を1. 局所的，本態性，特発性ないし脳性の諸症状（デリール等）と2. 全身的で，遠隔性もしくは交感性の諸症状（消化管症状等）に区分し，デリールの様態等に応じて，精神病を五属に区分し，悟性なり知性の混乱を示す限りでの本来的デリールを呈する，マニー，モノマニー，昏愚の三属を狂気（folie）とし，知性の単なる低下なり消失，不在の痴呆と白痴症とを狂気からは除外した。また交感性，症候性，続発性の急性せん妄を，特発性，原発性である狂気から除外している。ヒステリーなど彼が神経系諸疾患とみなした疾患もまた狂気から除外されている。

精神病（l'aliénation mentale）（＝広義の狂気（la folie）（＝ une maladie））
  A.〈狭義の〉狂気（folie）（知性の混乱＝デリール）（一つの綱 une classe）以下の三属が含まれる
    1. マニー，2. モノマニー，3. 昏愚〈後年 Chaslin Ph の原発性錯乱〈confusion primitive〉の母胎となった〉
  B. 狭義の狂気には含まれないもの（知性の不在，低下と消失）
    4. 白痴症，5. 痴呆

　各属の中間的特徴を示すものもあり（「中間種」群の存在），さらには他の属への移行，「変換」（transformtions）も起こる。痴呆はこれら属の終末でもある。単一精神病的経過を示す場合も認めていることは明白であるが，全ての属がそうであるとまでは断言していない。Georget は属，種区分を認めるいわば部分的単一精神病論者である，と筆者は考えている。彼の恩師二人の分類，疾病論もこの点同じである。

第二章「狂気の諸原因」（Causes de la folie）

　ここでの論述を要約すると以下のような表になる。恩師たちの諸原因を細分化し，合理的に区分したものと言える。

原因
  A. 素因；遺伝，好発年齢，加齢等
  B. 機会因（＝作用因）
    1. 直接的（脳性）原因（＝特発性）；
      ①身体因；脳卒中，頭部外傷など，②心因（causes morales）；情動等
    2. 間接的原因
      ①生理的原因（＝特発性）；月経等，②病的原因（＝交感性）丹毒症など狂気よりも急性せん妄が多い。

第三章「狂気の発展，進行，終末，〈経過〉型（type）と予後」（Développment, marche, terminaison, type et pronostic de la folie）

　「他のあらゆる諸疾患同様に，狂気もこれを生み出した原因の作用から始まって，経過中に起こるいくつかの相期（phase）ないし時期（périodes）を経て終末（terminaison）に至るまでを考察する必要がある。狂気にも他の疾患同様に前駆期（prodorômes），潜伏期（incubation），侵襲期，興奮状態ないし**極期**（summum）そして最後に衰退期と回復期とがある。狂気は持続性，回帰性（rémittente）ないし間歇性（intermittent）などの経過を示す」。

終末　二様態；①治癒，②不治の慢性状態
　a）治癒，回復
　b）再発（rechutes）
　c）不治の慢性

　継続的変換（les transformations successives），manie, monomanie, stupidité, 最終的にはdémence（大半は麻痺性）に至ること，治癒しない狂気は常に痴呆で終わること，間歇性マニー（manies intermittentes）について言及している。

第四章　急性せん妄　狂気と区別される差異（Délire aïgu; differences qui le distinguent de la folie）
　急性せん妄は狂気の全ての亜型を示していると幾度も繰り返ししばしば言われてきた。著者が強く確信しており，ほどなく人も私同様に納得してくれるであろうことは，これら二つの疾患は同じ機能，知性の変化を示している点だけが同じというだけである。症候，諸原因，進行，治癒のための治療手段が両者では本質的に異なっている。ある一つの同じ器官の別の病気でも同様なことがしばしば起こるのだが，相互への移行が気づかれないような中間的場合がかなり稀だがあるが，これらを除けば，両者を区別することは容易であり，混同することが困難である。両者の違いについてGeorgetは詳細な鑑別表〈狂気は多くは遺伝性で，治癒はいつでもではなく，再発が多いが，急性せん妄はこれらとは逆〉を提示している。

第五章　狂気の治療（Traitement de la folie）
　「治療は間違いなく狂気の記載（l'hostoire）のなかで最も必要だが，もっとも困難な部分である。生体にせよ死体にせよ我々のあらゆる探究，あらゆる観察は薬物（remèdes）の有効性，合理的適用，疾患の治癒を目的としていることは明白である。ここに導かない医学的知識は副次的なものか，そこからこの主要な研究へと我々を導くことのできるものである。この疾患の本体も原因も無視してその結果だけと戦うことができるかのように，盲目的経験主義の医師たちは，疾患を認識する前にこれを治癒するために数多くの処方を行っている」。Georgetはこのような批判と治療原理に立ち，次のような治療総論原則に言及している。

　a）治療総論の諸原則
　　1. 疾患の座位と本体とを認識する
　　2. その諸原因の本体と作用様式とを考慮する
　　3. 性別，年齢，体質（tempérament）等のいくつかの個体的素因を勘案すること

b）疾患の治療における諸器官への作用方法
　1. 直接的通路（voie directe）
　2. 間接的通路（voie indirecte）
c）狂気の治療法（Traitement de la folie）
　狂気の治療手段としてはいかなる身体的手段も大脳に作用することは不可能である。むしろ悪害が目立つとして，これを狙った衝撃療法の禁止し，心的（心理的）かつ知性的方法を推奨している。
　1. 経験的な直接的脳性療法，もしくは心的かつ知性的直接的脳性療法（traitement cérébral direct empirique ou morale et intellectuel），「これはまず第一に知的諸能力の働きを変更しようとするものである。大部分の著者たちはこれを単純に心的（moral）と名付けてきた。私はこの表現を決して好むものではない。というのもこれはこの組織体〈脳〉への作用という観点を排除しかねないものであり，このmoral〈心的〉という言葉は知性の一部しか意味するものではないからである〈訳註：心的よりも知性的直接的脳性療法という表現をGeorgetは推奨している〉。とはいえ，掲げた表記の表現は冗漫で，同語反復的であるので，〈従来の表記である〉心的療法という表現を著者に使用している」。この療法の具体的なものは以下の通りである。
　　1）愛，宗教，嫉妬，恐怖などの原因の弱化ないし破壊
　　2）デリールの動機となる対象や人物からの患者の分離
　　3）自他への有害な行為ができない状態へ置くこと
　　4）幻覚の源となる錯覚等の訂正
　　5）マニー患者の注意集中，思考訂正，言動の訂正
　　6）モノマニー患者の固定された対象からの注意の転換
　　7）昏愚の患者の思考能力の刺激
　　8）リペマニー患者の勇気の回復
　　9）通常の傾向や情動の回復
以上の種々の指針（indications）を実行するために患者の知性に作用可能な二つの方法；①受動的，隔離（l'isolement），②能動的，医学的教育（l'éducation médicale）；隔離による鎮静の後に導入
　2. 間接的脳性療法ないし合理的療法（traitement cérébral indirect ou rational）
　　Pinelの合理的薬物治療を賞賛し，Fodéré（『妄狂概論』1817年）の治療法を批判し，狂気の状態や時期，目的等に合わせた薬物療法の合理的治療について詳述している。またショック療法の弊害について言及し，食事や衣類など衛生的配慮についても触れている。

第六章　剖検（Recherches cardavériques）

ここでは病理解剖学（anatomie pathologique）的研究の重要性に触れ，当該障害の診断，真の座位，物質的，器質的原因についての知見が得られる。方法は死体解剖，該当器官の検討である。狂気の剖検的所見としては頭蓋の変形，脳の変化（altélations de l'encéphale）について言及し，後者の中で脳膜，大脳（Cerveau）〈松果体も含む〉，中脳，小脳の変化について述べている。

〈この脳の解剖学的区分と記載からは大脳は間脳をも含むもので，前述したように本書では終脳と理解した方がよいのかもしれない。なおGeorgetの時代の病理解剖学はもっぱら肉眼的所見に基づくもので，顕微鏡による組織学，病理組織学も神経組織においては細胞，神経繊維ともに未だ染色法が発見されていない時期である。Golgiなどのこれら染色法は発見されるのは19世紀半ば以降になってからである〉。

末尾において狂気の原発性と続発性の器質性変化の鑑別の重要性について強調し，本書は終わっている。

＊　＊　＊

なお〈　〉は訳註ないし，原文にない訳者の補足である。

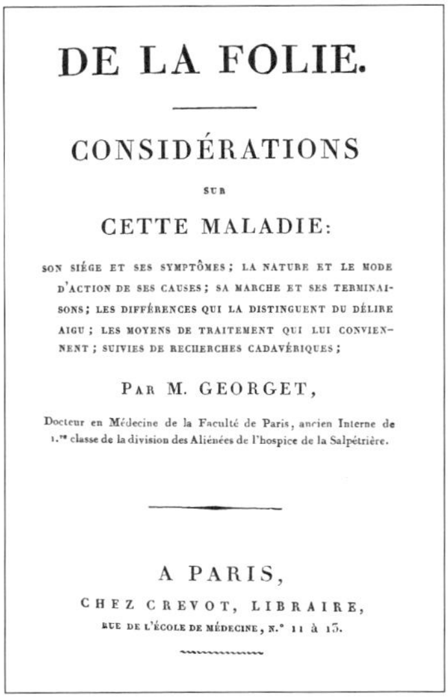

DE LA FOLIE.

CONSIDÉRATIONS

SUR

CETTE MALADIE:

SON SIÉGE ET SES SYMPTÔMES; LA NATURE ET LE MODE D'ACTION DE SES CAUSES; SA MARCHE ET SES TERMINAISONS; LES DIFFÉRENCES QUI LA DISTINGUENT DU DÉLIRE AIGU; LES MOYENS DE TRAITEMENT QUI LUI CONVIENNENT; SUIVIES DE RECHERCHES CADAVÉRIQUES;

PAR M. GEORGET,

Docteur en Médecine de la Faculté de Paris, ancien Interne de 1.re classe de la division des Aliénées de l'hospice de la Salpétrière.

A PARIS,

CHEZ CREVOT, LIBRAIRE,

RUE DE L'ÉCOLE DE MÉDECINE, N.° 11 à 13.

図1

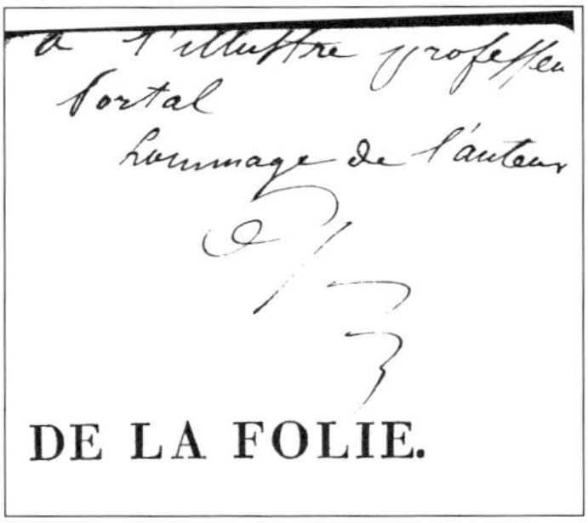

図2

BIBLIOGRAPHIE DES PRINCIPAUX TRAVAUX DE GEORGET

1) Des ouvertures de corps des Aliénés (Mémoire ayant remporté le Prix Esquirol), 1819.
2) Dissertation sur les causes de la folie - Thèse de Médecine soutenue à Paris, le 8 février 1820.
3) Sur une hydrocéphalie qui a nécessité la ponction du crâne pour permettre la sortie de l'enfant. J. de Médecine, 7 (1820), p. 193.
4) De la folie, Paris : Crevot, 1820, 1 vol., 511 p.
5) De la physiologie du système nerveux et spécialement du cerveau. Recherches sur les maladies nerveuses en général, et en particulier sur le siège, la nature et le traitement de l'hystérie, de l'hypocondrie, de l'épilepsie et de l'asthme convulsif. Paris, J.B. Bailliere, 1821, 2 vol.
6) Coup d'œil sur la collection des thèses des facultés de médecine de Paris, Montpellier et Strasbourg ayant pour objet la physiologie et la pathologie du système nerveux - Rev. Médicale, 7 (1822), pp. 5, 154, 436.
7) De l'hypocondrie et de l'hystérie - Paris, impr. de Rignoux, 1824, 1 vol., 56 p.
8) Examen médical des procès criminels de Léger, Lecouffe, Feldtmann et Papavoine, dans lesquels l'aliénation mentale a été invoquée comme moyen de défense ; suivi de considérations médico-légales sur la liberté morale. Paris, Migneret, 1825, 1 vol., 132 p.
   été alléguée comme moyen de défense. Paris, Migneret, 1826, 1 vol., 176 p. (repris par la suite au catalogue de l'éditeur J.B. Bailliere).
10) Nouvelle discussion médico-légale sur la folie, suivie de l'examen de plusieurs autres procès criminels - Archives générales de Médecine (1827) et Paris, Migneret, 1828, 1 vol., 103 p.
11) Analyse du livre de Bayle sur les maladies du cerveau et de ses membranes. Archives générales de Médecine (1827).
12) Dans le Dictionnaire de Médecine en vingt et un volumes, Paris : Béchet, 1821-1828. Articles sur : Ataxie, catalepsie, cauchemar, céphalalgie, crétinisme, délire, délirium tremens, douleur, dyspepsie, encéphale (considérations pathologiques sur l'), encéphalite, épilepsie, folie, gastralgie, hypocondrie, hystérie, idiotisme, liberté morale, névroses, onanisme, suicide.
13) Certains de ces articles ont été, par ailleurs, édités à part :
    - Hypocondrie et hystérie : 7)
    - Folie ou aliénation mentale : Paris, impr. de Rignoux, 1823, 1 vol., 89 p.
    - Névroses ou maladies nerveuses : Paris, impr. de Rignoux, 1826, 1 vol., 16 p.

図3　Georgetの主要な業績▶11

注記

1) W Griesinger（1817-1868）E Georgetへの言及
   Die Pathologie und Therapie der pscychischen Krankheiten für Aerzte und Studierende. Krabbe, Stuttgart.
   初版（1845）
   第二版（増補改訂版）（1861（フランス語版1865：Griesingerの仏文序文，仏訳校閲，Baillargerの序文），第二刷1867）
   第三版（1871，没後出版，第二版とまったく同じ）

   ①精神疾患脳病論について言及している第一篇総論，第一章精神疾患群の座位とそれらの研究方法など本書冒頭部分ではGeorgetへの言及がない。
   ②初版，第二版ともにGeorgetへの言及は同一箇所二カ所（*，**）で同一内容

   ①精神疾患脳病論について言及している第一篇（Erstes Buch）「総論」，第一章（Erster Abschnitt）「精神疾患群の座位とそれらの研究方法」など本書冒頭，総論部分ではGeorgetへの言及がない。この篇の第1項（S.1）。結論で，いわゆるGriesingerの精神疾患脳病説が次のように表明されている〈Griesingerの教科書では「項」は，篇，章を超えた本全体の通し番号で，「§1」等によって表示されている。「章」と「項」の間の目次立ての「節」（Capitel）は「篇」によって，その有無が異なり，設けられていない場合がある〉。
   この症状のLocalisationは？　Irreseinの存在する場は？　と問いかけた後，「これに答えることが精神医学全体の第一の前提である」としながら，次のような言葉で結語としている。

   > Zeigen uns physiologische und pathologische Thatsachen, dass dieses Organ nur Gehirn sein kann, so haben wir vor Allem in den psychischen Krankheiten jedesmal Erkrankungen des Gehirns zu erkennen.
   > （「生理学的そして病理学的事実が示してくれていることはこの器官は脳（Gehirn）でしかありえないのであり，なによりも精神疾患においては脳疾患をいつでも認めるべきである」）
   > 〈この1項全体の文章は初版と第二版で全く同じで，したがって第三版でも同様であり，彼の教科書全版を通じて不変である〉

   ②初版，第二版ともにGeorgetへの言及は同一箇所二カ所（*，**）で両版共に本文は同一内容，一部引用文献のみ第二版で追加されている。

A. 初版1845年
* a. 第一篇「総論」，第五章「狂気全般」，61項（S.93）
　Georgetの「狂気論」の熱性せん妄と狂気との区別，前者の狂気からの排除を批判；「急性の発熱性せん妄は狂気（Irresein）から特別に区別されるものでは決してなく，覚醒ないし半覚醒状態で起こる活発な夢なのである」「これら二つの過程は本質的には同じであり」「したがって狂者に見られる精神障害を（通常は慢性の）せん妄と呼ぶのはまったく正当であり，GeorgetやBurrowsのように発熱性譫妄（Irrereden）から特別に区別する見解を認める根拠はどこにもない」
Vgl. Georget, über die Verrücktheit, übersetzt von Heinroth, Leipzig, 1821

** b. 第二篇「精神疾患の病因論と病態発生論」第二章「精神疾患群の素因」，第二節「精神的原因」，77項（S.126）
　「比較的持続的な，または強度の情動は疑いもなく原因となり，とりわけ不快で苛立たしい抑うつ性状態はこの観点で考慮される。一方過度の歓喜のみが原因で患者が精神病院へ送られるようになった例は極端に少ないか，恐らくはほとんどいない。いつの時代においても精神病医の手本であるPinel（Pinel, das Muster eines Irrenarztes für alle Zeiten）はこの真理について強い確信を抱いていただけに，新患にはまず第一に次のような質問をしていた。「あなたは腹の立つようなこと，苦しいこと，不愉快なことを何か抱えていませんか？」（原注：Georget, De la Folie, Par. 1820, p.160）。

B. 第二版 1861 年
　　a. 第一篇「総論」，第五章「狂気全般について」，第一節「狂気と近縁状態の類同性」68 項（S.116）；初版とまったく同じ記述と引用，ただし引用文献は追加（Moeau Ann méd-psych1854 など）
　　b. 第二篇「精神疾患の病因論と病態発生論」第二章「精神疾患群の諸原因」，第二節「精神的原因」，98 項目（S.169）当該箇所は初版と同一記述　引用文献も Georget, De la Folie, Par.1820, p.160, でまったく同じ。

C. 第三版 1867（二版と同じ），第三版 1871（同）

D. その他の関連する事柄
　I 心理学派の否定
　　初版，第一篇「総論」，第一章「精神疾患群の座位とこれらの研究方法」，2 項（S.3）
　　第二版，第一篇「総論」，第一章「精神疾患群の座位とこれらの研究方法」，2 項（S.3）
　　「周知のように，個々の精神活動の場を脳以外の神経系に求める試みがなされてきた。たとえば感情（Gemüth）は交感神経に求められた」しかし精神機能を分割するという前提から出ているこの心理学派のこの主張は否定された。
　II 精神病脳疾患説の普及度（初版にはない）
　　第二版　第一篇「総論」，第一章「精神疾患群の座位とこれらの研究方法」，3 項（S.5）
　　「少なくとも本書初版当時は，一部の医師たちに対して，否，全ての精神医学派（ganze psychiatrische Schulen）に対してさえも，1 項の結文（Schlusssatz）〈前述した「精神疾患脳病説」に言及した文〉で述べた事柄の根拠を詳細に述べる必要があった。他方で若干の優れた心理学者たち（Psychologen）は彼ら独自の観点から，あらゆる精神疾患において脳が病んでおり，この病が精神疾患の第一の原因であるという同一の正しい結論に大分前に達していた」（原注：Stiedenroth, Psychologie. II. p.278 を参照せよ）。
　　Griesinger は精神病脳病説を主張した初版当時には精神医学全体がこの説に与せず，心理学者の一部がこの「正しい説」に至っていた，と第二版（1861）のここで言及している。しかし，**Griesinger** は，前述したように，Georget の『狂気論』を引用しながら，本論で紹介した **Georget** のこの著の重要な基本テーゼ，恩師 Esquirol らに影響を与え，この恩師らの精神病学説を変更させた，「狂気とは一つの**特発性の大脳の病気**（une **affection cérébrale idiopathique**）である」に**言及せず**，先行研究，優先権に触れず，**Georget の重要な業績を恐らくは意図的に無視している，と断じてよいだろう**。これが筆者の結論である。

文献

1) Kageyama, J. : Sur l'histoire de la monomanie. Évol Psych 49 : 155-162, 1984.
2) 影山任佐：フランス慢性妄想病論の成立と展開．中央洋書出版部，東京，1987.
3) 影山任佐：Pinel, Esquirol らの精神医学とその実践：近代精神医学の黎明──臨床および病院精神医学と司法精神医学の誕生──．松下正明総編集．臨床精神医学講座S1 精神医療の歴史．pp.129-162, 中山書店，東京，1999.
4) 影山任佐：精神病論（ジョルジェ，1820）．松下正明編．代表精神医学文献辞典．p.234, 弘文堂，東京，2003.
5) 影山任佐：脳と脳膜の疾病概論（ベール，1826）．松下正明編集代表．精神医学文献事典．p.423, 弘文堂，東京，2003.
6) 影山任佐：序論：犯罪精神病理学の新たな課題──現行司法精神医学，医療批判と将来的展望──．影山任佐．犯罪精神病理学──実践と展開──．pp.7-44, 金剛出版，東京，2010.
7) 影山任佐：欧州精神医学史：フランス編①──フランス司法精神医学誕生前夜──Fodéré：法医学における精神医学──．第9回精神医学史学会プログラム・抄録集：34, 2005.
8) 影山任佐：E. Kraepelin の疾病論の構造分析──「疾患形態」説の現代的意義──．坂口正道，岡崎祐士，池田和彦ほか編．精神医学の方位．pp.23-30, 中山書店，東京，2007.

9) Lantéri-Laura, G. : Essai sur les paradigmes de la psychiatrie moderne. Éditions du temps ,Paris ,1998.
10) Leibbrand, W., Werrle, A. : Der Wahnsinn Geschichte der Abendländischen Psychopathologie. Alber, Freiburg/München, 1961.
11) Postel. J. : Introduction. In Postel, J. (éd.) : De la folie Privat. pp.7-24, Toulouse, 1972.
12) Postel, J., Quétel, C. (éds.) : Nouvell histoire de la psychiatrie. 1983.
13) Semelaigne, R. : Georget (Étienne-Jean). In Semelaigne, R. : Les pionniers de la psychiatrie française avant et après Pinel (T. I.).　pp.186-199, Baillère, Paris, 1930.
14) Thiele, R. : Wilhelm Griesinger In Kolle, K. (hrsg.) : Grosse Nervenärzte (Band I). S115-127, Thieme, Stuttgart, 1956/1970.
15) Griesinger, W. : Die Pathologie und Therapie der psychischen krankheiten für aerzt und studierende (erste Verlage).　Krabbe, Stuttgart, 1845.
16) Griesinger, W. : Die Pathologie und Therapie der psychischen krankheiten für aerzt und studierende (zweite, umgearbeitete und sehr vermenfrte Auflage). Krabbe, Stuttgart, 1861.（第二版のフランス語版（1865）（Griesinger自身の校閲が入っており、Baillargerの序文が掲載され、訳者はDoumic博士：Traité maladies mentales pathologie et thérapeutique, Delahye, Paris, 1865）；英訳版（1867）（Mental Pathology and Therapeutics translated by Robertson CL and Rutherford（William Wood, New York, 1882）（1989復刻版Gryphon edition）））
17) Griesinger, W. : Die Pathologie und Therapie der psychischen krankheiten für aerzt und studierende. (Dritte Verlage, Verlag von Friedlich Werden, 1867, 1871)（著者の没後出版で、本文は第二版と同内容）

第11章

E. Kraepelinの疾病論の構造分析
「疾患形態説」の現代的意義

I　はじめに

　本論では拙論[1,2]を土台に，その後に入手した文献を補充し，新たな考察と知見を加えながら，E. Kraepelin（1856-1926）の業績の中核を成す，彼の疾病論の歴史的展開とその構造を分析し，拙論等で展開した，彼の疾病論は通説として言われているような，自然な疾患単位説ではなく，「疾患形態説」にあったとの筆者の主張を再度述べ，その現代的意義について論じることを目的とする。彼の主著でありライフワークとなった精神医学教科書（Lehrbuch）初版（1883）から8版（1909-1915）[3-10]までを基本的資料として，主として文献学的に分析，解明する立場から論じる。本論で論じられるのは，Kraepelin学説，パラダイムについてのtheoretische Psychiatrie[2,11]，conceptual history[2,12]である。

II　本論

1. Kraepelinの業績の現代性とその中核としての疾病論

　既に1939年において弟子であるとはいえGaupp[13]は彼の恩師「Kraepelinの臨床的研究方法は現代科学の前提」「彼の基本学説はすべての研究の前提」という高い評価を下していた。その後も，「現代」精神医学の基盤を形成した人物としては「Kraepelinが異論なく挙げられる[14]」との指摘がなされている。現代精神医学は「クレペリン・パラダイム[15]」（Kraepelian paradigm）であり，まさしく「現代精神医学はKraepelinとともに始まる[16]」とも言えよう。

　ところでKraepelin学説の核心を成すのは彼の研究方法と疾病論，疾病分類学である[1]。「Kraepelinの最大の業績は精神障害の性質と分類であり」「精神医学の理論と実践に深く影響を与えつづけているKraepelinの多彩な遺産には二つの要因がある。つ

まり精神医学における「疾患単位」の概念と，早発性痴呆と躁鬱病の区別をした精神医学障害の概念図である」[15]という指摘はKraepelinの業績を単純化しすぎているかもしれないが，一般的評価と言って良いであろう。「疾患単位」を前提とした上で，内因性精神病二分法の是非をめぐってKraepelin以降の疾病論，精神医学理論は展開されてきたといっても過言ではない。

2. Kraepelinの疾病論の本質を成す「疾患形態説」

とはいえKraepelinの疾病論の中で最も重要な「疾患（病）単位」（Krankheitseinheit）の概念と用語についてであるが，Jaspersの「精神病理学総論」[17,18]などにおいて，Kraepelinが単一精神病説に対して，疾患単位説を唱えたことが力説されている。このことからKraepelinが「疾患単位」という用語を頻繁に用いていたような錯覚を覚えるが，事実はそうではない。[2]この点は最近のHoff[19]をはじめとするKraepelin研究においても従来あまり指摘も，論述もされず，看過されてきたことである。しかしそれはKraepelinとその学説を理解するためには重要かつ基本的問題である，と筆者は考えている。[1,2]

❖ Jaspers（「精神病理学総論」初版，1913）[17]の問題点

「KraepelinはKahlbaumの理念を継承し，理念としての疾患単位を確立しようとした」「自然な疾患単位」（natürliche Krankheitseinheiten）（「同じ原因，同じ心理学的基本型，同じ展開と経過，同じ転帰，同じ脳所見をもつ病像」）を追求した，とJaspersは述べている。この後Kolle[20]も次のように述べている。「Kraepelinは「疾患単位」（"Krankeheitseinheit"）に打ち込み，その中で，あらゆる疾患形態がとなりあったものから相互に区別可能な確固たる場所を占めているような，一つの自然な体系の中に精神医学の疾患を秩序づけることがその目的であった」。

では果たしてクレペリン学説は以上定説となっているように自然な「疾患単位」説者であったのか？ 拙論でも詳述したが，[1,2]①Kraepelinの教科書各版や重要論文には，少なくとも重要な箇所には「疾患単位」の用語は採用されていない。②「疾患形態」（Krankheitsformen）の用語が頻繁に多用されている。したがってKraepelinにおける事実上の疾患分類の「疾患形態」と「理念上」と言われる疾病論の「疾患単位」との関係が新たに問題となる。③Kraepelinが素朴な疾患実在論者とは単純に言い切れないように思える。Kraepelin自身はLinnéの意味での病種の可能性，存在を終始明確に否定しており，疾患の素朴な実在論者であったとは思われない（自然な疾患単位）ではなく「自然な疾患」との表現はKraepelinの共同研究者であったAlzheimer（1910）[21]の論文[1]において述べられている。[2]

❖ Kraepelin以前——GriesingerとKahlbaum, Hecker

　Kraepelinの疾病論に重要な影響を与えた精神医学者は拙論において詳細に論じた[1,2]ように決して少なくないように思える。紙幅の都合でここでは上記三名のみを挙げ，重要な点のみを略述する。

Griesinger W（1817-1868）

　彼の最終的学説を著書第3版[22]に基づいて拙論[2]において，詳細に分析した結論，彼の主要な論点を以下要約する。

　英訳版によるとこの第2版[22]の仏訳版が1865年に，英訳版が1867年に出版され，この著書の重要性，影響力を物語っている。しかも彼の精神病の本質理解は以下に触れるように当時の時代を超えたもので，現代的精神病理解に直結するとも言える程，驚く慧眼に充ちている。彼の天才的才能に疑いはない（とはいえEtienne Jean Georget（1795-1828）は1820年の『狂気論』[23]で精神病脳障害説を明確に打ち出した。これは翌年にPinelの弟子であったHeinrothによって，ドイツ語訳されている[42]）。Griesingerの初版本（1845）に先駆するこの業績のGriesingerの精神病脳病説，ドイツへの影響が注目される（筆者は本論発表後，Griesingerの初版本と第二版（第三版と同じ内容）を入手できた。Griesingerは若いときにフランス留学体験があり，彼の初版本（1845）にはGeorgetへの言及と彼の『狂気論』を1820年のフランス語原著と1821年のHeinrothによる訳本の引用が，2カ所（p.93, p.126）ある。したがってGriesingerは初版公刊時点で，Georgetの『狂気論』をフランス語原書とドイツ語訳書を比較的詳しく読んでいたことは明白である。しかしGeorgetのこの著書の有名なテーゼ（「狂気とは一つの特発性の大脳の病気（une affection cérébrale idiopathique）である」）についてGriesingerが言及することはなかった。近代精神医学における精神病脳病説の提唱者としてGeorgetがGriesingerより明らかに先行しており，GriesingerはGeorgetのこの主張を前述した理由から知っていた，と思量して間違いはないはずである。本書掲載別論文〈第10章〉を参照されたい）。この業績において，比較的柔軟な単一精神病的観点に彼は立脚しながら，精神病の本質としての「本性変化」（eine Veränderung von dem früheren Wesen des Kranken）（S.117），「内因」の強調と解剖学的変化と機能性との区別，精神疾患の座は大脳であるとし，内因，素因を重視している。さらには次の点が重要である。

　①「過程」「疾患過程」（Krankheitsprocess）は（症状，形態，疾患の）基盤（Grund）である脳過程（Processe am Gehirn）と関連させられているように思われる。

　②疾患分類は「形態」（Form）の分類，症状群の分類とされている。後述するように「疾患形態」（Krankheitsformen）との用語も用いている。**これはKahlbaumのいう「疾患形態」とは経過を含まない点からは区別されるものと考える。**このことはGriesingerにあっては前述したようにFormが状態と等価的に置かれていることからも支持されよう。③Formとその基盤にあるKrankheitsprocessが明確に区別されている。

④Formは二つの群に分類され，この第一群は解剖学的所見のみつからない治癒可能な群であり，第二群は脳に解剖学的変化のある治癒不能の疾患である。⑤第一群から第二群への移行とZellerの単一精神病の考え方が多くの例で可能であることを認めている。しかし第一群の「脳過程」が必ずしも同一でないことを認めている。しかし多くの例で第二群への移行と終末状態への移行という点に共通性があることを強調している。

ところで筆者が拙論[1]で，Kraepelin学説の中核的概念・用語であると主張した「疾患過程」（Krankheitsprocess/prozess）と「疾患形態」（Krankheitsform）とは，単一精神病（例えばNeumann（1859））[24]の枠内でも使用されており，少なくとも19世紀中期頃のドイツ（精神医学的）疾病論の一般的用語であった。[2]

ゲルリッツ学派（Die Görlitzer psychiatrische Schule）
──Ludwig Kahlbaum（1828-1899）とEwald Hecker（1843-1909）

(1) **Kahlbaum**（1863, 1874）[25,26]はVirchowの身体病理学をモデルにし，精神医学の医学化（＝自然科学化）を理想的目標としたが，当時にあって，臨床的観察に基づく精神疾患分類を当座の目標とした。彼の方法論について彼は自ら「臨床的観察」（klinische Beobachtung），「臨床的考察」（klinische Betrachung），「臨床的方法」（klinische Methode）と呼び，「症状・経過・転帰を一組にしたTypus」，つまりは「疾患形態」の概念と用語を提唱した。彼はその主著[25]において，「疾患形態」とこの基礎となる「疾患過程」の峻別（衣服と身体との比喩）を行った。

(2) **Hecker**（1871a, 1871b, 1877）は「臨床的疾患形態」（klinische Krankheitsform）（固有の症状＋独特な経過様式＝全体像＝Typus）と「本来的疾患形態」（eigentliche Krankheitsform）（病理学的基礎・疾患過程＋臨床的疾患形態）との区別を明示している。つまり**Heckerらにあっては，Griesingerとは異なり，「疾患形態」とは単なる症候群ではなく，臨床的経過をも含むもの**であったことが注目される。さらに**Heckerはこの新たな「疾患形態」を「臨床的」と「本来的」なものに二分し，「疾患形態二分説」を主張した**，と言える。[1]

3. Kraepelinの疾病論の成立過程の考察──彼の「疾患形態論」の論証

Kraepelin体系の成立を彼の教科書（初版から8版）に従って年代的に追い，次のような諸点を明確にし，「疾患単位」説ではなく，「疾患形態論」としてのKraepelinの真の姿を論証し，その他「疾患過程」等の重要な概念，方法論，用語法の不変と変化の変遷を明確にした。[2]以下この点を要約する。

彼の教科書は序文や序言を含む病因論，病理学，診断，治療論の「総論」と，「疾患形態」の分類とこれに基づいた診断と治療などについて触れた各論に別れている。したがって分析も総論と各論に分けて行い，その要点を以下記す。

❖ 総論部分（枚数の関係で序文と病因論のみ記す）
序文（Einleitung）
(1) 精神医学の定義：「精神医学とは精神疾患とその治療に関する学説である」（初版以降改変なし）
(2) 方法論：自然科学的研究（naturwissenschftliche Forschung）（初版以降変化なし）
   Kraepelinの方法論の特徴
   ①身体医学モデル，身体論者，
   ②客観主義（疾患の予後の予見可能性を強調：5版以降）
   ③実証主義（但し病因論，特に機能性精神病，早発性痴呆の病因論は混迷，ドグマ的）
   ④経験科学として脳病理学（Hirnpathologie）と精神病理学（Psychopathologie）を重視（初版〜4版）。この部分は5版以降は，大脳の病理解剖学，「臨床的考察法」の重視に変化し，臨床的観察，顕微鏡，実験（5〜8版）について触れるようになった。
(3) 精神障害の座：脳，「脳皮質の瀰漫性障害」（初版〜4版），「大脳皮質」（5版〜8版）
(4) 心身相関；「脳と精神の機能の内的関連は現在まで生理学的には絶対的に理解不能」な謎（初版〜4版）。
   「精神病における脳皮質の障害の完全な認識や，そこで起きている形態と機能（Verrichtung）との偏奇全体の確証が得られても，これらの障害と精神的疾患現象との間に関係があるのかどうか，どのような関係なのかということは完全に不明のままである」（5〜8版）。ただし8版途中（1913年）からは「既成装置」の概念を導入し，症状群の出現機構の解明を試みる。**「三段階」**（病因＋疾患過程＋現象形態）から**「四段階構造説」**（病因＋疾患過程＋**既成装置**＋現象形態）へ変化した。[1,32]
(5) 心身二方面からの探究の必要性（初版から8版）
   憶測的心理学（speculative Psychologie）の否定（8版；Einleitung S.7），「自然研究の方法を基盤とした」（8版），「実験心理学」（初版〜4版），「科学的心理学」（5〜8版）の重視
(6) 精神医学の課題
   第一に身体的基盤の解明（その方法論としてのHirnpathologie），第二に疾患形態の分類（その方法論としてのPsychopathlogie）（初版〜4版），「精神障害の本質の科学的解明」（5版以降）と述べ，Griesinger同様，精神疾患の本質，この身体的基盤の解明を第一としながらも，「疾患形態の分類」を当面の課題として，自分にKraepelinは課している。
(7) 単一精神病を否定（初版〜8版）

病因論
①内因と外因との区別，二分法（初版〜8版）
②変質論の保持

❖ 各論部分
精神障害の分類；「疾患」の分類ではなく，**「疾患形態」の分類**（初版〜8版）と終生変わらず記載していることに注目すべきである。
病態発生，病像構成論
病因，身体的基盤（解剖学的変化），症状の「**三段階構造**」説[1]（初版〜7版）から病因，身体的基盤（解剖学的変化），**脳の既製装置**，症状の「**四段階構造説**」[1,32]（8版；1913）へと変化しているが，症状発現と身体的基盤との間のブラックボックスに症状群を構成する脳の装置を想定したという変化で，彼の疾患形態学説には本質的変化はない（フライブルク大学精神科教授Hoche（1865-1943）は1912年に「精神医学における症状複合体（群）（Symptomenkomplex）の意義」[30]と題する学会総会報告を発表した。彼のこの論文は「疾患単位」説批判と一般にみなされがちだが，彼はここでは「疾患単位」という言葉は一度も用いず，終始一貫した「疾患形態」批判であり（純粋な，単一な，疾患形態）（reine, einheitliche Krankheitsformen）（S.542）とも述べているので，「疾患形態単位」説批判と言える。批判精神の権化Hocheならではの厳密な用語，慎重な配慮を示していると筆者には思える。彼のこの論文が「疾患単位」批判ではなく，厳密には「疾患形態」（単位説）批判であるという点は従来看過されがちであったが，筆者が本論で展開している「**Kraepelin体系，その中核をなす大精神病，特に早発性痴呆は事実的には疾患単位ではなく，Kahlbaum，Hecker由来の（Heckerのいう臨床的というよりも本来的疾患形態に一歩近づけた）疾患形態であった**」との主張からすれば，重要な意義を持つものとなる。Kraepelinは1920年に「精神病の現象形態」[31]と題する注目すべき論文を発表している。この論文では前述したように1913年に既に明示していた脳の「既成装置」を中心に疾病構造論，症状構成論が前面展開され，従来この点において禁欲的なまでに抑制されていた脳と精神機能の関係について一歩踏み込んだ論述がなされていると筆者は考える。この論文においてKraepelinがHocheに与し，従来の疾患単位説（筆者の立場からは疾患形態説が正しい）を捨てたという見解とそうでないという見解が対立している。この点に関する筆者の見解だが，本論で触れた四段階構造説が，後期のこの論文においても保持され，これは疾患形態論の枠内での三段階構造説に病像構成論を加味した四段階構造説であること，さらには疾患形態論を全面展開している8版においても，その基本骨格がやはり以前同様に示されていることを筆者は発見し，この点からも「四段階構造説」と「疾患形態論」は少なくともKraepelinの考えでは矛盾無く同居していることを理由に挙げ，Kraepelinの基本的立場，疾患形態論は保持さているとの立場を拙

論で論証した)。

用語法

用語の用い方であるが，疾患過程がKrankheitsprocess (初版〜4版)，Krankheitsvorgang (5〜8版) と変化している。これに限らず，Kraepelinの用語変更は，概念的変化ではなく，ラテン語系からゲルマン，ドイツ語へのたんなる表記上の変更であって，彼の愛国主義，国語愛好の反映にすぎないことが多い，

Linné の意味での病種の否定 (3版〜7版)，「類型」(Typen) (3版)，「形態説」(Formenlehre) (5版) を主張

固有の症状，疾患特異性に関する主張の変化

病因，病理解剖，症状の一致：「三位一体説」の主張 (3版)。しかしこの後には，症状の疾患特異性を明確に否定するようになり (4〜8版)，理念，学問的要請としての「理念的三位一体説」を主張するも，症状ではなく，経過，全体像との一致を実際には主張 (4〜8版)「**修正三位一体説**」。

経過の重視 (3版以降)

「臨床的考察法」を各論の本文で触れている (3，4版)。「全体像」(Gesamtbild) の用語を初めて導入 (4版)。5版では「臨床的考察法」による経過の重視を「序言」(Vorwort) で明言し，「臨床的疾患形態」の用語も5版で導入し，予後の予見可能性を重視しはじめる (5版以降)。つまり経過の全体像に基づく精神障害分類の「臨床的疾患形態」説 (5版) が明確となる。前述したように疾患**過程**の用語も第5版以降 Prozess (Process) から Vorgang に変えるなど，**第5版こそ「Kraepelin学説」の転換を明確に示している**。ここで彼は方法論の明確化，経過の重視に至り，Griesinger のような症状群としての「形態」ではなく，経過をも含む「臨床的疾患形態」(klinische Krankhaitsforme) の概念，用語をゲルリッツ学派，とくに前述した Hecker の臨床的と本来的との「疾患形態二分説」に影響を明らかに受けつつ，疾患形態説を彼の疾病論において全面に押し出すようになっている。

「本来的疾患形態説」の導入

4版以降「各論」での「精神的変質過程」等の早発性痴呆群の導入以降，「精神的変質過程」「荒廃化過程」において，これらを病理学的身体的基盤，「疾患過程」とみなす傾向が漸次強まり，6版では「精神弱化状態は疾患過程の本質」と述べられ，この立場が明言された。7版の「分類」序論では「同一疾患過程が類似した全体像を示す」と述べられ，疾患過程と全体像の一致が主張され，Hecker の「本来的疾患形態説」と同様の観点に Kraepelin はこの時点で立脚した，と言えよう。さらに8版「序文」(Einleitung) において「疾患過程の単一性」と「変化する現象に共通な基本特徴」との対応が明言され，「本来的疾患形態説」の立場はより一層明確となった。Kraepelin の本来的疾患形態説の成立過程をみると，早発性痴呆とこの立場とは極めて密接な関係にあることが判る。また臨床的疾患形態論から本来的疾患形態論へと

Kraepelinは至ったことが分かる。これは早発性痴呆の成立と表裏一体の，総論的疾患形態論と各論的疾患形態分類（早発性痴呆等）との相互関連的展開，相互補強的展開の過程と総括できよう。

Kahlbaum，Heckerへの言及
①HeckerのHebephrenieへの言及は初版以降認められる。
②またKahlbaumの1863年の著書をKraepelinは教科書の「分類」の引用文献に挙げる（3版以降）。[25]
③緊張病，破瓜病を「精神的変質過程」等の早発性痴呆群に入れる（4版以降）。
④Kahlbaumの「病像」と「疾患形態」の区別に言及（6版以降）。
⑤「臨床的考察法」は「疾患形態」の方法論であり，Kahlbaumのものと初めて言及（8版）。

以上のKraepelinのKahlbaum，Heckerについての引用から伺われる以上に，後者二人のKraepelinへの影響は彼の骨肉となっていたように思われる。「臨床的考察法」，臨床的，本来的「疾患形態」とその区別という「疾患形態論」がKraepelinの方法論の根幹をなすものであり，緊張病，破瓜病がその具体的実証例であり，早発性痴呆群の母胎である限りにおいて，KraepelinへのKahlbaumらの影響はある意味で根源的なものであった，と言える。

早発性痴呆の異種性
「同一疾患過程（der gleiche Krankheitsvorgang）を根底にもっていないのかどうかの問題は未解決」である（8版，三巻，S.667）。
「早発性痴呆はその全部と言っていいくらいの大部分が一つの大変に特徴ある疾患形態を示すし，またここにまとめられている，外面上は相互に極めて異なった臨床像の少なくとも主要群は単一の疾患過程の現れであると見なすことができる」（S.668-669）

Kraepelinは第8版の段階でも早発性痴呆の異種性の可能性を認めていたし，同一の疾患過程かどうかについては未解決の問題としていたが，これに強い期待を示し，その断定的調子が強まってきている。

早発性の治癒不能性，予後不良をめぐって——荒廃化を本質として保持
これは初版の次のような言葉から明らかなように，荒廃化＝治癒不能性はKraeplinの初版以降からの変わらぬ信念であったと断じてよい（彼にあっては「弱化状態」（Schwächezustand）は荒廃化の軽度の段階として捉えられ，「荒廃」（Blödsinn）とは程度の差として区別されている）（第3版）。[5]

治癒不能性（Unheilbarkeit）：「精神的人格の完全な病的変化ないし解体（Zerfall）という治癒不能性の転帰」（S.145），[5]「この過程をVerblödung（荒廃化）呼ぶべきである」（S.145）。[5]

III 結論——疾患形態論と早発性痴呆

1) Kraepelinの疾病論の展開はGriesinger的「疾患形態」(症状群)からHecker, Kahlbaum的「疾患形態」(経過・全体像)への移行として把握することによってより明確になる。
2) さらにはHeckerのいう「臨床的疾患形態」(経過・全体像)から「本来的疾患形態」(疾患過程＋(経過・全体像))への移行としてKraepelinの疾病論の展開は概括できる。
3) 早発性痴呆の成立とこれらの移行は密接に結びついている。
4) 自然な疾患、病種は不可能とし、形態論的指向が強い(特に前期)。(修正)三位一体説は理念で、現実的には疾患形態論にKraepelinは立脚している。この区別はKraepelinにおいて終生基本的には明確に保持されている。
5) 「疾患」(Krankheit)、「疾患形態」(Krankheitsform)、「臨床的単位」(klinische Einheit)をKraepelinは区別している。後二者はほぼ同意義。「疾患」は「疾患単位」と同意義。
6) 「自然な」「疾患単位」の用語は採用せず、Linnéの意味での病種(Krankheitsspcies)の存在を明確に否定している。
7) 内因性精神病の原因は不明であると断言し、Kraepelinが種々提示していたその病因論的分類は本人が認めているように明らかに憶測でしかない。
8) 早発性痴呆の「荒廃化過程」を「疾患過程」と同一視している。
9) 早発性痴呆の鍵概念は「荒廃化過程」であり、破瓜病がその中核を占めている。
10) 早発性痴呆の「疾患過程」の「同一性」、単一性についてはKraepelinは漸次期待を強めているが、証明されてはおらず、未確定で、明確な断定は留保されている。
11) **以上からKraepelin自身においても「早発性痴呆」は基本的には暫定性は否定されてはおらず、結局は仮説的存在であった、と言える。**

注記

1) 「あらゆる医学のもっとも緊急の課題は個別疾患事例を、その原因、その本質によってその現象形態と転帰(Ausgang)が一定の境界内に収まっている疾患に帰属させることである。あらゆる個々の疾患に当たるに際し、医師がなによりも課題として抱く問題はその原因と経過への、その防止と処置への問いかけであるからである。外見上の標識に従った疾患の分類ではなく、自然な疾患(natürliche Krankheiten)を扱うならば、以上のようなことが明瞭になることにはあらゆる医学の領域において数多くの例がある」

文献

1) 影山任佐：E. Kraepelin と 20 世紀の精神医学：Kraepelin 学説の歴史的意義および現代的課題——近代と現代精神医学の分岐——（1），（2）．精神医学史研究 5（1）：51-70, 5（2）：36-58, 2001.
2) 影山任佐：Kraepelin の疾病論と現代精神医学．精神医学史研究 7（1）：7-16, 2003.
3) Kraepelin, E. : Compendium der Psychiatrie. Zum Gebrauche für Studirende und Aerzte. Abel, Leipzig, 1883.
4) Kraepelin, E. : Psychiatrie Ein kurzes Lehrbuch für Studirende und Aerzte. Zweite, gänzlich umgearbetite Auflage. Abel, Leipzig, 1887.
5) Kraepelin, E. : Psychiatrie Ein kurzes Lehrbuch für Studirende und Aerzte. Dritte, vielfach umgearbeitete Auflage, Verlag von Ambr. Abel, Leipzig, 1889.
6) Kraepelin, E. : Psychiatrie Ein kurzes Lehrbuch für Studirende und Aerzte. Vierte, vollständig umgearbeitete Auflage, Verlag von Ambr. Abel, Leipzig, 1893.
7) Kraepelin, E. : Psychiatrie Ein Lehrbuch fur Studirende und Aerzte. Fünfte, vollständig umgearbeitete Auflage, Johann Ambrosius Barth, Leipzig, 1896.（Reprint Edition by Arno Press,1976）
8) Kraepelin, E. : Psychiatrie Ein Lehrbuch für Studirende und Aerzte. Sechst, vollständig umgearbeitete Auflage, 2 Bände, Johann Ambrosius Barth, Leipzig, 1899.
9) Kraepelin, E. : Psychiatrie Ein Lehrbuch für Studirende und Aerzte. Siebente, vielfach umgarbietete Auflage, 2 Bände, Johann Ambrosius Barth, Leipzig, 1903-1904.
10) Kraepelin, E. : Psychiatrie Ein Lehrbuch für Studirende und Aerzte. Achte, vollständig umgearbeitete Auflage, 4 Bände, Johann Ambrosius Barth, Leipzig, 1909-1915.
11) Birnbaum, K. : Geschichte der psychiatrischen Wissenschaft. In Bumke, O.（hrsg.）: Bumke's Handbuch der Geisteskrankheiten. Band I, allgemeiner Teil I, erster Teil. S.11-49, Springer, Berlin, 1929.
12) Berrios, G.E., Hauser, R. : The early development of Kraepelin's ideas on classification : A conceptual history. Psychological Medecine 18 : 813-821, 1988.
13) Gaupp, R. : Die Lehren Kraepelins in ihrer Bedeutung für die heutige Psychiatrie. Zeitschrift für die gesamte Neurologie Psychiat 165 : 47-75, 1939.
14) Shepherd, M. : Kraepelin and modern psychiatry. Eur Arch Psychiatry Clin 245 : 189-195, 1995.
15) Jablenski, A. : Kraepelin's legacy : Paradigm or pitfall for modern psychiatry? Eur Arch Psychiatry Clin Neurosci 245 : 186-188, 1995.
16) Slater, E., Roth, M. : Clinical Psychiatry. 3rd ed. 10. Baillere, Tindall and Cassell, London, 1969.
17) Jaspers, K. : Allgemeine Psychopathologie für studierende・Ärzte und Psychologen. Springer, Berlin,1913（西丸四方訳：精神病理学原論．みすず書房，東京，1971）．
18) Jaspers, K. : Allgemeine Psychopathologie. 4. Aufl. Springer, Berlin, Heidelberg, 1948（内村裕之，西丸四方，島崎敏樹，岡田敬蔵訳：精神病理学総論（上・中・下）．岩波書店，東京，1953, 1955, 1956）．
19) Hoff, P. : Emil Kraepelin und Psychiatrie als klinische Wissenschaft. Springer, Berlin, 1994（那須弘之訳：Kraepelin と精神医学．星和書店，東京，1996）．
20) Kolle, K. : Kraepelin und Freud. Thieme, Stuttgart, 1957.
21) Alzheimer, A. : Die diagnostischen Schwierigkeiten in der Psychiatrie. Zeitschrift für die gesamte Neurologie und Psychiatrie iii : 1-19, 1910.
22) Griesinger, W. : Die Pathologie und Therapie der psychischen krankheiten für aerzt und studierende. Dritte Verlage, Verlag von Friedlich Werden, 1971.（第二版の英訳版（1867）Mental Pathology and Therapeutics translated by Robertson CL and Rutherford（William wood, New York, 1882）（1989 復刻版 Gryphon edition）（第三版と同じ内容））
23) Georget, E. : De la folie. Crevot, Paris, 1820（Heinroth, J.C.A.（Trans.）: Ueber die Verrücktheit. Widmannische Buchhandlung, Leipzig, 1821）．
24) Neumann, H. : Lehrbuch der Psychiatrie. Enke, Erlangen, 1859.
25) Kahlbaum, K.L. : Die Grupperung der psychischen Krankheiten und die Eintheilung der Seelenstörungen. Kafemann, Danzig, 1863.
26) Kahlbaum, K.L. : Die Katatonie oder das Spannungsirresein, Eine klinisch Form psychischer Krankheit.

Hirschwald, 1874.
27) Hecker, E. : Zur Begründung des klinischen Standpunktes in der Psychiatrie. Virchow's Archiv für pathologische Anatomie und Physiologie und für klinische Medicin 25 : 203-218, 1871a.
28) Hecker, E. : Die Hebephrenie. Ein Beitrage zur klinischen Psychiatrie. Virchow's Archiv pathol anato Physiol 52 : 394-429, 1871b（赤田豊治訳・解説 : Die Hebephrenie. Ein Beitrage zur klinischen Psychiatrie. 精神医学 16：505-524，1974．渡辺哲夫訳・解説：破瓜病．星和書店，東京，1978）．
29) Hecker, E. : Zur klinischen Diagnostik und Prognostik der psychischen Krankheiten. Allgemeine Zeitschrift für Psychiatrie und psychisch-gerichtliche Medézin 33 : 602-620, 1877.
30) Hoche, A. : Die Bedeutung der Symptomenkomplexe in der Psychiatrie. Zschr f ges Neur u Psychiatr 12 : 540-551, 1912（下坂幸三訳・解説：Die Bedeutung der Symtomenkomplexe in der Psyciatrie．精神医学 17：77-85，1975（なお本論英訳がHistory of Psychiatry 2 : 334-343, 1991に掲載されている）．
31) Kraepelin, E. : Die Erscheinungen des Irreseins. Zschr f ges Neur u Psychiatr 62 : 1-29, 1920（臺 弘訳・解説：Die Erscheinungen des Irreseins．精神医学 17：511-528, 1975）（translated by Hoff, P. Hitory of Psychiatry 3 : 499-529, 1992）．
32) Kageyama, J. : "Krankheitsformen（Disease Forms）" and "vorgebildete Einrichtungen（Preformed Mechanisums）" in E. Kraepelin's Nosology. Bulletin of Health Service Center of T.I.T.. 30 : 69-76, 2002.

第12章
国家医学と法医学成立過程の文献的考察
片山國嘉「医学の系統図」分析

はじめに

　一連の学会発表や拙論等[10,11] [7,12]で明らかにしてきたように，欧州，とりわけフランス精神医学においては近代精神医学の揺籃期に臨床精神医学と司法精神医学が密接に関係し，さらには法医学的精神医学と臨床精神医学との狭間，「法医学」と「精神医学」の競合において「司法精神医学」は近代において生成，発展を遂げてきた。むしろ専門性から言えば，法医学における司法精神医学，責任能力論の方が臨床精神医学，精神医療よりも歴史的に古いとも言える。拙論等で主張した[10,12]，「司法精神医学史を欠いた精神医学史は一面的でしかない」ことをあらためて強調したい。一般精神障害者ではなく，責任無能力者の処遇，司法精神医学患者の処遇こそが精神衛生法の本質を形成してきたという最近の指摘[31]も，精神医学と刑務所との歴史の平行関係を主張する最近の論文[32]も筆者のこの主張を裏付けているように思える。

　明治時代，わが国への近代西洋精神医学の導入期においては，岡田などが指摘する[29]ように，FKW Dänitzなどが断訟医学や裁判医学における精神病学として，まずは司法精神医学の目的と内容をもった講義が開始され，あるいは片山國嘉のように法医学者が精神医学の講義を担当していた[24]。現代においては奇異な感じを受けるこれらの史実は筆者が既に指摘してきたように欧州における精神医学と法医学との密接な関係の歴史からは当然なことであったともいえよう[7,10]。

　また明治の近代国家草創期における近代刑法と近代裁判制度の早急の設立と整備とこの事実は連動しており，この限りでは司法精神医学，鑑定は不平等条約是正を焦眉の課題としていたわが国の近代国家としての体面を西欧列強に示すに足る，不可欠の要件であったであろう。一方法医学は公衆衛生学とともにドイツ由来の「国家医学」（Staatsmedizin, Staatsheilkunde）としてわが国に導入された。明治中期にはこのための専門学会や専門雑誌も設立され，発刊されていた。フランスでも1829年に精神医学者Esquirolらによって「公衆衛生学・法医学年報」（Annales d'Hygiène Publique et Médecine Légale）が公刊された。この事情は本質的には帝国主義的時代の弱肉強食の国家の生き残りを賭けた競争に勝利を得るため，富国強兵を目的とした，近代科学の国家的応用の機運の高まりの医学的反映であるとしてよいだろう。医学の国家による司法と行政への積極的応用，活用である。国家医学の重要な構成要素として欧米同様わが国においても精神病学は国家医学の講義内容として必須のものとして掲げられていた。この国家医学に位置づけられた精神病学を筆者は「法医学的精神医学」，「公衆衛生学的精神医学」と名付けておくことを提唱した[37]。これらは，臨床精神医学とはその発生においても目的，方法論においても区別されるし，区別するべきものではなかろうか，というのが筆者の最近の考えである。一方筆者は臨床の場の「医師」と「患者」の臨床的二極構造と，鑑定の場の，これらに「司法機関」が加わる司法鑑定，司法精神医学的（法医学的）三極構造を指摘し，その特徴を述べた[8]。医師・患者の二極構造に付加する第三極が司法機関ではなく，行政機関となれば，さらに「患者」が集団や社会となれば，公衆衛生学的構造の基本が形成される。これら三極構造では患者の情報通知や人権制限など医師・患者の臨床的二極構造では保持されるものが制限されるなど，両構造においては，臨床的構造とは次元の異なる場が形成される。さらには精神衛生法そのものの名前からして（フランスでは精神保健法は公衆衛生法の一部となっている[9]），また強制入院が行政処分であるという性格からして，これは公衆衛生における伝染病者隔離と基本的に同一であり，「公衆衛生学的精神医学」の思想を濃厚に受けていると考える。たとえば，明治8年衛生行政が文部省から内務省衛生局に移され，地方衛生は警察力によって推進され，「急性伝染病予防，癩予防，花柳病予防及び精神病」は衛生警察業務として昭和22年まで継続されていた。また1889年に帝国議会に精神病者監護法案が出された政府委員の説明では，「社会に流す患害のなきよう」保護することであるとされている。私宅監置を合法化した治安的色彩の濃い同法は我が国における公衆衛生法関係の中でも，伝染病予防法（1897年）と並んでもっとも早期（1890年）のものである[29]。また我が国の精神保健部会も公衆衛生審議会に属している。医師法や医療法と異なり，精神衛生法的思考，制度が臨床医に馴染みにくいのも，これも元来臨床とは土壌の異なる，あるいは次元や構造が異なる，少なくとも医師・患者の二極構造を特徴とする父性主義的臨床の場から自生的には生じにくい公衆衛生学的発想，公衆衛生学的精神医学であると考えると理解がいくように思われる。「法医学的精神医学」「公衆衛生的精神医学」の基盤にあるのが，その歴史的母胎である，明治時代の，「国家医学的精神医学」と言うべきものである。

　以上の考えは，従来はこのような観点が欠落していたために，我々は近代精神医学の歴史の根幹を誤解，あるいは基本的な理解を一部欠落していたのではないか，という新しいと思われる視点である。司法精神医学，精神鑑定（あるいは公衆精神衛生学，精神衛生行政）がその後精神医学講座や講義においても末流に追いやられ，これらが臨床精神医学の中に常に違和感をもって感じられ，疎外され，鑑定が忌避される

傾向が，諸外国もさることながら，特に我が国において強かったように思えるのは，只たんに鑑定等が煩雑で，引き受け手がない等，ということだけではなく，本質的には三種の精神医学のこのような出生の違い，異質性ということが基盤に潜在していたのではなかろうか，という問題意識である。このような観点を支持するのが，1838年に出版されたEsquirolの主著，「精神病論」（T. I, II, Baillère, Paris, 1838）である。そのタイトルを示すが，表題は正確に訳すると「医学的，衛生学的そして法医学的観点から考察した精神疾患（Des maladies mentales considérées sous rapports médical, hygénique et médico-légale）である。近代精神医学の勃興期に，Esquirolの主著の表題に（**臨床**）**医学**，（**公衆**）**衛生学**，**法医学**の三領域，方法論的観点が明確に示されている。なおフランス語の「司法精神医学」の司法（médico-légale）は「法医学」（médicine légale）の形容詞で，元来は「法医学的精神医学」と訳するべきであることに注目すべきであり，ここに「**法医学的精神医学**」の実態があることを強調する〈我が国においても，法医学的精神医学の用語も，法医学的精神鑑定も実在し，精神医学と法医学との間に精神鑑定をめぐって「権能問題」があったことを筆者は最近初めて明確にした。これは従来我が国における司法精神医学史においては指摘されなかったことである〉。ともあれ，Esquirolの主著「精神病論」はその副題において近代精神医学草創期の三大方法論，領域を端的に示しており，筆者の本論の問題意識からは，極めて重要な副題であると云わねばなるまい。

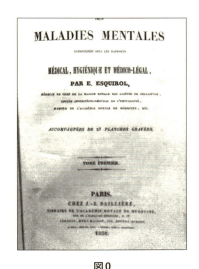

図0
Esquirolの主著（1838）表紙タイトルとサブタイトル

　以上従来省みられることのなかった，新たな視点から，筆者は現在，近代精神医学のこれら三種の精神医学（臨床精神医学，公衆衛生学的精神医学，法医学的精神医学）を区別することの重要性を指摘し，これら相互の絡み合いを，国家医学のプリズムを通して少なくとも戦前までの，あるいは戦後にも続く我が国も含めた近代および現代精神医学史，司法精神医学史，社会精神医学史を捉え，現代精神医学，医療を分析していきたいと考えている。そこから重要な視点，成果が新たに現れてくるものと期待している。

　このような研究構想の下に今回は本論において，我が国の国家医学の概念と制度の導入と成立過程に主題を絞り，これに主要な役割を果たした片山國嘉に焦点を合わせた。

言うまでもなく，片山國嘉が，明治期の我が国における国家医学と裁判医学（法医学）導入と創設，発展と変遷に果たした役割は極めて大きいものであった。彼の国家医学と法医学の概念，用語は数年の間に比較的大きな変化を示し，相互に関連しながら変化している。しかし我が国における国家医学に関する従来の主要な研究ではこれらの変化には全く注目されず，また国家医学と法医学との相互作用的変化についても言及されることがなかった。

　なお片山國嘉（1885（安政2）年於浜松近郊出生－1938（昭和6）年76歳で死去，明治21年より大正10年まで東京大学医学部法医学教授）の略歴，事績は門弟の新名友作による「片山先生ノ小伝」（「法医学説林」[22]）および「東京帝国大学法医学教室五十三年史」[35]およびこれに掲載されている「片山國嘉先生小伝」に記載されている。最近では松下の論述がある[27]。

1. 当時の時代背景[4,6,34]

　本論に入る前に，本論の論述と関係する当時の時代背景を時代順に列挙し，略述しておきたい。

　廃藩置県，学制，徴兵制，税制等の制度改革を遂げつつ，明治新政府は西南戦争（明治10年）の内乱を乗り越え，明治10年から20年代は近代国家，独立国家としての基盤を強化し，西欧列強，とくにプロシャをモデルに次第に帝国としての体裁を整え，さまざまな法律，制度を新設した。自由民権運動の高まりがあり，明治22年欽定憲法が発布され，翌23年には初の総選挙が実施され，帝国議会が開かれ，教育勅語が発布され，明治27年には日清戦争に突入し，これに勝利を収め，以後軍事大国としての道を歩み始めた。

　明治19年3月帝国大学令，4月帝国大学医科大学課程改正。生理学，裁判医学，精神科，小児科など16科目，精神病学も独立した。

　明治初期の外国人教師に西欧学問の輸入を依存していた我が国も，この時期には，森鷗外等優秀な学生が次々に欧米，特に明治初期に政府は国策としてドイツ医学，医学教育，医療制度を重視する決定を行っていたため，ドイツ，オーストリアには数多く派遣され，彼らの多くは数年の後には帰国し，帝国大学教授として迎えられた。ちなみに帝国大学医科大学精神科初代教授の榊 俶は明治15年2月精神病学専攻のためドイツに留学し，明治19年10月に帰朝し，翌月教授に任じられている[27]。

　医学関連の学会，専門雑誌もこの時期に続々と誕生している[26]。「東京医学会」が明治18年に，明治18年乙酉の年に発足した乙酉会を母体とした「日本医学会」が明治22年に，日本医師会の母胎となった「大日本医会」が明治26年にそれぞれ，発足した。精神医学，法医学の専門学会，専門雑誌というものはまだなく（日本神経学会は明治35年発足），日本医学会や後述する「国政医学会」「国家医学会」などでの講演や発表，これらの学会誌への投稿が当時行われていた。この辺の事情はフランスも同

様で，Esquirol, Georget, Marc などの論文は当時のフランスの一般医学誌，法医学・公衆衛生学誌に公表され，精神医学専門雑誌，専門学会は数十年遅れて設立，発刊された[7,12]。日本はこのフランスより約半世紀遅れの状態であった，と言えよう。

2.「国政医学会」[26,28]

明治16年（1983年）「東京私立国政医学研究会」：長谷川泰らによって「国政ニ関スル医学ヲ研究シ以テ司法及ヒ行政ヲ補翼スル」目的で旗揚げされたが，長谷川の病気で延期［一方では，明治16年3月「大日本私立衛生会」設立される：長与，石黒，高木ら機関誌として同名雑誌発行。大正13年以降「公衆衛生」と改題][28]。「研究会」では「国政医学とは司法および行政に役立てるための国政に関係する医学の研究」であると定義づけられる。

片山[19]（ちなみに筆者の考えでは，片山は「国家医学」と「国政医学」は同一と見なしており，江口襄とはこの点異なっているように思われる。国家医学と国政医学の異同と江口の説については別の論文で論考)[38]，によると，「「国政医学」はドイツ語「スターツアルツナイクンデ」Staatsarzneikunde，英語「ステート，メヂシン」Sate medicine の訳で，この訳語は誰によるものか確定しがたい面がある。しかし明治12年9月2日に三潴謙三，谷口謙がドクトル，チーケル（Zieger を指している）教授纂輯の「スターツアルツナイクンデ」の未講備忘録を和訳し，国政医学論と題し，刊行したのが，この名称が世に出た濫觴（開始）であろう」（原文を現代語に意訳）と述べている。

明治20年4月；「国政医学会雑誌」創刊，月刊

明治19年10月には榊が，同21年10月には片山が欧州留学から帰国し，彼らの講演，論説が相次いで同雑誌に記載されている。片山帰国前の明治21年5月28日発行の「国政医学会雑誌」14号に記載「国政医学会規則」14条には毎月2回専門家の招待講演などで，次の諸科を研究するとして，衛生学，衛生警察学（これはPolizei, police を警察と訳したものであろうと思量する。Foucault[1] が詳述しているように，また内容からいっても，筆者も「衛生行政」等の訳が妥当であると考える），裁判医学，精神病学および裁判的精神病学，毒物学，裁判化学，医事法理の7科が挙げられている。裁判医学，（公衆）衛生学，（裁判的）精神病学，医事法が国政医学の中心科目であることが判る。

明治20年（1897年）「東京私立国政医学研究会」が「国政医学会」と改称し，正式発足

片山國嘉と裁判医学，国家医学，渡欧

明治初期に施行されていた中国法典に依拠した改定律例は古い刑律で，司法省法律顧問ボアソナードのフランス法による立案を基礎に新たな刑法典の編纂が明治8年頃から進められ，明治13年7月17日に元老院刑法審査局の審査を経て，刑法および治

罪法（刑事訴訟法）が公布され，明治15年1月1日より実施された．刑法78条（「罪ヲ犯ス時知覚精神ノ喪失ニ因テ是非ヲ弁別セサル者ハソノ罪ヲ論セス」）に刑事責任無能力が規定されるなど，これらの刑法典は「医学を裁判上に応用して公正を期すといふ即ち裁判医学の要を条文上に著した最初」[35]であった．ちなみに明治天皇が刑法草案を精査し，「裁判官不明の時は，医師に鑑定せしむ」という箇条に留意し，時の司法卿大木喬任に「医学校にて裁判に関する医学を教育しつつあるや」と質問したところ，大木はこの件に不案内で，返答できず，恐縮したというエピソードがあったという[35]．刑法等公布後間もなく大木は文部卿に転じ，裁判医学に関する教育制度を調査し，その不備が明らかになり，明治15年の刑法実施に向けて，裁判医学教育の急設の必要を感じた．生理学教授チーゲル（Zieger）の裁判医学，衛生学の講義の通訳をしていた生理学専攻のチーゲルの助手片山に白羽の矢が立った．専門外の講義要請に困惑し，固持する片山を大木が天皇との逸話を引き出し，直接説得し，承諾させたという．明治14年12月に片山は助教授に任じられ，15年5月より別課生に裁判医学と衛生学を講義するようになった．この講義録を基に明治15年12月より「裁判医学提綱」[13]の公刊を開始した[24]．刑法典新設による専門家による鑑定が法的に定められ，このため「裁判医学」「裁判的精神病学」が必要であったことに注目する必要がある．本論冒頭に述べたように，近代精神医学の誕生には臨床精神医学と法医学的（司法）精神医学（さらには「公衆衛生学的」精神医学）が重要であったとする卑見を披瀝したが，近代精神医学が誕生したフランスでは拙論で触れたように[7,12]，まさしくそうであったし，近代国家としての制度の整備，早急の完成を目指した明治政府においてはとりわけこのことが端的に出現していると考える．

　明治17年（1884年）8月20日片山は裁判医学専攻のため独墺留学に旅立ち，ベルリン大学にてLiman（法医学），Virchow（病理学），Mendel（精神医学）に師事し，翌年9月にはウイーン大学に移り，Hoffmann（法医学），Mynert（精神医学），Ludwig（生化学），Nothnagel（内科学）に学び，1887年8月にはベルリン大学に戻り，Koch（細菌学），Westphal, Oppenheim（精神医学）に学んだ．前述した榊とはドイツ留学がベルリン大学で一時期重なり，精神医学を師事した恩師もMendel, Westphalと共通している[22,27]．衛生学，公衆衛生学は直接学んでいないことになる．しかし恩師の一人Virchowは1847年にNeumann（Salmon）と共に，医学の社会的適用を重視し，「医学は本質的に社会科学である」と主張しており，細胞病理学とともに社会医学の提唱者，推進者として知られている[34]．なお76歳で胃癌で死去した年に片山が著した「懐顧録」（孔版）（1931）[23]からの引用である「片山國嘉先生小伝」[35]によると，「ホフマンの書物に書いてある所を見ると，ゲゼッツ，ゲーブングに関する意見がもっともなように思われて満足した」「ホフマンの言うには医学上から法律を改正せねばならぬ（中略）かう考えればお前の要求するところは満足される筈だと言われた」との記載があり，最初の地ベルリンでの留学では得られるものがほとんどなかった点，ホフ

マンと片山の考えが共鳴して，裁判医学は立法をも含むとの基本的立場に至ったと思われる記載がある。片山はこのホフマンの著書を翻訳したり（明治33年），「恩師ホフマンの在職25年敬賀」論文を国家雑誌（89号，明治27年9月）に掲載しており，ホフマン以外にこのようなことはないだけに，片山へのホフマンの影響，片山のこの恩師への傾倒，共鳴がうかがわれる。後述するように片山の裁判医学概念は現在以上に広く，立法過程（あるいは精神鑑定をも）を含む法と医学の重なり合う領域全てを包括するいわば「総合法医学」とでもいうべき構想であったと思量される。

片山の帰国後の東京大学国家医学講習科新設（明治22年12月）や後に会頭となる（明治31年）など国家医学会での指導的役割に見られる国家医学的活動の源泉はZiegerによって手ほどきを受けドイツ留学時代に開眼し，Virchowによって大きく影響された可能性があるように考えるが，ホフマンの影響も含めて，欧州留学時代の片山の構想，思想の進展については今後に残された研究課題である。

この当時コレラや天然痘，赤痢などの疫病が毎年のように猛威を振るい，明治10年代，20年代の20年間に80万人を超す死者を出し，明治年間の戦死者の数よりもはるかに大きかった。ようやく明治16年にコレラ菌がコッホによって発見されたばかりで，世界的にも疫病の治療法はまだなく，「富国強兵」を目指す観点からは，また軍事衛生面からも，公衆衛生学的対策しか手だてがなく，これが衛生行政の重要課題であった。

I 本論

1. 研究目的

我が国における「国家医学」の中心人物で，裁判医学から法医学への名称変更を提唱した東京大学法医学教室初代教授片山國嘉の国家医学と法医学の概念，用語の相互関連と変化を分析する。次にこのようにして確立した片山國嘉の国家医学の概念と意義をその時代と関連して，考察する。

2. 研究方法

National Institute of Informaticsの収録論文データベースにて「「国家医学」すべてを含む」を検索条件にして検索した結果，23件の雑誌論文がヒットした。ここから「国家医学」をタイトルに含む論文，本研究テーマに直接関係している論文2編を入手し，さらに明治期における法医学史研究で識られる小関の一連の関連論文を入手した。

「東京帝國大學法醫學教室五十三年史」（昭和18年）（以下旧字体を特別に表記する必要のある他は新字体を用いる。原文がカタカナ表記も一部を除きひらがな表記とした）の片山國嘉先生業績から国家医学と法医学に関する論文4編を得て，さらに同書

掲載の他の雑誌からの転載論文3編[17,18,21]については原雑誌掲載論文を入手し，発表年次と内容を原雑誌の原論文において確認した。

「国政医学会雑誌」(「国家医学会雑誌」と明治23年43号（11月号）に改称）を片山國嘉が欧州（独・墺）留学（明治17年8月－明治21年10月30日）帰国年度の明治21年から明治23年国家医学会へと改称された年度を中心に，東京大学医学部図書館所蔵の「国政医学会雑誌」（明治20年4月創刊，毎月発刊で7号（明治20年10月号）より所在確認）[14,16]を閲読し，関連文献を入手した。また小関の論文から片山の講演の存在を識り，この発表雑誌を調査し，原文を入手した。[23]

以上の手続きで閲読，精読した文献に基づき，彼が記載した「医学の系統図」[15]における国家医学の中の「裁判医学（法医学）」の表記の変化に着目し，その変遷過程を分析した。

II　結果

彼の（国家）医学（分類）の概念図である「医学の系統図」は調査した範囲では6種を確認した。以下これらを時代の古い順に分析する。

1.「医学の系統図」前期（明治22年1－4月）：医学の「要素」と「応用」，「三大応用」

❖「医学の系統図」1：「余ガ開講演説ノ伝聞記事ニ就テ」。国政医学会雑誌24号（明治22年3月）をめぐって

明治21年10月23日に帰国した片山は，同年11月22日に医科大学教授に任じられ，病理学教室の助手室を借りて，教室とし，翌22年（1889年）1月8日に裁判医学の講義を開始した。また筆者が確認したところでは，「国政医学会雑誌」22号（明治22年1月号）には明治21年12月21日から明治22年1月28日までの入会者として，片山國嘉の名前が記載されており，片山は裁判医学教授就任間もなく「国政医学会」会員となり，同雑誌にはそれ以降，片山の論述が毎号のように掲載され，華々しい活躍が展開した。

ところで片山の開講は「何をか医学と言う乎，何をか裁判医学と言う乎」であった。この内容については「裁判医学ノ必要ヲ論ス」と題され，受講した学生若杉喜三郎が筆記したものが，「北越医学会会報13号，1889年」に掲載されている（小関資料，pp.90-92）[35]。これによると，「裁判医学」は「一種の実用病理解剖学」とかの誤解や，精神病学のような各々専門家に任せればよいもの等の裁判医学不要論について片山は反論し，経済学上の「分業の理」と「需要供給の理」双方からして，「裁判医学の必要なる論」を説いている。そして，「裁判医学者は法官に対し，知らざる処を教[24]

ゆるのみならず，法律上関係を有するものなれば，法律制定の際宜しくこれに参与すべきなり（中略）是れ裁判医学は益々其境界を広張する望みを有する所謂也」と述べ，さらには「医学には三大目的あり，則ち第一治療の目的，第二衛生の目的，第三法律上の目的是なり。内外科産科眼科の如きは第一目的に対する応用にして理化学解剖生理は医学の元素なり。第二行政上公衆に対する医学の応用は衛生学なり。第三法政上の応用は則ち裁判医学なり」。

以上の「医学の系統」論の内容の要点を整理すると，

分析と考察 1.
①現在の基礎医学を「医学の元素」と称し，これと応用医学（応用，目的の用語はあるが，「応用医学」の用語自体は採用されていないが，ここではこのように包括する）とにまず二大区分を行っている。
②さらに中分類として応用的医学を，目的と応用に応じて三分類している。
③応用医学の目的は治療，衛生，法律上に三分類され，応用は，第一，治療目的への応用は臨床各科，第二，行政上公衆への応用は衛生学，第三，法政上の応用は裁判医学である（以下分析するように，片山の各系統図において以上の大分類，中分類の基本骨格は変化しない）。
④衛生学と裁判医学とは行政的応用と立法・司法的応用という国権分類に従った区分けがされている。そうすると衛生学は公衆衛生学のことであり，不正確である。さらに立法も射程に入れる学問に「裁判」医学という名称は狭すぎる。前者の広すぎる表記の不的確性をここでは片山の「系統図の第一の矛盾」（片山はここでは「系統論」と称しているが，以下紹介する片山のいくつかの系統図と共通する内容なので，「系統図」の矛盾として統一した），後者の狭すぎる表記を**第二の矛盾**と名付けておく。後述するように片山は「裁判上応用：裁判医学」と図表で明示しており，「法律上の目的」「法政上の応用」の法律上，法政上という片山の用語は片山のこの点での主張も考慮して司法，立法も含ませているものとここでは解釈できる。後述するように，これは妥当な解釈であることが判明する。

以下前述した分析と重複する面があるが，問題を明確にするために付加しておく。

⑤「裁判医学」の用語を採用している。
⑥裁判医学は裁判，つまり司法上のみならず，立法面にも関与すべきであり，将来この方面に拡張されるよう片山は希望している（片山帰国以前の編著「裁判医学提綱」[13]によれば，「裁判医学は純然たる一種の実地医学なり」「裁判医学は法律ありて而後其基礎始めて定立す」と述べられ，三大応用の構想は触れられ

ず，立法に関与することはなく，立法後のこととして裁判医学は捉えられている。片山の系統図のこれらの特徴は海外留学以降の構想である可能性が強い。片山のこの構想がどのような過程で成熟していったのか，本論は帰朝後の展開を中心に分析しており，前述したことだが，留学中の彼のこの構想の過程を追究する課題が残されている）。
⑦医学の行政的，司法的応用について触れ，前述した「国政医学」の概念に相当する構想を有しているのみならず，前述した国政医学の設立趣意に見られる長谷川らの概念を超え，立法面にも触れ，従来の国政医学や裁判医学よりも広い概念を有していたと思われるが，「国政医学」「国家医学」「法医学」という用語は（もしかしたら使用していたのかもしれないが）ここでの文献資料上は見あたらない。しかし，後述する「系統図中期」以降は「裁判医学」論よりも「国家医学論」が主題となってきている点が注目される。
⑧片山の図表，「医学の系統図」は体系的分類，システムであり，要素的医学と応用医学の二大区分，応用医学の三分類，そしてその中に裁判医学が位置づけられ，衛生学とは目的，応用面で区別されるという，構成要素と全体とが関係づけられるという点で体系的構造を有している。こうして裁判医学は医学全体の分類体系に位置づけられ，他の構成要因との差異によって規定されている。

「哲学事典」（平凡社，東京，1982），「コンサイス20世紀思想辞典」（三省堂，東京，1989）によると構造，構造主義とは，何らかの形で構造を重視する立場で，一般的には，研究対象を構成要素に分解して，その要素間の関係を整理統合することでその対象を理解しようとする点に特徴がある。現代構造主義の特徴の一つとして，関係論的構造理解がなされ，まず構造は一挙に，一つの要素が他のすべての要素との関係において初めて相互依存的に決定されるものとして与えられる。構造を構成する要素は，原則として構造を離れて独立性を持たない，とされている。片山の分類においても，構成要素（例えば「裁判医学」）が相互に関係をもつ，相互依存的体系であり，他の構成要素との関係において初めて相互依存的に決定されている。と言える。さらに言えば，片山の分類の特徴は二分法，「二項対立的関係」で徹底されていると考える。すなわち彼の大分類の「応用」は「要素」との関係において応用であり，二項対立的である。中分類の三大応用（臨床医学，衛生学，裁判医学）は目的，応用との関係，差異によって区別されている。一見三項対立的だが，まず治療的・臨床的応用と国家的・国政的応用の二項対立が主軸で治療的応用と対立する，国家的応用（後に国家医学として統合される）として潜在的に差異化されている。さらに後者は，衛生学と裁判医学は行政と立法・司法的応用として二項的に差異化され，衛生学と裁判医学がそれぞれ位置づけられている。Ricoeur[33]は構造主義の特徴として要素の対立，とりわけ「二元的対立関係」を挙げているが，片山の「系統論」はまさしくそうである。

ともあれ全体と構成要素，構成要素の相互関係，二項対立関係が常に念頭に置かれていることは間違いない。分類とは元来そのようなものであるとしても，片山の「系統」論は以上のような現代の構造主義にも通じる当時としては比較的斬新な医学分類体系に思える。ただしこの分類体系がどの程度彼の独創によるものかの検討が必要で，日本人としては当時彼のこの構想の独自性が光っているが，欧米，とりわけ留学先のドイツ医学，ドイツ科学の影響の有無は検討すべき重要な課題である。

片山自身の執筆した開講演説は入手した資料には残されていないが，開講2カ月後の「国政医学会雑誌」に片山自身が寄稿した「余ガ開講演説ノ伝聞記事ニ就テ」(国政医学会雑誌24号，明治22年3月号)[14]が掲載されている。これは従来の研究では指摘されてこなかったように思われる，筆者にとっては重要な片山の論説である。

これによると，この論説が掲載された前号の「国政医学会雑誌」23号の「雑報」に開講演説の伝聞の要領記事が載せられているが，「余が論旨に違いたる点少なからず」として，二点について追加訂正している。すなわち，「裁判医家は裁判官と同一の構を有す云々」は，間違った記事で，「裁判医学上の疑問に就いては医師の鑑定を必要とする」ので，「医師（鑑定人）は法官の知識の友なり，又共働者なり」と述べた，と訂正した。第二に，「生理，解剖，薬物学の如きは裁判医学を組成する一分子に過ぎず云々」は誤解で，傲慢の誹りを受けかねないもので，「余が諸説の大要を左に掲げん」と述べ，「会は医学の本体を詳にせんと欲し，細心注意して其分析を試みたるに，之を組成する所の要素（演説の際には元素と云いたれども爰に之を要素と改む）と応用との二大別あることを知れり。尚もその細目を挙ぐれば」とし，図1（写真）の表を載せている。これによると，（一）要素；物理学から医史，医事統計学等21の学科を挙げている。（二）応用 甲；治療上応用（外科等），乙；衛生上応用（衛生学）（図表では開講演説のように「行政上，公衆的」応用ではなく，衛生上応用となっている），丙；法律二応用（裁判医学）（図では開講演説のように「法政上」ではなく法律上応用となっている）。

「余は右甲乙丙を医学の三大応用と名付けたり」とし，この図表により「此医学の本体を分析し来れば各種専門学科の関係も自から分明ならん」と述べ，「**裁判医学と医学全体との関係**」が判るはずで，「裁判医学とは医学三大応用の一に位する者にして其法律上の応用を講究する専門の学科則，是なり」と定義づけている。この図表と論述にも，開講演説（「系統論」）についての「分析と考察1」は基本的に妥当することは明白である。「全体と構成要素の関係」「構成要素相互の関係」が強調され，前述した「構造主義」的特徴が，彼自身の言葉でも語られており，前述した分析を如実に裏付けているものと判断する。

ただし，「系統論」とこの「系統図」1との違いは，「系統論」の公衆衛生学をめぐる矛盾，第一の矛盾はこの図では「衛生上応用」の衛生学と述べられ，したがって図においては形式的には解消されている。同様に第二の矛盾の法律上応用とされ，前述

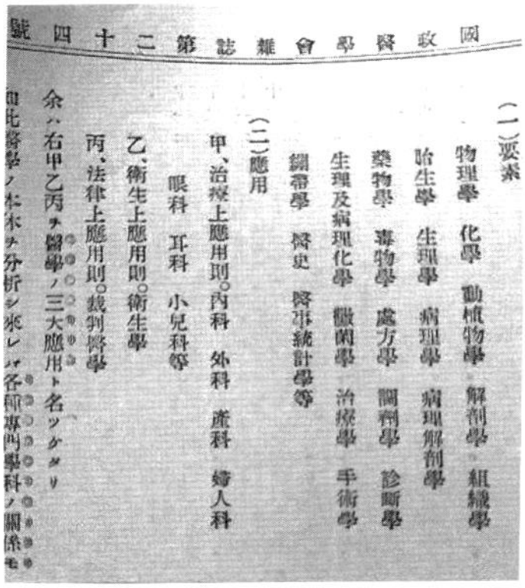
國政醫學會雜誌第二十四號

(一)要素
物理學 化學 動植物學 解剖學 組織學
胎生學 生理學 病理學 病理解剖學
藥物學 毒物學 處方學 調剤學 診斷學
生理及病理化學 黴菌學 治療學 手術學
繃帶學 醫史 醫事統計學等
(二)應用
甲、治療上應用則。內科 外科 產科 婦人科
眼科 耳科 小兒科等
乙、衛生上應用則。衛生學
丙、法律上應用則。裁判醫學
余ハ右甲乙丙ヲ醫學ノ三大應用ト名ツケタリ
而此醫學ノ本末ヲ分析シ來レハ各種專門學科ノ關係モ

図1 「医学の系統図」（明治22年3月）

したように片山の場合にはこれは司法のみならず立法をも含むもので，「裁判」医学では，狭すぎ，したがって第二の矛盾はこの図においても残されたままである。

この図表1は後に片山自身によって名付けられた「医学の系統図」の最初のものと思われる。なお「教室五十三年史」[35]（p.36）には「開講演説」との関係でこれとは別の図表が「医学の系統図」として掲載されているが，これは「法医学説林中に所載された一覧表を参考に供」したものであると記載されている。調べてみると，これは「法医学説林」の「国家医学の性質を論ず」[17]（明治22年）と同一のもので，他には同一のものがなく，これを転載したもの考えて間違いない。したがってこれは開講演説時のオリジナルの図ではないと断定してよい。ただし疑問として残るのが，この「医学の系統図」（以下「系統図」とも略す）と本論で名付けた図1（片山の原著[14]では特にこの図はこの当時は「系統図」とは名付けられていないが，その後の展開を考慮し，こう筆者が名付けた。また「系統図」とこれを説明している本文における「系統論」の表記に違いが認められる論著もあり，「系統図」と「系統論」に分けて，分析，言及することにしたい）が「開講演説」でも紹介されていたものなのか，それとも誤解を解き，これを補充するために，「国政医学会雑誌」のこの反論，論説で説明を理解させやすくするために，初めて考案され，この時に公表されたものなのか，ということである。恐らくは後者と思われるが，これも今後の調査研究課題である。

❖「医学の系統図」2（明治22年4月20日大学通俗懇談会講演[15]）

片山は明治22年4月20日に大学において「裁判医学ノ話」と題する講演を行い，「医学の系統図」2を公表した[15]。系統図2は系統図1と分類の仕方も内容も，用語法もほとんど同じである。違いは要素の，物理学，化学が一括され，理化学と表記され，包帯学が器械及包帯学と表記されている点である。したがってこの図の提示は割愛する。

この講演本文にける系統論に関する重要な点を列挙する。

①裁判医学とはなにか，という問題を，「裁判医学と医学全体との関係」をまず理解することが前提であることを強調している。前述した片山の全体的，体系的思考，系統図の体系的構造との筆者の指摘がこの点でも裏付けられている。②「医学の基礎となるべき学科」を資本に例え，要素と名付け，応用を資本の運転に例え，開講演説の分業の理，需要供給の理との表現にも考慮すると，片山の論は経済用語を用いた比

喩が特徴と言えよう。③応用の第二の目的は「病気にならぬうちに，防ぎ止めやうとします。これが第二の目的です」と述べられ，これまでと異なり，衛生上応用において予防医学が初めて強調されている。④「裁判医学，則ち医学の法律上応用に二た通りあります。其の一つは法律を制定する時の応用で，今一つは法律執行上の応用であります」と述べられ，「法律上応用」は立法と司法が片山の場合含まれているという筆者の前述した指摘が，ここで片山自身の口で明確に証明されている。したがって，「法律上応用，則ち裁判医学」という「系統図」1，2の表現，筆者の指摘する「系統図第二の矛盾」は保持されたままである。なお「国家医学」についての言及はいまだなく，裁判医学の「専門の学会」として「国政医学会」にごく簡単に触れているのみである。⑤三大応用の「近世医学」に対し旧来の医学を本論では「往古医学」（後の論著には「往昔医学」）と呼称し，新旧両医学が対置され，ここでも「二項対立的」構造が指摘可能である。

2.「医学の系統図」中期（明治22年11月－明治23年1月）：国家医学の導入

「系統図」の次の分析に移る前に，必要上触れておくことがある。以下最初に紹介する「市区郡医制度論」▶16の系統論における国家医学の導入である。「系統図」を挙げていないこの系統論は，次の「系統図」に1カ月ほど先立って，**国家医学について初めて言及されている**。この論以降，以下紹介する「系統図」で応用医学は「公私」の二項対立により「各自（人）医学」と「国家（政）医学」に集群化され，ここでも彼の「系統図」の構造論的特徴である，「二元対立関係」が貫徹されていることが注目される。

❖ 東京大学国家医学講習科設置と「市区郡医制度論」

明治22年10月号，11月号の「国政医学雑誌」において片山は「市区郡医制度論」▶16を連載した。「講義」としてこの論と同時に掲載されている他者の論説は日付が附記されている（榊淑「歇私帝里症」（6月30日常会講義）（10月号），江口　襄「睡眠術はその名称の如き効力を有するや否」（10月25日常会講義）（11月号））。この「市区郡医制度論」にはそれがない。したがってこの論は学会常会講義録ではなく，他の講演，あるいはこの雑誌の「講義」用原稿として述べた（他の講義録にはない「述」の語が著者名の後に付加されている）ものであるのかもしれない。片山はここで次のように述べている。近世の医学の面目は全く昔日に異なり，世人も，医師にしても，このことをよく知らず，近世医学応用の未だ普及しない原因となっている。「一個人の生命，財産，名誉，自由等の大権より一家，一町村，一市，一郡，一国の幸福安寧に至るまで之を正当に保護するは其事至大にして其方法素より多端なり。而して日新医学の学理原則を其目的に向ふ応用するも亦其一法なり。是れに二あり。曰く衛生学曰く裁判医学，此二大学科は実に国政上必要欠くべからざるものなり。故に此を合稱し

て国政医学又国家医学と云う。本邦には従来絶て此事なし。近時に至て衛生の事稍や其緒に就くと雖も裁判医事に於ては微々として敢て視るべきものなし」。その理由は「当局者の脳裏に裁判医学の思想無きと，医師においても亦裁判医学の何者かを識らず。医師の職掌は単に療病の一途に止まる者のごとく思量して更に二大責任あることを悟らざるに由るなり」。

　ここで片山は，裁判医学と衛生学，治療以外の，医学の二大応用，すなわち国政医学＝国家医学の必要性，医師の，治療以外の二大責任を強調している。注目すべきは本論において国家医学，国政医学という用語に触れ，これを（「医学の系統図」1の）治療以外の二大応用と関連づけ，さらには国家医学＝国政医学という立場を初めて明確にしていることである。したがって後述する「系統図」に1カ月ばかり先だってこの論の「系統論」において「国家医学」的概念が明示され，「医学の系統図」における位置づけが示唆されている。

　さらに片山は同論文で次のように続ける。この二大急務を普通開業医に当たらせるのは無理強請であって，衛生学，裁判医学の知識がないのは，医師開業試験（明治12年実施開始）にこの科目がないことをみても判る。したがって市区郡医制度を設け，専門の衛生医と裁判医とを置く必要がある。

　これはドイツをモデルとした「国家医務官吏」制度構想（江口）[2]で，この実務に至る医師の養成機関として，明治22年12月に帝国医科大学「国家医学講習科」が設立することが決まり，全国の医師から選抜し，翌年23年1月から講義が開始した。ちなみに脚本家倉本聰の曾祖父も岡山から選ばれこの学科で学んでいる。この「講習科」の沿革，実態については既にいくつかの研究論文が公表され，仔細が明らかにされている[5,25,28]。ここで問題にしたいのは，この講習科の設立における片山の理念，目標と役割，発案，構想の時期をめぐってである。「東京帝国大学五十年史」上冊（1932）を引用している小関の「資料断章」[25]によれば，明治22年11月付けで医科大学教授緒方正規（衛生学）と片山國嘉両名の連名で，「国家医学講習科設立の主意」が（文部省）に出されている。形式上は緒方，片山の連名であるが，その主意書の内容は，「医師の職掌は治療，衛生，裁判医事の三大項を活用するにあり」等，片山の前述した主張と用語法が取り入れられている点，国政医学会等で当時深く関わっていた古川榮[3]が，「帝国医科大学は片山学士の建議を容れて明治22年12月14日国家医学講習科と称する学科設置」と述べている点からしても，片山が主導し，国家医学の主要二学科の一つである衛生学教授の緒方を勧誘したとみるのが妥当であるように思われる。「主意書」には，国家医学の目的は次のように謳われている。医師にして「衛生学及び裁判医学等所謂国家医学の思想に乏しきもの其の大部分を占むるはひとり医道の完璧を欠き医師社会の面目を損するのみならず，亦国家の元気たるその民の健康の保全及び其の民の権利の伸縮に関して大いに不利なるところありて目下一日も等閑に看過すべからざる国家の一大急務なり」と。講習科に国政医学ではなく，国家医学の名称

が採用された理由については片山の文章には一切出てこない。国家医学の目的は、欠けている医学の二大応用を実用化する医学の完全化、国家の元気の基である国民の健康の保全と権利（前述した片山の市区郡医制度論の国民の生命、財産、名誉、自由の大権に相当するものと思量する）の保障にある点が主張され、古川の場合のように、「富国強兵」の国家主義的思想が全面に出ているとは必ずしも言えない。比較的国民の健康、権利にも比重が置かれている点に片山の国家医学の特徴があるように思う。しかも片山にあっては「国政医学」＝「国家医学」である。したがって「国政医学」ではなく、「国家医学」が設立主意書や先の市区郡医制度論において採用され、後者においては両方の名称が並記されていたのが、主意書において「国家医学」のみが採用されている。後述する「国家医学」の用語に対する片山の微妙な態度をも考慮すれば、単独採用は片山の思想のみの純粋な産物とは言えないようにも感じる。この制度論が明治22年10月に発表され、主意書が11月に提出されているので、ほぼ同時期の文書であるとしても、構想内容は前者が早いとすれば、片山において国家、国政両医学の名称並記から国家医学の単独採用に至ったと考えられる。少なくとも市区郡医論は片山の持論である医学の三大応用の欠けている二大応用の講習、普及、専門医養成の提言であり、講習科設立はその実践部隊の養成機関の実現であったと言える。

　文部省はこの設置を明治22年12月に認め、14日に官報第1942号に掲示された[3]。これに記載された講習科目は、病理解剖一週3時間、衛生学5時間、裁判医学5時間、精神病学3時間、医制2時間であった。精神病学は衛生学および裁判医学を主軸とする国家医学の必修科目とされ、少なくとも形式上は裁判医学的、（公衆）衛生学的精神医学の視点を治療的、つまりは臨床的精神医学への導入なり、注入がなされる制度が正式に我が国においても成立したと言えよう。

✤ 「医学の系統図」3：「国家医学ノ性質ヲ論ス」（明治22年11月18日国家学会講演）[17]をめぐって

　片山は国家医学講習科設立主意書を提出した同月の明治22年11月18日午後4時より富士見軒において行われた国家学会23月次会において由利公正の「金札発行を主張せし原因」と並んで、「国家医学の性質を論ず」の講演を行った。これによると、片山は渡邊帝国大学学長に誘われ、国家学会に入会し、当日初めての参加であった。会員の石塚から演説をあらかじめ打診され、会の目的に合うか頗る迷ったが、本会は「国家に関する諸般の学術講究をなす学会なるを以て国家学の名に因して国家医学の性質と題し、医学の国家に対する性質に就いて」講演することに決めたとし、昔日の医学と近世医学とは目的において異同ありとし、従来の持論を次のように展開する。「昔日の医学は単に治療の目的のみを有し、今日の医学は治療衛生及び裁判医学の三大目的を有し、汎く国家の安寧秩序を保持する上に大なる関係をおよぼすに至れり。なおこの関係を十分に明瞭ならしめんが為めに近世医学の全体を一の系統図に編製せ

り」とし，図2のような図表を掲げている。「医学之系統図」という用語を片山は此の段階で初めて採用している。

これと明治21年3月の「医学の系統図1」との異同をまとめると，

1. 医学を基礎医学である「要素」（要素の学科も24と器械学の増加などにより3つ増えている）と「応用」の大分類と応用をさらに，中分類として三大応用に分類している点は同じである。
2. 大きく異なったのは，それ以降発表した市区郡医論，国家医学講習科設立主意書に現れた，片山の国家医学論を取り込んだ点である。さらに応用Ⅱの衛生上応用の衛生学を〔甲〕「各自衛生学」と〔乙〕「公衆衛生学」に二分し，応用Ⅰの治療上応用の内科等臨床（精神病科が新しく追加されている）と〔甲〕「各自衛生学」とを合わせて「各人医学」の新名称の群が設けられた。〔乙〕「公衆衛生学」は今度は応用Ⅲの裁判上応用すなわち裁判医学と合同で，「各人医学」と対比されている「国家医学」としてまとめられている。

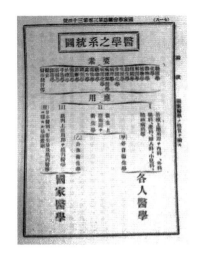

図2　「医学の系統図」3（明治22年11月18日）

分析と考察2
①図1，2では無名であったが図3において「医学之系統図」の名称が初めて与えられた。
②医学を要素と応用の大分類，中分類として応用を三大応用に分類している基本構造は同じである。
③応用医学の分類基準であった目的，応用に加え，公・私の基準を加え，「国家医学」と「各人医学」とに三大応用医学を二群に分類した。
④「応用Ⅱ衛生上応用，衛生学」は二分され，公・私の基準で，「各自衛生学」と「公衆衛生学」に二分され，前者は治療上応用の臨床科目と合同で「各人医学」を構成し，「公衆衛生学」は「裁判医学」とともに「国家医学」を構成している。「国家医学」は「各人医学」と共に応用医学の二大群を構成している。

こうして公衆衛生学的概念に衛生学を充てるという「開講演説」の第一の矛盾は「医学の系統図1」で「衛生的」応用に「衛生学」という名称を充て，形式的には解消されていたが，衛生学をこのように二分することで実質的にも解消され，分類体系

として完成度を高めた。

⑤第二の矛盾であった，立法，司法の法律上応用に裁判医学を充てるという矛盾は「裁判上応用」に表記を変えることで，「系統図」では一応，形式上は矛盾が解消された。

⑥今回も図表においては「裁判医学」の用語を採用している。

⑦本文の説明では，「衛生上応用」は「医学の学理原則を応用して疾病を未発に防衛し，民衆の健康を増進するにあり」，とし，予防医学的見地を重視している点は「系統図」2と同じである。しかも「近世医学の三大応用」の一つ「治療上応用」の説明で，「既発の病痾を治療するにあり」とし，衛生学の「未発」，治療学の「既発」と片山の分類特徴である二項目対立構造がさらにここでも指摘できる。

⑧本文では「三を法律上の応用と云う。医学の学理原則を法律上に応用して，一には法律の制定を幇助し，又一には法律執行上則ち裁判上の医事問題を解明するにあり，而してこの道を講究する学科は之を法医学または裁判医学と云う。以上を医学の三大応用とす」と述べられ，図表とは異なり，応用Ⅲは「法律上の応用で」，立法と司法面に関与し，「法医学」と「裁判医学」との名称が並記されている（「国政医学」と「国家医学」の並記時期があったように，ここでも新名称と旧名称との並記時期があることが注目され，片山の新名称提案への慎重な態度がうかがわれる）。

⑨本文では，次のように触れられている，「一私人に対する医学は，各人医学 Individual medicine と云い，国家医学 State medicine は国家に対する医学なり（日本現行医制，衛生法の組織及び裁判医学に関する法律規則は之（筆者注：国家医学）に付属す）。医学中にこのように公私の区別あるので，各人医学を私医学と云い，国家医学を国政医学，公衆医学，社会医学もしくは公医学と名付けるのも可ならん」。

⑩前文からは医事法全体が国家医学の対象として規定されている。これには将来的な精神医療関係の法律も当然含まれるものと考えられる。筆者にとってはこの点に強い関心がある。つまり国家医学と明治期の精神医療関連法との関係についてである。具体的に言えば，榊俶亡き後，呉秀三が欧州留学中に，片山が法医学と精神病学両講座の教授をし，中央衛生会委員でもあった1900年（明治33年）に公布された「精神病者監護法」である。片山は委員としてこの法の審議に当たり，内務省衛生局の試案は監獄法と変わりなく，病者の監護，治療についてなんら規定がなく，外国同様の精神病院法の制定を片山は主張したが，孤軍奮闘で，同調者は委員になく，不完全なままに成立してしまった。▶29 片山の「国家医学的」精神医学，精神医療の立場，理念の試金石であった，こ

の機会は，片山の西欧近代社会の精神病院法に基づく理念の挫折として我が国では残念ながら法制化がこの時起きてしまったというべきであろう。

⑪「立国の大本は国民の健康に有り，西哲曰く，健康は幸福の母なり」「富国強兵の原基は実に国民の健康に有り」とし，「吾が日本帝国人民の健康を保持増進するところの方法たる公衆衛生法を普く全国に施行する良道を開通せんと欲し」，さらには「裁判の公正至当なるは国家の光栄」で，「法医学則ち裁判医学は冤罪除去という国の恥辱を与えないための道理である」

⑫「富国強兵」という言葉がでてきている。

⑬「余は同志の者相謀りて新たに医科大学に国家医学講習科を設置し大に有志者を全国に募り以て日本全国にある医師の脳裡に国家医学の精神を注入する端緒を爰に開始せんと欲す」と述べられ，国家医学講習科設置の構想と着手に就いて触れており，前述した設立主意書の時期，11月とこの講演の時期との重なりが裏付けられている。「国家医学」の名称選択，あるいは造語が，この国家学会の講演依頼があった時期と重なり，この学会講演がなんらかのその契機になっているのかどうか，検証が必要である。

❖「医学の系統図」4：「国家医学を振興するは即ち国光を発揚する所以なることを論ず」国光1巻6号（明治23年1月）[18]

片山は明治23年1月雑誌「国光」1巻6号に「国家医学を振興するは即ち国光を発揚する所以なることを論ず」と題する論説を公表し，図3のような「医学の系統図」を掲載した。

分析と考察3

① 「医学の系統図」3と基本的な変化はない。ただし「国家医学」に対立する「各人医学」は「各自医学」と表記され，名称変更がなされている。

② 応用Ⅲは「裁判上応用」ではなく，「法律上応用」すなわち裁判医学となっており，この点で「医学の系統図」1と同じ表現に戻っている。

③ 本文では，応用Ⅲについては，「医学の系統図」3と全く同じ表現が認められ，立法，司法上の

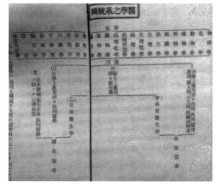

図3　「医学の系統図」4（明治23年1月）

医事問題を解明する学科を法医学または裁判医学というとの論旨を述べている。したがって「系統図」の第二の矛盾は「裁判医学」しか表記していない図では保持されたままである。しかし，本文の「系統論」では「法医学または裁判医学」とされ，両用語がここでは併記されている。つまり，この点で，「系統図」と「系統論」とにこの点で齟齬がある。「系統論」が後の系統図の変化を先取りしている点が「国家医学」群の導入，衛生学の二分とともにこの時期つまり「系統図中期」の特徴として総括できる。

3. 系統図後期（明治23年4－11月）：系統図にも「法医学」が明記され，最終的には第二の矛盾も解消

✤ 医学の系統図5：「国家医学ニ就テ」（明治23年4月5日第一回日本医学会講演）[19]

片山は明治23年4月5日に第一回日本医学会で「国家医学ニ就テ」講演を行い図4「医学の系統図」[5]を公表した。

分析と考察4

①基本的構図は「医学の系統図」3，4と変わらない。

②図表で「応用Ⅰ治療上応用即ち治療学」と治療上応用の総称として「治療学」の呼称が初めて「系統図」で採用された。

③「系統図5」において初めて，応用Ⅲに「法律上応用則ち法医学又裁判医学」と表記し，本文説明以外に「法医学」の表記を，「裁判医学」と並記ではあるが，「系統図」で初めて採用している。この点でこれまでの系統図とは異なっており，中期段階とは異なる「後期」へこの時点で入っている。すなわち中期段階は「国家医学」対「各自医学」の用語・概念が「医学の系統図」に導入され，後期段階では「法医学」の用語が「医学の系統図」においても採用された点が，次期区分の基準となっている。なお法律上の応用は従来と同じく，立法と司法への応用であることを明言している。

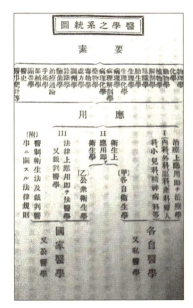

図4 「医学の系統図」5（明治23年4月5日）

④「系統図」において応用医学二大群の名称もまた並列的に,「各自医学又私医学」「国家医学又公医学」とし,本文以外で初めて並列表記し,「各自医学」「国家医学」の名称単独採用を避けている。これに関係して,本文では次のように述べている。「公衆衛生学と法医学則ち裁判医学とは又その目的を異にすると雖も,其の帰する所は共に公衆に対する医学なり,又国家に対する医学なり,故に之を合稱して公衆医学又は国家医学という」「右の如く医学中に自ずから公私の別あるをもって余は各自医学を私医学と名付け,国家医学を公医学と名付くるも又適当ならんと思考す」。この本文では国家よりも公衆が先に述べられている。ここでも図表よりも本文に片山の真意が現れていると見なすことはそれほど不当なことではないように思われる。片山が公文書や大學の講習科の名称として採用されている「国家医学」に対して,その名称の相対性,一面性を終始一貫して主張してきたことは以上の分析から明白である。

⑤「系統図」においても「法医学又は裁判医学」と「法医学」の表記が現れ,この点でこれまでの系統図とは異なり,中期段階とは異なる「後期」へこの時点で入っている。

⑥「国家医学の其一たる衛生学の利用可能となり,公衆衛生法普く全国に行われ以て国民の健康を保護するにあらざれば,富国強兵の基立たず」とここでも「富国強兵」と国民の健康が関連づけられて言及され,「国民の大権」,社会の「安寧」についての言及はない。

⑦ちなみに片山は日本医学会におけるこの講演後半で,医学の五段階発達説,すなわち1.「医と称すべき者無かりし時代」,2.「医と称すべき者あれも未だ医学と称すべき者無かりし時代」,3.「医学と称すべき者已に存ずれども経験的医学にて,未だ理学的医学の起こらざりし時代」,4.「理学的医学已に起こりたりども,未だ其応用の目的一なる(治療だけの)時代」,5.「理学的医学倍々発達進歩して其応用の目的三あるを知れる時代」,以上にに区分し,国家医学(＝国政医学,公衆医学,公医学,社会医学)が登場して,近代医学が完成するという考えを披瀝した。

なお「国政医学会」は「国家医学会」へと明治23年10月に改称し,43号(同年11月号)より「国家医学会雑誌」と「国政医学会雑誌」も名称が変更された(43号は10月号であったが,改称問題の総会開催等の理由のためか,10月号は出版されていない)。注目すべきは国政医学会会則4条(本会会員は医師並びに法律家警察官等とす)(「国政医学会雑誌」14号,明治21年5月号),国家医学会会則4条(本会会員は医師薬剤師法律家議員並びに警察官等とす)(「国政医学会雑誌」42号)と警察官が共に含まれ,国家医学と衛生警察との結びつきが強いことがうかがわれる。

❖「医学の系統図」6（明治23年11月）：「法医学提綱」[20]

片山は明治15年に出版した彼が編著の「裁判医学提綱」を明治23年に「法医学提綱」と改称し，増補改訂を行った。刊行されたのは12月だが，片山の序文の日付は11月である。

基本的には系統図5とほぼ同じであるが，重要な相違は次の通りである。

分析と考察5

① 「法律的応用，則ち法医学」とされ，裁判医学の名称は「系統図」から削除され，法医学のみの表記となって，「系統図の第二の矛盾」が完全に解消され，「名実共に相適合」し（「法医のこころ」[21]）ここに，「医学の系統図」は完成された。

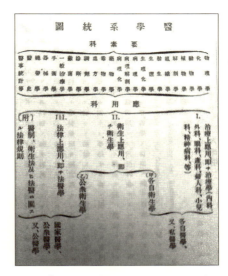

図5 「医学の系統図」6（明治23年11月）

② 「国家医学，公衆医学，又公医学」と表記され，「系統図6」では「公衆医学」が「系統図5」に付加されている。「国家」医学に付加して「公衆」医学という国家に対して国民を重視する用語を採用し，あえて図表に付加し，並記している点，あるいは「公」医学という価値中立的な名称を今回もそこで並記している点など，片山の「国家医学」[16,17]論を公表して以降の彼の執拗とも思えるほどのこれらの表現，表記へのこだわりには注目される。

③ 公衆衛生学については「公衆に対する衛生を論究す」と定義のみで，「富国強兵」的役割については本書では言及していない。これは本書が「法医学」をテーマとし，「国家医学」ではないため，この点詳述していないとも考えられる。

なおこれまでの「医学之系統図」はここでは「医学系統図」と表記が変更されている。

片山の裁判医学の法医学への改称

「五十三年史」[35]（p.39）によると，司法解剖の結果に対し，裁判官から不当な非難を受けることが多く，箕作麟祥司法次官が片山の誠心誠意の学説を，法律家が自分の都合で非難する誤謬を同情指摘し，裁判医学の名称を改めることを提唱した。ここにおいて片山は裁判医学は裁判関係以外に立法にまで遡って研究する学科であり，その範囲は広範である。したがって法医学と改称すべき事を主張し，その案を明治23年に

医科大学教授会に提出して賛成を得，翌24年9月25日に文部省に稟請し，同年10月10日に許可された。こうして法医学の用語が一般に使用され，裁判医学教室が法医学教室と改称された。明治初年以来の断訟医学〔著書に多い〕，公法医学（医制上の用語），裁判医学（医学教育上）等訳称されていたのが，法医学に統一され，法医学が司法，立法を包含して研究する学術であるという主旨が徹底するようになった。

以上の記述からは法医学への改称は大きく二つの理由に分けられる。一つは裁判医学は司法と同時に立法にも関与する学科であり，その範囲は裁判よりも広く，したがって法医学と改称すべきであるという，これまで見てきた片山の開講以来の主張，片山の法医学についての自説の具体化，自発的展開である。もう一つは司法解剖，司法鑑定をめぐって裁判官の無理解，得手勝手な非難からの学問の独立，裁判への従属からの解放を目的としたもので，当時の司法次官からの名称変更の助言も契機となっているという，主として外的な要因によるものである。前者は理念的，理論的理由，後者は実践的，実際的理由である。

同書[35]によると片山が司法解剖に従事したのは，明治22年3月16日に片山が東京始審裁判所医務嘱託となり，同年4月4日に死因不明の男児の司法解を行って以降である。裁判官との軋轢はこの時以降ということになる。法医学への改称を認めた明治23年の教授会の日付は同書では不明である。しかし本論における分析では，「法医学」の用語が出現したのは本文の「系統論」では中期（明治22年11月－明治23年1月）であり，「系統図」に明記されるようになったのが，後期（明治23年4月－11月）であり，中期は過度的で決定的ではなく，決断を固めたのはこの後期の時期と思われる。

なお小関[23]によれば，「法医学」の用語は片山の造語ではなく[2]，散発的ながらも片山の渡航中に「法医師」「法律医学」などとともに使用されていたが，一般的なものではなく，ごく一部の者が例外的に使用していたようである。

「同仁会」と片山國嘉：中国，朝鮮への近世医学，国家医学の普及[35]

片山の後年の活動は禁酒運動と「同仁会」設立が知られている。後者について最後に触れておきたい。日清戦争後，日露戦争前の明治35年，片山は「清韓隣邦諸国の文明の医学を普通せしめ，且つ清韓両国を平和的進化の域に指導する目的を以て同仁会創立を提唱」した（「小伝」[35]）。久邇宮を総裁に頂き，長岡護美を会長とし，提唱者片山を副会長とするこの会は，明治37年には大隈重信を二代目会長とした。韓国併合（明治43年）後には清国にのみ焦点が当てられ，「亜細亜諸国における平和人道に関する施設は（中略）東洋永遠の平和に貢献する」（大正4年同会主催の地方長官招集会議総裁令旨）とされている。同会議で，大隈は清国への野心を隠さずに次のように演説している。「同仁会事業施設の主旨は（中略）要は支那に対する国民外交の発達を希図して延いて支那との国際親善を厚くし，人道主義を発揚すると同時に，我国家の支那に対する政治外交上経済上等の禆益を謀らんとするにあるのである」。人道

主義の衣の影に清国への帝国主義的野心がこれほど露骨に現れている演説はないだろう。同仁会設立の片山の意図，国家医学の理念との関係，片山個人の理念と目標を超えた国家的計略がそこには働いてしまったのであろうか。少なくとも片山の系統図分類の中期までにはうかがわれる，明治初期の機運をも背景にした，人権重視と国家，国民の安寧を己の国家医学の目標とする平和的志向が，海辺の砂文字のように，日清戦争勝利後，富国強兵を推し進め，帝国主義列強へ邁進する日本帝国の歴史の荒波にかき消されてしまったように感じる。しかしこのことは医学の国家的役割を強く志向した「国家医学」の本質，根源に規定されたこの学問の宿命とその提唱者たちの運命であったという他ない。

III　結論

以上の結果，分析と考察を総括し，次のように結論する。

1. 片山の「医学の系統図」は明治22年1月の「開講演説」に「系統論」として論述され，その同年3月に「系統図」の基本骨格が示された。「系統図」の発展はそれ以降2年間で完成され，前期（明治22年1-4月）（「系統図」1, 2），中期（明治22年11月-明治23年1月）（「系統図」3, 4），後期（明治23年4-11月）（「系統図」5, 6）に段階付けを行い，分類した。
2. 「系統図」の発展は「開講演説」の系統論にあった二つの矛盾（行政上，公衆的応用に衛生学を充てるという広すぎる表記（「系統図第一の矛盾」），立法，司法へのつまりは法律上応用に裁判医学を充てるという狭すぎる表記（「系統図第二の矛盾」）の形式的，次いで実質的な矛盾の解消，完成への過程であった。
3. 前期は「医学之系統図」の名称も与えられず，「要素」と「応用」の大分類と「応用」を治療上，衛生上，法律上の「三大応用」「三大目的」とする中分類で構成されていた。

中期は従来は無名であった「系統図」に「医学之系統図」の名称が与えられ，「公・私」の分類観点が導入され，「国家医学」の観点が「系統図」にも導入され，「応用医学」は「国家医学」と「各自（人）医学」二群に分類され，衛生医学もまた「公衆衛生学」と「各自衛生学」に二分され，前述した「第一の矛盾」が完全に払拭された。「裁判医学」の名称は「系統図」では残存しているが，本文の「系統論」では「法律上応用，法医学又は裁判医学」とされ，「法医学」の名称が初めて本文において現れ，移行的，混在的表記の時期となっている。

後期は「系統図」においても「法医学又は裁判医学」と法医学の表記が現れ（「系統図」5），「系統図」6では「法医学」のみが表記され，第二の矛盾もここで完全に払拭され，「系統図」は最終的完成された。

4. 片山の「医学の系統図」は「裁判医学」などの「構成要素」を医学「全体」から位置づけ，「構成要素」相互はその差異によって区別され，大分類，中分類を採用するという極めて明快な分類（二分法）と体系的構造をもつものであった。体系的構造を有している点で，現代の構造主義的観点に通底する斬新な視点をもつものであった。
5. 片山の「法医学」的把握は開講演説から存在しており，「系統図」の発展過程は，裁判医学という旧来的名称から，「法医学」という彼の立法をも含んだ法的応用，講究という彼の構想に合致した名称への到達過程であった。
6. 法医学，公衆衛生学は彼の「医学の系統図」の中で，位置づけられ，「国家医学」へと統合された。
7. 片山の「国家医学」は「国政医学」「公衆医学」「社会医学」「公医学」と等価的であることが片山自身によって執拗に幾度も明言されており，片山にあっての国家医学の名称の相対性，一面性を示しているものと考える。
8. 片山は国民の大権（生命，財産，名誉，自由等）を重視し（とりわけ中期の国家学会講演まで），これを保持する「大本」として国民の健康を重視している（国家学会講演以降「富国強兵」について言及するようになる）。国家医学との表記が示す一面性もこのことと連動する事柄であり，片山の思想では両者は通底する事柄で，「富国強兵」に象徴される国家主義的思想とは一線を画する立場に片山はあった可能性（とりわけ中期までは）を指摘した。

さいごに

片山の「法医学」と「公医学」の構想，理念がその後ほどなくして発生した日清戦争とその勝利によって軍事的大国へと突き進んだ我が国の歴史の中でどの程度実現され，国家医学会に影響を与えたのか，その分析は今後の課題である。榊俶亡き後当時唯一の帝国大学であった東京大学の精神医学教室の兼任とはいえ，2代目教授としての片山の精神医学への影響も大きな研究課題である。留学以前に別課生に裁判医学と衛生学を講義し，留学中に精神医学にも触れ，法医学と衛生学を二大主柱とする国家医学，公医学の学会と雑誌において中心的役割を果たした彼において，また彼の時代において筆者のいう「法医学的精神医学」「公衆衛生学的精神医学」がどのような形で現れていたのか，冒頭で触れたように，これらと臨床精神医学の3要素の絡み合

いを国家医学というプリズムを通して，我が国も含めた近代精神医学の歴史的展開を追究するというこの元来の研究課題もまた筆者には残されている．

まとめ

背景と先行研究
　片山國嘉の明治期の我が国における国家医学と裁判医学（法医学）導入と創設，発展と変遷に果たした役割は極めて大きいものであった．彼の国家医学は医学の分類体系全体との中で，位置づけられ，国家医学を構成する衛生学と法医学の概念，用語の変化と連動しながら，数年の間に変化を示し，相互に関連しながら変化している．しかし従来の研究ではこれらの変化に余り注目せず，また国家医学と法医学，衛生学との相互作用的変化についても言及されたことがなかった．

研究目的
　片山國嘉という我が国の法医学の創始者，国家医学の指導者であった人物の業績を対象にして，我が国の明治期前半における国家医学と法医学の概念の成立過程について追究し，これらの相互連関的構造を明らかにする．

研究方法
　片山國嘉関係の文献，とりわけ「裁判医学」，「国家医学」をテーマにした文献を収集し，これら文献に基づき，彼の中心的概念を要約した「医学の系統図」に注目し，この変遷過程を克明に追究し，国家医学の導入「裁判医学（法医学）」の表記の変化に着目し，その変遷過程を分析し，考察を行った．

結果および結論
　医学の系統図は前期（明治22年前半），中期（明治22年後半），後期（明治23年）に区分される．
　系統図の発展は「開講演説」の系統論にあった二つの矛盾（行政上，公衆的応用に衛生学を充てるという広すぎる表記（「系統図第一の矛盾」），立法，司法へのつまりは法律上応用に裁判医学を充てるという狭すぎる表記（系統図第二の矛盾）の形式的，次いで実質的な矛盾の解消，完成への過程であった．
　片山の「医学の系統図」は「裁判医学」などの「構成要素」を医学「全体」から位置づけ，「構成要素」相互はその差異によって区別され，「二項対立関係」が貫徹されている点に特徴があり，大分類，中分類を採用するという極めて明快な分類と体系的構造を有し，現代の構造主義的観点に通底する比較的斬新な視点をもつものであった．
　片山の法医学「構想」は開講演説から存在しており，裁判医学という伝統的名称から，「法医学」という立法と司法をも含んだ法的応用，講究という彼の構想に合致した名称への到達過程であった．
　法医学，衛生学は彼の「医学の系統図」の中で，位置づけられ，衛生学は各自衛生学と公衆衛生学に二分され，後者は法医学と共に「国家医学」へと統合された．
　片山の「国家医学」は「国政医学」「公衆医学」「社会医学」「公医学」と等価的であることが片山自身によって執拗に幾度も明言されており，その名称の相対性，一面性を示しているものと考える．
　片山は国民の大権（生命，財産，名誉，自由等）を重視し，これを保持する「大本」として国民の健康を重視している．上記の件もこのことと連動する事柄であり，片山の思想では両者は通底する事柄で，「富国強兵」に象徴される国家主義的思想とは一線を画する立場に片山はあった可能性を指摘した．

注記

1) 野邊地慶三（公衆衛生学概説．公衆衛生学雑誌 1（1）：1-5，1946）によれば，公衆衛生学と衛生学にはそれぞれ広狭両義があり，広義のものは両者とも同じく予防医学として治療医学である臨床医学と対をなすもので，狭義のそれぞれを含むものとなっている．つまり広義の公衆衛生学には狭義の個人衛生学（＝衛生学）と公衆衛生学（狭義）とを含み，衛生学についても同様のことが云える．したがって片山がこの段階で，衛生学と表記しているのは広義の衛生学で，個人衛生学と狭義の公衆衛生学を含ませているとすれば，矛盾は際だっていないことになるかもしれない．ただし，行政との関わりを強調している点では狭義の公衆衛生学を常に片山は念頭に置いており，この後触れるような明確な公私の衛生学の区別は未分化なままであったと，表記通りの受け方をしておく．同概説によれば，公私の衛生学を明確に区別したものとして Levys（Lévy Michel：Traité d'hygiène, publique et privée. 6e éd. Baillère, 1879. があり，この著者を指しているものと思量する）の「個人衛生及公衆衛生論」（Traité d'hygiène publique et privée, 1844）が挙げられており，片山が目を通していたかどうか，知っていたかどうかはともかく，衛生学を公私に分けるということは，片山のこの時代には世界的には認められていた区分であったと思われる．

2) 「法医学」の用語を造語したのは三宅 秀である▶40．片山國嘉渡欧中の東大裁判医学の講義を受け持った三宅はその講義（明治18年）で，古来この学は医学ではなく法学に属すると言われているが，医学と法学の「両者合わせて成るもの」で，「法医学，医法学の名有り」と述べている．三宅のこの講義草案で注目されるのは，「医学諸学科中衛生学及び裁判医学の二は一個の病を治するかの如き狭隘なる学科にあらず．広く社会を利するの学科というべし」「この二科を区別せさるときは之を名を国政医学，国家医学，又更に社会医学の称有り．之れ社会の不健康及び権利の疾病を医するものなればなり」▶40．

三宅は明治18年の段階で，「国政医学」＝「国家医学」＝「社会医学」で，裁判医学と衛生学の二医学科を含むものということを明言していた．当時医科大学々長も務めていた三宅は片山の「医学の系統図」の先駆者とみなしてよいだろう．

文献

1) Foucault, M. : La naissance de la médécine sociale（1977）．In Daniel Defert et François Ewald :Dits et Êctits 1954-1988, II 1976-1988.pp207-228,Gaillmard, Paris,1994（2001）．
2) 江口襄：独乙国々家医務官吏ノ組織．国家医学会雑誌 44：6-11，明治23年12月号．
3) 古川榮：国家衛生談．第一回日本医学会誌：134-146，明治23年4月．
4) 保阪正康：物語大学医学部．中央公論新社，東京，2003．
5) 石崎達：医科大学国家医学講習科記録．日本医史学雑誌 44（3）：317-350，1998．
6) 色川大吉：近代国家の出発．中央公論社，東京，1966．
7) Kageyama, J : Sur l'histoire de la monomanie. Evol. Psych. 49：155-162, 1984.
8) 影山任佐：司法精神鑑定と精神保健指定医の問題．臨床精神医学 18：845-849，1989．
9) 影山任佐：刑事事件における精神鑑定と処遇——フランスとわが国との比較と批判的分析——．精神医学 44：599-608，2002．
10) 影山任佐：欧州精神医学史：フランス編①——フランス司法精神医学誕生前夜——Fodéré：法医学における精神医学——．第9回精神医学史学会プログラム・抄録集：34，2005．
11) 影山任佐：欧州精神医学史：フランス編②——19世紀における司法精神医学上の大論争と現代精神医療——．第9回精神医学史学会プログラム・抄録集：35，2005．
12) 影山任佐：フランス司法精神医学の歴史と現状．松下正明総編集．司法精神医学1（「司法精神医学概論」）．pp.46-93，中山書店，東京，2006．
13) 片山國嘉，江口襄，榊俶纂著：裁判医学提綱（前編〈3冊〉・後編〈4冊〉）．島村利助，東京，明治15～21年．
14) 片山國嘉：余が開講演説ノ伝聞記事ニ就テ．国政医学会雑誌 24：15-17，明治22年3月．
15) 片山國嘉講演：裁判医学ノ話．東洋学芸雑誌 93：301-308, 94：347-351, 95：393-396，明治22年．

16）片山國嘉述：市区郡医制度論（正・続）．国政医学会雑誌 31：5-9，明治22年10月，32：5-10，明治22年11月（「法医学説林」に転載）．
17）片山國嘉：国家医学ノ性質ヲ論ス．国家学会雑誌 3（34）：715-724，明治22年12月（「法医学説林」に転載）．
18）片山國嘉：国家医学を振興するは即ち国光を発揚する所以なることを論ず．国光 1（6）：39-42，明治23年1月（「法医学説林」に転載）．
19）片山國嘉：国家医学ニ就テ．第一回日本医学会誌：272-280，明治23年4月（「法医学説林」に転載）．
20）片山國嘉纂著：増補改訂法医学提綱上編．龜南書院蔵版，明治23年．
21）片山國嘉：法医の心（明治二十四年五月十六日大学通俗懇談会ニ於テ）．法医学説林．pp.257-271，明治31年．
22）片山國嘉：法医学説林（片山先生在職十年祝賀紀年）．明治31年．
23）小関恒雄：「法医学」なる後はいつ頃から使われたか．日本医史学雑誌 31（4）：529-534，昭和60年．
24）小関恒雄：明治法医学編年資料断章．玄同社，鎌倉，1995．
25）小関恒雄：明治中期帝国大学区国家医学講習科の実態．犯罪学雑誌 64（5）：139-144，1998．
26）小関恒雄：明治期医学医事団体の変遷．日本医事新報 No.3716：139-140，平成7年7月15日．
27）松下正明：東京大学医学部精神医学教室120年の歩み――とくに，片山國嘉教授をめぐって――．「東京大学精神医学教室120年」編集委員会編．東京大学精神医学教室120年．pp.12-22，新興医学出版社，東京，2007．
28）水野洋：日本の「国家医学」．医学史研究 25：1281-1286，1967．
29）岡田靖雄：日本精神科医療史．医学書院，東京，2002．
30）Olié, J.P., de Carvalho, W., Spandne, Ch.：Expertise mentale dans le déroulement du processus pénal : le point de vue du psychiatre-expert. In Frison-Roche, M.A., Mazeaud, D.（éds）: L'expertise. pp.19-28, Dalloz, Paris, 1995.
31）Rappord. Ph.：Le droit civil et psychiatrie comme alternatives à l'hospitalisation. In Louzoun, C., Salas, D.（éds.）: Justice et psychiatrie normes, responsabilité, éthique. pp.45-51, érès, Ramonville, 1998.
32）Renneville, M.：Psychiatrie et prison : une histoire parallèle. Ann Méd Psychol 162 : 653-656, 2004.
33）Riceur, P.：構造，言語，出来事．Domenach, J.M.編著［伊東守男ほか訳］：構造主義とは何か．pp.150-175，サイマル出版会，東京，1968．
34）田中恒男：社会医学の考え方．日本放送出版協会，東京，1971．
35）東京帝国大學法医学教室編：東京帝国大學法医学教室五十三年史．昭和18年．

追加文献
36）影山任佐：犯罪精神医学，犯罪精神病理学の新たな課題．最新精神医学 13：117-131，2008．
37）影山任佐：日本犯罪学会および犯罪学の歴史的研究Ⅰ――日本犯罪学会誕生と犯罪精神医学の先駆者（杉江董）――．犯罪誌 79：101-132，2013．
38）影山任佐：「国政医学」と「国家医学」――江口襄の論説の分析――．犯罪誌 79：143-149，2013．
39）影山任佐：日本犯罪学会および犯罪学の歴史的研究Ⅱ――第二期日本犯罪学会と葛藤犯罪学の先駆者（菊地甚一）――．犯罪誌 80：151-208，2014．
40）小関恒雄：片山国嘉，戸塚巻蔵，三宅秀による裁判医学講義．犯罪誌 48：89-92，1982．

第III部
精神保健編

第13章

キャンパス・メンタルヘルスの現代的課題，その理念と実践
SRO運動の展開とトータルケア＆サポートシステムの構築

キャンパス・メンタルヘルスの現在の三大課題とトータルケア＆サポートシステム

　以下本論では，筆者の現在の立場，さらにはいくつかの報告書や提言等に委員長等として関わった立場から，これらを土台に，さらには拙論や拙著をまじえて，現在重要と思えるキャンパス・メンタルヘルスをめぐる基本的，包括的問題を論じ，現在筆者らが進めている運動，提唱に触れることにしたい。なお筆者自身は自殺，過労とストレス，ハラスメントが現在の我が国のキャンパス・メンタルヘルスの三大課題であると指摘してきており，この認識に立った実践を同僚たちと展開してきている。この主要三大課題は相互に因果的に関連したり，共通の問題構造から派生したりしており，問題解決には背景にある種々の構造因，因果関連の分析とともに，個人レベルではきめの細かい対応，予防，介入，治療が必要である。これには筆者のかつて提唱した「トータルケア＆サポートシステム」，がますます重要になってきたように思われる。
　このシステムを筆者が提唱した時，1996年という我が国において比較的早く大学における自閉症学生の問題と重要性を同時に論じ，指摘したように，さらに障害者学生支援に見られるように，医療的ケアと社会的サポートの一体化が不可欠である。また学内外の医療機関等との連携も不可欠である。この二点でトータルという言葉を当時は採用した。しかし，拙論でも指摘したように，教職員の過労・ストレスがキャンパス・ハラスメントを増大させ，ハラスメント被害者にストレス性精神障害などを発生させている。さらにはハラスメントが自殺の直接の原因となったりしている。また教職員の過労・ストレスは学生に対する教職員のサポート機能を低下させ，この機能低下により，間接的に，学生の自殺増大の要因にもなっている。つまり教職員と学生のメンタルヘルス問題を一体化させるべきなのである。このような意味での「トータル」，全体性，一元性の現代的意義と重要性がとくに最近生まれてきている，と考えている〈さらには精神保健も最近では疾病予防から健康増進へとポジティブな方向を

も目指すようになり，予防と増進のトータルヘルスの考え方が導入されてきている。われわれのトータルケア＆サポートシステム」には学生の成長支援[22]という概念によってこのトータルメンタルヘルスが当然含まれており，その先駆的なものであったと自負している〉。大学内外のケアとサポートのシステムをどのように構築し，連携させるのか，個別事例の診断と重症度などに応じて，これら各システム間のアセスメント，携わるマンパワーの評価など資源の有効な活用や有機的関連づけ，さらにはこれらの資源の創出がこれからのキャンパス精神科医の診療活動には重要である。

　キャンパス・メンタルヘルスにおいて，昨今大きく変化したのは，国立大学法人において，保健管理センターの精神科医等が産業医を担い，従来の学部生，院生等に加え，教職員も本格的に業務対象となり，大学全体が精神医療や精神保健サーヴィスの対象となったことである[9]。保健管理センターが病気の学生，学生の数％のみを対象としているという誤解が大学人の一部にあるとすれば，それは時代錯誤的と言わざるをえない。健常者の精神的健康の増進・成長支援こそ未来志向的メンタルヘルスの重要な柱である。また医療サーヴィス以外に，我々は教員として精神保健の全学的啓蒙活動，職員研修，学部生や院生の教育，研究という従来の全学的業務に加え，増大しつつある世界各国からの留学生，社会人院生など学生，研究生の構成人員がますます多様化するただ中で奮闘している。さらには筆者自身は「空虚な自己の時代」[3]における「ポストのび太症候群」「自己の病理（エゴパシー）の時代」「自己確認型非行」などの鍵用語，概念を著書等で提唱している[3,4,12]。国際化，情報化時代の若者の心理と行動も大きく様変わりしているように思える。昨今社会問題となった我が国の大学生の薬物問題はこのような大学生，若者の心理と行動の時代的変化の反映でもある。

I　「提言」[15]をめぐって
——「新大学革命」（new academic revolution）時代のメンタルヘルス

　我々が「メンタルヘルスからの高等教育への提言（2005）——大学法人化時代のキャンパス・メンタルヘルス——」[15]で分析したように，1991年の大学の「大綱化」以降我が国の高等教育の最近の急激な量的，質的な変化は旧来の制度，組織，運営などの枠組みとの相当の摩擦，軋轢を生じてきている。このことは法人化以降の国立大学法人においてさらに著しいものとなったように感じる。戦後の間もない学制改革以来の，21世紀におけるこの大学の根本的変革は真に「新大学革命」と称すべきもので，その本質はTrowモデルでいう「mass型」大学から「universal型」への移行に求められる。少数エリート型大学から大衆型，全入型へと移行し，大学生自身もそのニーズも，多種多様化している。若者人口の減少に伴う学生獲得，競争的研究資金獲得など過度とも思える大学間，研究者間の競争の先鋭化など大学史上かつてない構造

的「大ストレス」時代を迎えている。付言すれば，ストレス研究者Karasekの著書な[13]どを読むと，学習理論モデル（active learning theory）について言及しているが，これは我が国の大学の中期計画などの目標設定などの理論的根拠の一つになったものと思われる。我々は競争原理や目標設定の根拠になっているこのような理論を分析し，これらの実効性の功罪について科学的にきちんと批判的検討を加えるという基本的姿勢をもつ必要があろう。

「提言」[15]では教育・研究・学生（成長）支援が大学の三大主柱であること，学生支援担当の副学長の設置の必要性などを筆者らは主張した。筆者は学生支援の基盤は健康支援であり，学生の精神的成長支援の基盤はメンタルヘルスにあることを信念としている。学生支援GPの運営委員会でもこの点を強調し，GPの募集要項や選考過程にこの領域をも取り込んだ形にして頂いた経過がある。

II　最近急増しつつある学生自殺

大学をとりまく我が国の状況もメンタルヘルス的には最悪の状況にある。内閣府のある研究会において，このままでは現内閣は行財政改革で歴史に名を残すよりも，自殺急増時代を招いたと歴史的に将来断罪されるのではないか，との懸念を筆者は表明したが，年間自殺者数は遅まきながら国の自殺防止策大綱の策定と実施にもかかわらず1998年の2万人台から3万人に急増したまま10年余り高止まりしたままで，現在まで推移してきている（その後2013年の時点で，ようやく数年前より減少しつつある）。自殺率23，一日当たり約85人が自殺している先進国中第1位の自殺率である。そして平成大不況の荒波は国際的な金融危機の到来で，つかの間の好景気も吹き飛び，世界同時恐慌の危機はかろうじて避けられつつあるようだが，学生の就職難時代が遷延し，自殺のより一層の悪化の懸念も消えない。

ところが若者の自殺はこの自殺急増時代ででもせいぜい微増程度にとどまり，とくに女性ではその増加傾向は殆ど認められない。大学生の自殺もこの傾向を一般には示しているし，一般人口の同世代よりも，この自殺者急増時代にあってごく最近まで一般的には決して高くはないことを示す調査報告がなされてきた。しかし最近増大傾向を示している（学部学生男女あわせた10万人当たりの自殺率で2000年の約10から2006年度までに約15と増大傾向を示しつつあることが要注意と思われる）。一部の大学では我々が入手した情報ではここ1，2年自殺急増ないし群発現象が認められる。緊急の対策が必要である。一方，我々が文科省の協力を得て行っている国立大学法人の大学院生の全国調査でも同世代よりも自殺率は――特に男子院生は――一貫して低いものの（例えば平成16年度は男女院生で約12.6（一般青年約20程度）であるが，[16]平成18年度は約14.3で増加傾向にあることが示唆されている。〈これは2012年度で

も同様である〉。

　このように，最近増大傾向を示し，一部大学では急増や群発し，緊急事態にあるとはいえ，大学生，とりわけ院生が一般青年に比較し，この自殺激増時代にあっても自殺率が近年においては従来低かったことは注目される[6]。従来注目されてこなかったと思われる点なので強調しておきたい。現代キャンパス，とくに国立大学法人におけるこの自殺抑止，学生保護機能の内実を明らかにし，これを強化することによってより有効な自殺防止が可能となることが期待される。大学における保健管理センターなどの学生の診療，支援機能も一つの要因になっているのかもしれない。我々は自殺防止に対し，決して絶望の淵に立たされている訳ではない。

　ところで我々の予備的調査でも国立大学法人大学に自殺調査や防止のための委員会等が設けられているところは皆無に近く，大学におけるこの種の組織の創設と不幸にして死亡した学生等の実態調査に基づく，自殺防止対策，介入策の策定が緊急課題となっている。自殺者続出を放置したまま学生支援を言っても始まらない。キャンパスの自殺問題対策で筆者が重要と思えることは自殺問題を決してメンタルヘルス問題のみに矮小化してはならないということである。学内の精神科医や心理士など専門スタッフにまかせっきりにする問題などではなく，全学的な組織的問題として絶えずフィードバックしていく基本姿勢，基本的観点が重要である。ダムが決壊しているのを放置したまま下流で，医師として大事なこととはいえ，溺れる人の人命救助のみに専念するだけでは，真の根本的解決にはならない。大学におけるこのダム決壊の様相の一つが次に触れるキャンパス・ハラスメントと学生，教職員の過労・ストレスである，と考えている。

III　ハラスメント[1,2,8]

　ハラスメントについての拙論[8]を土台に最近の知見をまじえて，基本的事項について精神科医の立場から以下論じるが，詳細は拙論を参照して頂きたい。

　筆者は2004年10月大阪で開催された全国大学保健管理研究集会シンポジウムにおいて精神科医の立場からの発言を求められ，この関連分野の文献を集め，用語や概念を整理し，ハラスメントの分類，研究，この防止対策についての基本的考えと新しい提案を行った。さらに同年11月に室蘭で開催された全国大学メンタルヘルス研究会において文献を補充し，発表を行った。その後，フランスの学会誌の特集号を読む機会を得て，ハラスメント研究，対策先進国の北欧，英米の文献に加え，従来我が国に紹介されることの乏しかったフランスの現状，とりわけ精神医学の学問的状況もこれによってある程度把握できた。

　筆者の専門とする立場から「ハラスメント」について考察し，ハラスメントおよび

「いじめ」，その類縁現象全体を包括的に見る新しい観点を提唱し，新しい分類的観点とこれに基づく対応法を提案した。類型別，問題別に区別化しながらもパワハラ，セクハラなどのハラスメントを包括的な現象として捉え，項目ごとの有無による布置的構造を明確にし，一元的，かつ発生からの段階に応じて捉え，対応するということを筆者は一貫して提唱してきた。前述したようにその後気づいたことだがフランスの論文でも一元的理解という点では筆者同様の基本的立場がうかがわれて興味深い。また最近では E-mail による嫌がらせや脅迫といった computer harassment, computer-based harassment が注目されている。

　ハラスメント（Harassment）は加害者の攻撃性や支配欲，性欲動，さらには被害者の心的外傷（PTSD）が絡む問題で，すぐれて精神医学的・心理学的問題である。また権力的支配構造という組織構成においてのみ発生する社会学的問題であり，さらには個人の権利侵害，人権侵害という法律学的問題でもあるという錯綜した事柄である。一方キャンパス・ハラスメントの特徴は事務職員を抱え一般企業同様のハラスメント問題が生じうると同時に教職員，学生をも含め，「アカハラ」など教育，研究に伴うハラスメントも生じうるという特殊性が付加される。また留学生など国籍，民族，宗教の異なった構成員が増大しており，これらの差別などのハラスメントも生じうる。学生同士のいじめ，飲酒強要の「アルハラ」や性差別もありうる。つまりハラスメント関連の事象がすべて起こりうるというのが大学である。さらには法人化以降一層強化された上意下達的な大学の権力のピラミッド構造，閉鎖的な研究室のボス教授独裁などというハラスメントの温床となりやすい組織，権力構造に加え，「大ストレス時代」の大学という時代的要因が重なり，我が国の大学はどこの大学でも次々と発覚する内部のハラスメントの対応に執行部は頭を痛め，ハラスメントが隠微な形で学内ではびこっていたことにいまさらながら驚き，当惑し，困惑しているのが実情であろう。またハラスメント対策についても MIT のホームページにあるように，紛争や論争が現在も続いている問題である（MIT's harassment policy has long been a subject of controversy）。この問題が学内政争の道具となったり，人権侵害になりかねない側面を有していることに留意する必要がある。

　キャンパス・ハラスメントの対策であるが，拙論を要約すると次のようなことになる。

1. 組織外

　①文化・文明論的問題：個の独立性と文化（差別，偏見の皆無化）。②法制度の整備（フランスなどのように刑罰化，法制化）（職場での）Bullying/mobbing 防止法（Sweden 1993, Norway 1994），仏（2002）。③専門クリニックの設置（北欧には存在）。

2. 組織内

①差別, 偏見の文化的背景, 土壌の改善・整備。②大学独自の人権重視の宣言, 憲章, 規則の制定：教職員・学生の人権・権利宣言（例えばマサチューセッツ工科大学（MIT）：Dealing with Harassment at MIT（MIT home page）(Freedom of expression is essential in a university))。ハラスメントは大学の根幹に関わる表現の自由の侵害との位置づけの重要性, さらにはMITでは「迅速で公正な苦情処理手続きを得る権利が原告（学生と従業員を含む）全員に与えられている」とし, 苦情について迅速な処理を得ることが権利として認められている。わが国とは法意識など異なる面があるので, 全面的にそのまま米国大学の制度がモデルとはならないまでも, 参考にはなろう。③被害者の保護。④ハラスメント防止の啓蒙活動（何がハラスメントか合意の形成）。⑤組織全体の問題への取り組み, 首脳の理解と支援。⑥相談, 調査, 調停等機関の設置（二次的被害の防止）。⑦プライバシーの保護, 上からの報復の阻止。⑧大学コミュニティにおけるcomplaint systemの整備。

苦情相談の目的は問題そのものの解決にある。このためには, ①相談員の研修, 情報交換, ②治療等（専門外来）(加害者：個人的性格, 傾向：治療, 自己愛の問題, 攻撃性の問題), ③状況因, 環境調整, ④被害者（関係者）のケア, skill trainingによる被害者の対処能力の向上。

ハラスメント調停の基本は次の点にある。

①当事者同士が調停の必要を認める, ②双方の代理人の選定, ③その時までの双方からの事情聴取, ④調停者は調停手続きに従って交渉, ⑤双方の期待を緩和しながら要求を調和させる（調停は裁判と異なり一方的屈服というものはない), ⑥法的合意, ⑦被害者の精神的ケア, 以上である。

筆者が現時点で重要と思えるのは以下の各点である。①教授などハラスメント加害者の啓蒙, 研修, 学生対応のスキル向上のための再教育：本学などの調査でもハラスメントは特定の研究科などに多発しているが, これには特定の少数教授の下で多発している実態が判明している。このためには頻発研究室の環境要因の分析や改善と共に, 加害者の相談や援助, 場合によっては治療が必要である。②大学独自のハラスメント問題を別項目として明示した憲章, 人権宣言の制定：ハラスメントが憲法に保障された人権（表現の自由, 働く権利, 学ぶ権利など）を侵害するものとの基本認識を明確にし, これら人権侵害に対して大学は確固たる反対と人権擁護を保証する具体的行動を起こしていることを, 国際水準に照らした大学の良識, 見識を内外に明確に示すべきであろう。③国内法の整備, ハラスメントの罰則を伴う法制化：ハラスメントは不本意な失職, 退学, 心的外傷など被害者に重大な不利益と障害をもたらす極めて悪質な行為であり, 大学の自主的, 民事的な対応には限界があることが既に露呈され

ている以上，犯罪行為類型として，刑法に組み入れるか，特別法として新たに刑罰の対象にし，司法警察等の介入可能なものにすべきである．諸外国には既にこのモデルが制度的にできているのである．

IV 過労とストレス——SRO運動の展開[9, 11, 14, 17]

大学教職員のみならず，学生とくに医学系，理工系院生の過労とストレス対策は緊急課題である．我々は睡眠（Sleep），休養（Rest & Recreation），過労防止（Overtime work prevention）のキャンパスにおける重要性を認識し，「提言」[14]でもその重要性を指摘しこれらの頭文字をとったSRO運動と称する活動を，他大学に先駆けて展開してきた[9]．東工大では平成16年度以降，毎年教職員，4年以上の学部学生，院生全員を対象とした調査で，睡眠時間，在室時間，ストレス度，喫煙，飲酒量の調査とストレスと睡眠時間，在室時間などとの関係を分析し，キャンパス・メンタルヘルス対策のための基礎的資料とし，問題点について学長通達などの介入を行い，一定の成果を挙げつつある．平成16年以降4年間の調査結果を産業医・学医の立場から昨年まとめ，学長など大学役員や事務局長，人事課長や学内委員会等に緊急報告と説明を行い，その総括的報告を公表した[17]．

結果の一部であるが，ストレス度からは事務職員の約2割，教員，学生の約1割がハイリスク群であることが判明した．ストレス度は研究のコントロール（裁量）度とは負の，心理的負荷度とは正の相関をもっていた（図1）．仕事の満足度は教員が一

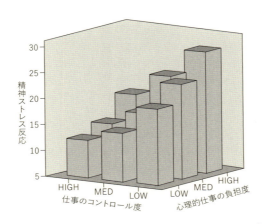

図1 裁量度，負荷度とストレス度（影山，安宅，2008）

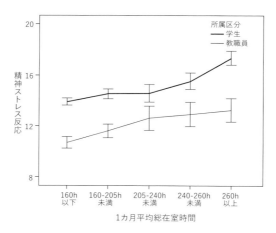

図2 P-S gap（影山，安宅，2008）

番高く，次いで学生で，事務職員の満足度が一番低く，逆にストレス度，疲労度，抑うつ度などは教員より事務職員が有意に高いことが判明した。高い満足度はストレス度を約3割減少させている。大学においては事務職員のストレス対策が重要であることが示唆された。このためには満足度を高める工夫を講じるべきである。また教員，学生では研究の心理的負荷度が高く，裁量度が高いほど満足度が高いことが判明した。学部4年，修士，博士課程では博士課程が一番満足度が高く，修士学生は教員や博士に比較し有意に満足度が低かった。教員，学生のストレス対策では研究の裁量度を高めることが重要であり，これが満足度を高め，ストレス度も低下させる。在室時間の長さはストレス度とは正の，睡眠時間とは負の相関を示した。とりわけ重要なことはストレス度において学生は教員よりも1.5倍有意差をもって高いことである（図2）。我々はこれをストレスのおけるProfessor-Student gap（P-S gap）と名付けた。このストレス感受性の違い，同じ状況下で教員よりも学生の方がストレスを1.5倍強く感じることを認識することが，アカハラ等のハラスメント抑止につながるものと考えている。ストレス，過労死問題はこのように大学の特殊事情があり，防止のための大学独自の基準作りが重要となる。[11,14]

さいごに:Quality of Campus(Academic)Lifeの構築をめざして
―― Empathy Based Mental Health(「共感に基づく精神保健」)の提唱

「教官とは共感である」と書いたことがある.さらには,「空虚な自己」の時代,対人関係が希薄な現代にあっては,拙著などで強調したように「人が人と向き合う」ことの意義と重要性はますます大きくなってきている.精神療法やカウンセリングのみならず,教育の現代的意義はこの「人が人と向き合う」ということに尽きる,と思う.精神医学はすぐれて複眼的思考,多次元的アプローチが求められる分科である,と思う.Jaspersがその古典的名著(「精神病理学総論」)において,冒頭に述べているように「精神医学の実施に行われることは,いつも一人一人の人間全体(einzelne ganze Menschen)を問題とすることである」という.この全体性へのこだわりを保障するのが,複眼的,多次元的アプローチであろう〈その根底にあって統合的視点となるものが,新しい「人間学」であると思う〉.マクロとミクロ,説明と了解,解釈,研究・調査と治療,予防,自然科学と精神科学が,手を携えて,共に進んでいく必要がある.それにはEvidence, Ethics, Empathyが基盤となる.つまり三種のEBMであり,その中心が**Empathy Based Mental Health**(Psychiatry, Medicine)である.けだし,共感とは「人が人と向き合う」精神療法の構造と人間存在そのものに根ざしている.

注記
1) 全国大学メンタルヘルス研究会・会長,国立大学法人保健管理施設協議会副会長,同メンタルヘルス委員会委員長

文献
(主なものに限定した)
1) Bourgeois, M.L. : Le harcèlement, nouvel enjeu (psycho-judiciaire) des relations humaines. Annales Médico-Psychologiques 162 (7) : 550-553, 2004.
2) Jonas, C. : Les aspect médico-légaux du harcèlement. Annales Médico-Psychologiques 160 : 569-573, 2002.
3) 影山任佐:「空虚な自己」の時代.日本放送出版協会,東京,1999.
4) 影山任佐:自己を失った少年たち.講談社,東京,2001.
5) 影山任佐:自閉症の学生.国立大学等保健管理施設協議会編.学生と健康.pp.268-269, 2001(改訂第二版), 1996(初版).
6) 影山任佐:(分担)青年期の自殺;生きる力の再生――大学生を中心に――.樋口輝彦編.自殺企図――その病理と予防・管理――.pp.19-33, 弘文堂,東京,2003.
7) 影山任佐:「産業人予備軍」のメンタルヘルス.産業人メンタルヘルス白書2004年版.pp.35-52, 社会経済生産性本部, 2004.
8) 影山任佐:ハラスメント――その基本理念と実践的分類――.こころの科学 122 (7) : 6-15, 2005.

9) 影山任佐：キャンパス・メンタルヘルス産業医事始め：基本的問題と今後の課題——「SRO（スロー）運動」の提唱，その理念と実践——．第26回全国大学メンタルヘルス研究会報告書：68-71, 2005.
10) 影山任佐：Quality of Campus（Academic）Lifeの構築をめざして——Empathy Based Mental Health（「共感に基づく精神保健」）の提唱——．平成18年度学生支援合同フォーラム・第28回全国大学メンタルヘルス研究会報告書——「現代の大学メンタルヘルスのあり方」——．pp.92-94, 2007.
11) 影山任佐：SRO運動の展開——実証的データに基づく大学における総合的ストレス対策，過労防止対策の具体的目標設定と介入方法の提言と基準作りに向けて——．独立法人日本学生支援機構・国立大学法人九州大学等編．メンタルヘルス研究協議会平成20年度報告書．pp.11-17, 2009.
12) 影山任佐：罪と罰と精神鑑定．集英社，東京，2009.
13) Karasek, R., Theorell, T. : Healthy Work : Stress, Productivity, and the Reconstruction of Working Life. Basic Books, New York, 1992.
14) 川人博：キャンパスにおける過重労働とハラスメントをなくすために——大学における基準作りに向けて——．独立法人日本学生支援機構・国立大学法人九州大学等編．メンタルヘルス研究協議会平成20年度報告書．pp.18-28, 2009.
15) メンタルヘルス研究協議会運営委員会・国立大学法人保健管理施設協議会メンタルヘルス委員会：メンタルヘルスからの高等教育への提言（2005）——大学法人化時代のキャンパス・メンタルヘルス——．2005.
16) 安宅勝弘，影山任佐（班長）ほか：大学院における休学・退学・留年学生に関する調査報告書——第5報（平成18年度集計結果）——．2008.
17) 安宅勝弘，影山任佐ほか：教職員および学生を対象としたストレス状況調査について——国立大学法人化以降4年間のデータから——．Campus Health 46（2）：100-105, 2009.

第14章
「志」を実現する力と
"Hokekan"モデルの世界への発信

I　はじめに

　メンタルヘルスの領域において，質量ともに重要であるにもかかわらず，学会においても一般社会においても従来あまり重視されてこなかった領域がある。キャンパス・メンタルヘルスである。2011年春の日本社会精神医学会総会シンポジウム「キャンパス・メンタルヘルスの現代的課題と将来的展望——21世紀におけるメンタルヘルス——」を企画し，実現した。大学におけるメンタルヘルスは将来を担うエリート層を扱い，しかも同世代若者の既に過半数半数近くを対象にする点で，質的にも，量的にも最も重要なメンタルヘルスであると言える。なかでも過労とストレス，ハラスメント，自殺問題が学生のみならず，教職員を含めたキャンパス・メンタルヘルスの現在における三大重要課題である，と主張してきた。とはいえ近年は薬物乱用も問題になるなど，課題は多面化している。筆者自身は学生と教職員を一体とし，学内外の関連機関との連携等を重視する，「トータル・ケア＆サポート」システムを提唱し，実践してきた。

II　「志」を実現する力

　近年盛んに喧伝されている「人間力」の土台となるのが「健康」であることは疑いようもない。メンタルヘルスの基盤である，睡眠（Sleep），休養（Rest and Recreation），過労防止（Overtime Work Prevention）を重視し，学生，教職員を一体として，対策を推進する「SRO（スロー）運動」を提唱し，全国の大学に先駆けて平成16年以降展開してきた。健康と安全を教職員，学生をトータルに捉え，対応しようというものでもある。メンタルヘルスの重要な基礎，基盤である，激増しつつある現代病，ストレスへの対策もこれらメンタルヘルスの基盤の整備，確固たる下部構造の

構築がなくては，砂上の楼閣に陥る。教職員もストレス過多で，心の余裕がなくては，予算，人員削減の流れの中で，国際化，法人化以降激しさを増してきた種々の過酷な競争下にあっては，学生への対応も疎かになり易い。学生のメンタルヘルス問題も，教職員が自らこの問題を十分に理解し，メンタルヘルスの実践，精神的健康の保持・増進をしていなくては，失念してしまう恐れがある。睡眠，休養，過労防止，つまりはSRO（スロー）運動展開の内容であるが，これらの項目の実態調査を全教職員，研究を行う4年生と院生全体を対象として，全国的にも例のない大規模な形で定期的に実施し，この結果，evidenceに基づく具体的改善策を学医，産業医として提言し，過労やストレス性障害等の防止に努めてきた。なお全国の国立大学法人の大学院生の休学・退学，自殺などの死亡実態調査を関連施設，関係者との協力を得て，研究調査班班長として十年近く，継続させてきた。[13]これは協力大学のおかげで我が国の大学院生の6割を網羅し，世界的にみても類のない貴重なデータと分析，提言となっていると自負している。

　拙著『空虚な自己の時代』（NHKブックス）[1]でも紹介したことだが，「第一に健康，第二にこころ，第三に勉学」というモットーが野口英世の母校の小学校の教室黒板の端に掲げてある写真を目にした。明治時代のものとはいえ，今世紀のメンタルヘルスにも通じる普遍性を有している言葉であると思う。学生支援の基盤は第一に心身の健康である。文科省の学生支援GPの運営委員を5年程前に引き受けた際，GPの選択項目からこれが抜け落ちていることを指摘し，2回目の募集からはこれを入れて貰った経過がある。

　次の「こころ」とは学生，青年にあっては「こころの成長」に尽きる。「こころの成長」は「志とそれを実現する力」[5]ということであると思う。そして「志」とは野心・向上心というエネルギーと，理想という目標から成り立っていると理解している。燃え立つようなエネルギーに目標，理想が伴って「志」が成立している。そしてこの「志」を実現する力とは素質と教育であろう。すなわち「志」＝野心・向上心＋目標・理想，「実現する力」＝素質＋教育・学習，と定式化できる。「志の実現」は「人間力」の問題と言い換えてもよいだろう。教育，とくに専門教育は志を実現する力を教育面からサポートしていると言える。この土台になるのが，心身の健康である。しかし，現代のメンタルヘルスは土台となるだけでなく，こころの成長，つまりは志の形成とその実現そのものにも拘わっているものと私は理解している。この限りでは，新しいメンタルヘルスは人間学的理解と理念，つまり「人間学」に導かれたものとならざるを得ないというのが私の主張である。以上の見地から，国立大学法人保健管理施設協議会メンタルヘルス委員会・委員長，全国大学メンタルヘルス研究会会長をしていた時代に，"Quality of Campus Life"[2]の向上を提唱し，実践してきた所以である。

　一方最近のフランスの精神医学の教科書などでは，21世紀の精神医学はメンタル

ヘルスと脳科学が重要となるとの主張がなされている。さきほどの私の主張を敷衍すれば，21世紀のメンタルヘルスとは脳科学と人間学の融合をめざすものとなる。最近のめざましい発展を遂げつつある脳科学的成果を基盤とした「**新しい人間学的理解と理念に導かれたメンタルヘルス**」になる，と確信している。

「志を実現する」青年こそ我が国の活力を取り戻す，再生に他ならない。21世紀のメンタルヘルスの新しい使命はここにあり，その中核を担うのがまさに大学メンタルヘルスというほかない。

III 「"Hokekan" モデル」[6]の世界への発信

我が国の国立大学法人を中心とした大学保健管理センターのきめの細かいキャンパス・ヘルスサービスは，有償かつクリニック中心の米国モデル[7-10]とは対照的である。米国の医学研究，医療技術の水準は確かに世界の最先端のものであろうが，これらが生かされるための全国民への還元，サービスや医療制度，とりわけ医療保険やさらに福祉制度となるとどうであろうか。日本の医療皆保険制度は旧厚生省の戦後のヒット政策であり，世界経済の過半数を占めるに至った新興国のモデルとなりうるものであろう。一方わが保健管理センターの医療サービスは旧文部省の戦後における，世界に誇るべきヒット大学教育・健康政策であった，と言うべきであろう。つまり「保健管理センター」は "Hokekan Model"[7-10] として，米国モデルと異なるものとして，新興国，欧州先進国へも宣伝，輸出すべきものである（言うまでもなく，私立大学等国内への普及も重要である），と考える。その役割を担うものは本協会（「全国大学保健管理協会」）をおいて他にはない。

豊かになりつつある新興国では大学の質と量が整備され，大学生の保健，医療のニーズが格段に高まり，モデルが模索されること必然である。我々は半世紀に及ぶ大学保健管理の歴史を総括し，歴史的認識と世界的使命を自覚する必要がある。つまり，"Hokekan" モデルを米国モデルと鋭く対比させ，これを世界に向けて発信し，普及，定着を計ることが，世界に対する本協会の歴史的責務と考えるべきである。

今世紀において大学メンタルヘルスは社会精神医学，精神医学におけるますます重要な領域となることを確信している。大学保健管理センター関連施設と本協会のさらなる発展と活躍を期待する。

文献

1) 影山任佐：「空虚な自己」の時代．日本放送出版協会，1999．
2) 影山任佐：Quality of Campus（Academic）Life の構築をめざして ―― Empathy Based Mental Health（「共感に基づく精神保健」）の提唱 ――．平成18年度学生支援合同フォーラム・第28回全国大

学メンタルヘルス研究会報告書——「現代の大学メンタルヘルスのあり方」——．pp.92-94, 2007.
3) 影山任佐：SRO運動の展開——実証的データに基づく大学における総合的ストレス対策，過労防止対策の具体的目標設定と介入方法の提言と基準作りに向けて——．平成20年度メンタルヘルス研究協議会報告書．pp.11-18, 2009.
4) 影山任佐，早川東作：シンポジウム 大学生の自殺予防——企画の主旨と今後に向けて——．全国大学メンタルヘルス研究会会長挨拶．平成21年度学生支援合同フォーラム・第31回全国大学メンタルヘルス研究会報告書．p.13, 2010.
5) 影山任佐：巻頭言 キャンパス・メンタルヘルスの課題と将来的展望——「志」を実現する力——．外来精神医療 11：14-15, 2011.
6) 影山任佐：巻頭言 キャンパス・メンタルヘルスと社会精神医学；"Hokekanモデル"の普及に向けて．日本社会精神医学雑誌 21：8-9, 2012.
7) 影山任佐（訳・解説）：米国大学での学生に対する医療の歴史（William A. Christmas, MD：The Evolution of Medical Services for Students at Colleges and Universities in the United States. Journal of American College Health 43（6）：239-246, 1995）．Campus Health 47（2）：199-205, 2010.
8) 影山任佐（訳・解説）：大学精神保健の再検討（Robert L. Arnstein：Mental Health on the Campus Revisited. Journal of American College Health 43（6）：248-251, 1995）．Campus Health 47（2）：205-209, 2010.
9) 影山任佐（訳・解説）：自殺の恐れを表明し，企図する学生を大学は退学させるべきなのか？（Gary Pavela：Should Colleges Withdraw Students Who Threaten or Attempt Suicide? JACH 54（6）：367-371, 2006）．保健管理センター年報 36：41-46, 2009.
10) 影山任佐（訳・解説）：米国大学生の自殺研究4時代区分（Allan J Schwartz：Four Eras of Study of College Student Suicide in the United States：1920-2004. Journal of American College Health 54（6）：353-366, 2006）．保健管理センター年報 36：47-53, 2009.
11) 影山任佐：覚せい剤．大学における大麻・薬物問題とその対策編集委員会編．大学における大麻・薬物問題とその対策——ガイドブック2010——．pp.58-65, 2010.
12) 中村道彦，影山任佐，苗村育郎ほか：大学生の自殺対策ガイドライン2010．国立大学法人保健管理施設協議会・メンタルヘルス委員会／自殺問題検討ワーキンググループ，2011.
13) 安宅勝弘，影山任佐ほか：教職員および学生を対象としたストレス状況調査について——国立大学法人化以降4年間のデータから——．Campus Health 46（2）：100-105, 2009.

第15章
Quality of Campus（Academic）Life の構築をめざして
Empathy Based Mental Health（「共感に基づく精神保健」）の提唱

　「精神療法」，「カウンセリング」の基本，とりわけ個人療法においては，「相手の身になって，傾聴する」ことにある。つまりは共感と傾聴である。さらには相手の生き方，価値観，考え方，感じ方，本人自身のあり方の尊重である。これらは「精神療法の非特異的要素」（non-specific component）と呼ばれてきたものである。非特異的とは精神療法には力動的，支持的，認知，行動などその病状の理解の仕方，理論や技法の違いによってさまざまな療法が生まれ，発展してきているが，これらの異なった療法の土台となり，共通したものである。「教官とは共感である」と書いたことがある。さらには，「空虚な自己」の時代，対人関係が希薄な現代にあっては，拙著[1]などで強調したように「人が人と向き合う」ことの意義と重要性はますます大きくなってきている。精神療法やカウンセリングのみならず，教育の現代的意義はこの「人が人と向き合う」ということに尽きる，と思う。
　ところで私の座右の銘の一つ，"To cure occasionally, to relieve often, and to comfort always（「時に治癒させ，しばしば恢復させるといえども，常なるは慰めなり」（拙訳））" は名著（土居健郎[2]）の扉に引用されている箴言である。そこでは作者不明となっていたかと思うが，フランスの近代外科学の祖 Ambroise Paré の医学を定義する言葉（"Guérir parfois, soulager souvent, consoler toujours"）であるとの指摘[3]に最近出会った（Paré 自身の作ではなく，引用の可能性が大いに残っているのだが）。この後でこの著者は現代精神医学の医学化は Paré の医学の定義の最後の部分において外れてしまっており，「稀に治癒させ，しばしば恢復させるといえども，慰めは絶無である」とそこでは皮肉っているのではあるが……。
　このような皮肉を浴びせかけられるほどに，「慰め」は現代医療から欠落してしまっているのではないだろうか。慰めの基盤となるのが「共感」（empathy）であろう。相手の心の理解，共感なしの慰めは真の慰めとはならないであろう。心のこもらない言葉だけのものとなろう。とはいえ「共感」は医学，精神医学，治療にとどまらず，玄人，素人を問わず，治療，相談を超えた対人関係を形成する基盤でもあろう（後述する Kohut も共感の認知的役割とともに人間の心理的結合であり，愛よりも人

間の同胞に向ける破壊性を緩和するものとしている)。

　一方「共感」は「感情移入」でもある。なによりも英語のempathyはドイツ語の感情移入（einfühlen）の訳語として造語されたものという。

　ところで，「共感」は言うまでもなくKohutが自己心理学の方法論的基盤として，観察なり認識の一様式として，「内省」とともに他者への他者になりかわっての内省，「代理内省」として，重視した基礎概念でもある。これはJaspersの「説明」（Erklären）に対置された「了解」（Verstehen）概念の基盤である感情移入（Einfühlen）とも通底するものである。また最近の論文においてもBoltonはJaspersの「了解（la compréhension）の基盤としての共感（empathie）能力」と述べている。つまり我々精神科医にとって比較的馴染のあるJaspersの「感情移入」，静的了解と英米，フランス語の「共感」とは専門用語であり，語源的にも，意味上も完全に重なっていると考えられる。さらに付言すれば，港道の紹介する哲学者Lévinasのいう他者の顔の呼びかけの力，無力，苦痛，死，他者の可死性としての顔，この呼びかけへの呼応，存在の共鳴こそ共感の形而上学的基盤であろう

　ここでは「慰め」の基盤としての「共感」としてよりも，自然科学的「説明」や客観的evidenceと峻別された，心理学，精神分析学の方法論，他の科学から区別する本質として規定されていると思われる。これはDeltheyの当時からの「人間科学論争」（丸山）の系譜に位置づけられるものであろう。Kohutの方法論はこの限りでJaspersの方法論と基本的には通底するのは当然である，とも言える。精神科学的鍵概念としてのEmpathyとはこのように自然科学的evidenceから区別されるものである。

　ところで，精神医学は米国化が著しい。フランスでも同様である。我が国は米国や西欧からの政治・経済・文明等の強力な外圧，侵入を「黒船」に見立てるが，最近のフランス精神医学学会誌AMPによれば，フランスでは「B52の空爆」と形容される，米国精神医学のフランスへの進出として，DSMとEBMを挙げて，特集を組んでいる。EBMは「自然」科学的精神医学にとって重要であることは否定できない。しかし治療論，とくに精神療法論からは心の理解抜きの，制御主義，技術主義として批判されてもいる。一方司法精神医学の分野でSarkerはethics-based psychiatryを提唱している。「倫理に基づく医学，精神医学」である。これも重要な概念であり，"EBM"である。先ほどの私の考えもEmpathy Based Medicine（Psychiatry）で，EBMということになる。Empathyに基づく医療，精神医療の提唱である。このようなことをある学会誌の最近の巻頭言でもごく簡単に触れた。

　以上三種のEBMを基本的枠組みにして，メンタルヘルス，精神医学というものを進めていければ，と考えている。Evidence, Ethics & Empathy Based Mental Health（& Psychiatry, Medicine）の提唱である。

　精神医学はすぐれて複眼的思考，多次元的アプローチが求められる分科である，と思う。Jaspersがその古典的名著において，冒頭に述べているように「精神医学の実施

に行われることは，いつも一人一人の人間全体（einzelne ganze Menschen）を問題とすることである」という。この全体性へのこだわりを保障するのが，複眼的，多次元的アプローチであろう。マクロとミクロ，説明と了解，解釈，研究・調査と治療，予防，自然科学と精神科学が，手を携えて，共に進んでいく必要がある。それにはEvidence, Ethics, Empathyが基盤となる。つまり三種のEBMであり，その中でも基礎，基盤がEmpathy Based Mental Health（Psychiatry, Medicine）である，と考えている。

ところで「人が人と向き合う」という基本的構造の中で専門家としての精神科医は，医療としての骨格を形成する診断と治療を行う訳であるが（必ずしも診断が先行する訳ではない），精神療法としては，「本人を主人公としたストーリィの解釈と再構成」が基本の一つと見ている。なにものにも代え難い一回限りの人生を生きる個人，その個人が語るもの，本人の語りに寄り添いながら，その個人のまさしく固有の物語の主題と構造を浮かび上がらせることである。「共感と傾聴」とはこの「語り」そのものに内面から寄り添い，語りよって語り自身を展開させ，構造化する作業といえる。

しかもこの物語は精神療法の場で語られる場合には特にそうだが，社会的現実どころか，本人自身の現実の個人史からも多少なりとも解離してしまっているのが通例である。この極端な場合は「妄想」，なかんずく血統妄想などとなってしまう訳だが，妄想といえないまでも，願望や幻想に大きく歪曲されていることが多い。このような現実から乖離し，欲望や幻想や歪曲された語りを誤謬として，とくに日常生活では，否定し，排除してしまいがちである。治療場面では，現実に即した理性ある，親切な助言と指導ということになろう。教育的あるいは矯正的方向性と言ってよい。しかし一方ではこれは語り手の本人にとって今現在生きられるまぎれもない**「内面的真実」**である，ということも確かなことである。精神療法の非特異的要素の一つの，相手の「尊重」ということは，以上の観点からはこの個性豊かなこの「内面的真実」への畏敬から必然的に生じるものである，と考える。精神療法では「受容」ということも基本的な要素としてあるが，この具体的あり方を以上の文脈から提示すれば，現実からは歪曲された語りを「内面的真実」として受け止めるということに他ならない。受理であって，全面的認容ではない。あるいは受容とは受理と認容との狭間にある，バランス運動とも言える。

しかもこの語りは「自分史」という性格をもつ。本人が主人公としてのhistoire（歴史＝物語）でもある。社会的事件や世相の情報を話したくて，きたのではない（ここまで書いてあらためて感じるわけだが，外来などで患者さんと世間話ができるということは相当治療関係が進み，本人にも心の余裕が生まれた時に成立するものなのかもしれない）。つまりはその語りは自分を中心とした物語の提示である。ところが精神障害とはこのかけがいのない人生という物語の主人公からの排除である，とも理解できる。そこには別の主人公が実は潜んでしまっている。治療目標の一つは，この潜伏する主人（「潜主」とでもなづけておきたい），この排除の構造が露呈され，本

人を主人公の座から追放・排除している「潜主」の解明と，これとの現実的な協調なり征服が目標となろう。この「潜主」とは病理的構造や種類に応じて，無意識的なものから実在する両親や家族など水準や段階そして多様性を帯びている。現代的問題である境界型人格障害などの人格障害では主として家族の病理が色濃く反映され，これが「潜主」となってしまっている。少し前言われた「自分探し」とは，「自分史」をもっていない，あるいは「自分史」と十分に感じられない状態であるとも言える。治療過程とはこの「潜主」の追放劇，主人公の復活の物語となる。

　これも精神療法の基本的要素の一つだが，「患者本位」とはこの「主人公としての患者」の配慮以外のなにものでもない，と思う。さらに言えば，この「自分史」の主人公はまた話し手であり，著者であり，本人の同意を得ない勝手な公表は著作権の侵害となる。この観点から言えば治療原則の一つである「プライバシーや秘密の保持」とは治療者の義務というだけでなく，相手の基本的な権利でもある，と思う。

　しかし治療者も含め人が全能であるわけがない。人（human, homme）の欧米語のもととなったラテン語humusとは元来「土」や「大地」を意味していた。この「大地」から転義し，「大地に縛り付けられた者」となり，これから「人」を意味するようになった。つまり人は神や天使と違い，元来天空高く飛べない存在なのである。万能という翼をもてない存在なのである。人が人である限りの痛み，地上に縛り付けられた宿命を我々は共有する点において，読み手はまた語り手でもある。相手の語りの中に自分を発見する。先に公刊した本などでも触れたように，特に幼児的万能感や自己愛的傾向の強い現代人においては，このことの意義は一層重要性を帯びてくる。けだし，共感とは「人が人と向き合う」精神療法の構造と人間存在そのものに根ざしている。

文献

1) 影山任佐：「空虚な自己」の時代．日本放送出版協会，1999．
2) 土居健郎：方法としての面接．医学書院，東京，1977．
3) Gillet, M. : Le retour d'Ulysse. In Jeanson, F.（éd.）: Quelle formation pour quelle psychiatrie? érès, Ramonville, Saint-Agne, 2004.
4) Bolton, D. : La connaissance en sciences humaines. Ann. Méd. Psychol. 163 : 740-744, 2005.
5) 港道 隆：レヴィナス――法-外な思想――．pp.150-151, 講談社，東京，1997．
6) Kohut, H. : Introspection, empathy, and psychoanalysis : An examination of the relationship between mode of observation and theory. The Journal of the American Psychoanalytic Association 7 : 459-483, 1959（伊藤 洪監訳：内省・共感・精神分析――観察様式と理論の相互関係――．コフート入門――自己の探究――．pp.25-50, 岩崎学術出版社，東京，1987）．
7) Kohut, H. : Introspection, empathy and the semi-circle of mental health. Int. J. Psycho-anl. 63 : 395-407, 1982.
8) Jaspers, K. : Allgemeine Psychopathologie für studierende Ärzte und Psychologie. Springer, Berlin, 1913（西丸四方訳：精神病理学原論．みすず書房，1971）．
9) Kohut, H. : The psychoanalyst in the community of scholars. The Search for the Self, Chap.43. 1975（伊藤 洪監訳：コフート入門――自己の探究――．岩崎学術出版社，東京，1987）．

10) Petitjean, F. : Journée thématique sur la médecine des preuves à propros introductifs. Ann. Méd. Psychol. 163 : 733, 2005.
11) 丸山高司：人間科学の方法論争．勁草書房，東京，1985．
12) Bourgeois, M.L. : Evidence based medicine et psychiatrie. Ann. Méd. Psychol. 163 : 734-739, 2005.
13) Sarkar, S.P. : A British psychiatrist objects to the dangerous and severe personality proposals. The Journal of the American Academy of Psychiatry and the Law 30（1）: 6-9, 2002.
14) 影山任佐：私に取って精神医学史とはなにか（巻頭言）．精神医学史研究 10（1）：5-8, 2006.

第16章
薬物依存の精神病理
人間学の観点から

　人間が物質にせよ、趣味にせよ、なにかに耽溺する、過剰にのめり込み、中毒に陥り、人生も心身もぼろぼろになってしまうという事態をどのように考えればよいのでしょうか？　また耽溺する薬物の違いにより、乱用者個人あるいは国民の特徴、違いが、性格なり国民性、文化が浮き彫りにされるのでしょうか？　前者は薬物依存の精神病理、人間学であり、後者は薬物の社会心理学、文化人類学、民族薬物学（Ethnopharmacology）と関係する問題です。

　一過性にせよ、長期的にせよ、そもそもなにかに夢中になる、程度の差があれ法外にのめり込まない人間、まったく逸脱しない全て平均などという者が理念的にはともかく、実際にいるのでしょうか？　薬物、酒、たばこ、ギャンブル、遊びや仕事、投機や利殖、勉強や研究、家族や子供、人間関係、恋愛やセックス、犯罪や非行、宗教や慈善事業、種々挙げると人間とはなにかに過剰にのめり込むような存在、それが人間の本質だ、とも言えるように思います。逸脱の傾向と嗜癖の傾向、それが人間の本質と関わることではないのでしょうか？　第一に、人類の歴史からこのようなことのない社会、国民はかつて存在しなかったことが如実にこのことを物語っています。第二に、アルコールやタバコ、コーヒー、公営ギャンブル、パチンコ、麻雀などは管理化された公認的、許容された逸脱、嗜癖、依存や乱用といってよいでしょう。個々人の違いはのめり込む対象の違いがあるだけです（後はその数と深さ）。その対象は真善美の理想からの距離の違いにより、より価値あるものから無価値なもの、社会にとって有益なものから非社会的なもの、反社会的なものであるのかどうか、という相違があるに過ぎないとも言えます。第三に「法外に」と簡単にいってしまいましたが、これもその規範というものを考えると大分難しい問題となります。規範そのものも大半は少なくとも数値的にぴたりと決められるようなものではなさそうです。このように基準が曖昧なだけに、自分だけは法外ではない、異常な訳がないと合理化なり否認の機制が働きやすいともいえるでしょう。自分だけはそんな嗜癖や依存に陥っていないと思いがちであり、言いがちであります。以上のことはいずれも嗜癖なり逸脱の人間なり人間社会における普遍性を示しているのではないでしょうか。もっとも鶏

卵が全て白いからといって，白が鶏卵の本質，本体とは言えないように，普遍性が即本質とはいえませんが，その必要条件であることだけは間違いないでしょう。普遍性を欠く本質はないからです。そして「本質」とはそのものの存在の成立に必然的で不可欠な性質にほかならならず，必要にして十分なもの，その中でも核心を成すものでしょう。

　我々は法外になにかにのめり込みたいのです。高揚と安寧，忘我が必要なのです。これが一過性であれば，日常性に対する祭り，ケに対するハレの日である。ハレとケの循環これが人間，人間社会には不可欠で，どちらか一方への慢性的偏り，極端な日常世界の秩序愛と仕事への過剰適応，活動中毒（ヒロポンが「労働愛」の意味であることは笑えない問題を含んでいます），片や極端な現実逃避，忘我と自己破壊，絶対的安寧と死への願望，つまりは「死への憧憬（Todessehnsucht）（Bloch）であります。要するに過活動と絶対的安寧の両極端への揺れ動き，これが嗜癖，つまりは依存の実態でありましょう。かつてドイツの精神科医 Kolle K は「薬物嗜癖（依存や乱用，慢性中毒と置き換えてもよい）は人間存在の基本的原基である」と述べています。このことは薬物以外にも拡張した方がよい，と考えます。より一般化して「人間とは嗜癖的（逸脱的）（傾向を本質的にもった）存在である」と言えるように思われます。Bloch が引用しているように，やはりドイツの精神科医 V. Gebsattel も「人間の関心のあらゆる方向が嗜癖的に変質しうる」と述べているのも筆者の考えとこの点で一致しています。とすると人間には人生の重大な障害にならない限りの逸脱，嗜癖を残すこと，はけ口が必要で，嗜癖，逸脱の種類，方向，程度，頻度を調整するということが依存や逸脱行動の治療の本質を成すということになります。現実の人間を余り高すぎる理想の極に置くということは精神医学的治療ではない，とも言えるでしょう。これは人間観，ひいては治療観に関わる大きなテーマ，テーゼであり，ここでは問題提起的な形にとどめておきます。

　一方乱用される薬物の特性に応じた個人的心理，国民性，文化というものがあるのでしょうか？　前述しましたように，麻薬類は大別して中枢神経抑制剤と刺激剤に分けられ，前者の代表が鎮静剤等，アヘンであり，後者の代表が覚せい剤です。前者は現実否定的，逃避的安寧とすると後者は現実肯定的で現実志向的であると言えます。前者が自己破壊的とすると，後者は自我肥大的，「自我強化的」（Ich-Stärkung），「自我拡大」（Icherweiterung）的な傾向への拡張的欲動充足を志向しています。アヘンが帝国主義列強に浸食された封建王朝末期の絶望的状態にあった清国において蔓延したのに対し，後者が仕事中毒，健康ドリンク剤，ビタミン剤，健康サプリメント剤乱用大国日本において流行しているのは偶然ではないと考えます。筆者が以前指摘したように，覚せい剤乱用大国日本においてその国民性が示されているように思えます。もちろん両麻薬の特徴混在も見られ，薬物乱用はこれらの両端の心理のスペクトル連続的移行を示していると考えられます。さらにはこれらを横軸とし，LSD などの幻覚

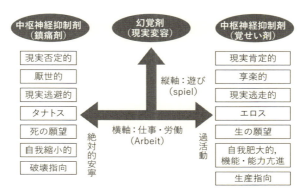

図1 薬物乱用三軸スペクトル（影山，2009）

剤は一応別作用のものとして縦軸（現実・知覚変容，遊び（Spiel））として設定されるように思われます。「遊び」としての幻覚剤が我が国では流行しなかったのは入手が比較的困難である等の外部事情のみならず，このような国民性，精神文化的背景の違いがそこに反映されているように思われます。安寧と過活動は遊びとは別軸の労働，仕事という軸の両極端な姿にすぎない，と考えます。また若者中心にかつては有機溶剤，現在では大麻の乱用が目立ち始めていることは，将来薬物乱用においても，このような従来型，遊びのない，その勤勉性を示している，「薬物乱用後進国」の文化，国民性が大きく変化するきざしであるのかもしれません。これはこれで大きな問題です。

文献

1) Bloch, R. : Zur Stellung der Monomanien und Süchte in der speziellen Psychiatrie. Nervenarzt 40 : 28-32, 1968.
2) 影山任佐：覚せい剤依存と犯罪——理論モデルと他の薬物依存および精神分裂病犯罪との比較——．臨床精神医学 23：563-573，1994.
3) Kageyama, J., Ishii, T., Hasegawa, N. : A Statistical study on mentally disordered offenders-comparison among substance dependent and functional psychotic offenders. Acta Criminologiae et Medicinae Legalis Japonica 64 : 10-21, 1998.
4) 影山任佐：犯罪精神医学研究——「犯罪精神病理学」の構築をめざして——．金剛出版，東京，2000.
5) 影山任佐：飲酒および薬剤使用による犯罪の精神鑑定．日本医師会雑誌 125：1421-1424，2001.
6) 影山任佐：アルコール犯罪研究．金剛出版，東京，1992.

第IV部
エッセイ編

第17章
私にとって精神医学史とはなにか

　振り返れば，好きなままに精神医学史の世界で楽しみ，学問の世界で遊んできた．歴史好きは生来の嗜癖で，ものごころつく，小さい時分から，なにごとであれ，来歴や由来と重ねて現在，将来の方向を考えてしまう性分であった．つまり時間軸の中で事態を把握するという性癖は生来のものであった．長じてからも日本史，世界史，思想史，哲学史，科学史，人物評伝が好きであった．地理も嫌いではなく，小学生時代から，地図を広げては，我が国や欧米の古都などを探し出し，歴史的世界に想いを巡らし，まだ見ぬ場所と歴史的舞台に心は躍った．愛好していた文学とはまた異なった現実の世界の広大さ，歴史的時間の豊穣さに感動し，人生の多様性と人間の可能性に幼少年時代の夢が羽ばたいた．
　中学生になり，英語の恩師の一人がクリスチャンで，誘われるままに教会の日曜学校に通い，北欧系カナダ人の老婦人宣教師の方と親しく接し，宗教的なことがらよりも，生身の西欧文明や考え方に触れ，聖書の世界に強く関心を抱いた．とりわけ新約聖書の歴史的舞台となった死海やガリラヤ湖，イエスの足跡をいずれ探訪したいという想いを中学時代に抱いた．当時強く感じたことは日本の敗戦は歴史的必然であり，戦後の自由と民主主義は戦前の明治維新においても残存した封建的古い残骸と桎梏からの解放であって，多くの犠牲者を出した悲惨な戦争体験と敗戦を経てしか，日本の第二の近代化は筆者の生まれている時代には手にすることができなかった，との想いで，これはいまも変わらない．
　高校時代には精神医学を志し，大学での他の同級生同様，精神病理学で評判の高かった島崎敏樹先生に憧れ，湯島の大学医学部に入り，研修医を終えて，縁あってそのまま犯罪精神医学の道へ進んだ．この研究室では小木貞孝（加賀乙彦）先生は既に上智大学に移られていたが，小田晋，福島章両先輩の存在もあり，研究室の読書・研究会は本来の犯罪精神医学以外に精神病理学，宗教や文化精神医学，狂気誌，精神分析理論など広範囲で奥の深い，活発な議論がわき起こり，大変刺激的であった．
　当時研究室を主宰されていた，恩師の中田修先生の存在がなによりも大きかった．中田先生にはどんなささいなことでも原著論文を必ず読んで，自らその事実と叙述を

確認し，決して孫引きに甘んじないことの重要性，文献を徹底的に読むことの大切さを教わった。さらには精神医学古典に接する楽しみを教わり，温故知新を身をもって知った。元来のんびり構えることが性に合っていた私にも遅まきながら向学心，探究心に火がついた。当時「精神医学」誌で丁度古典紹介のシリーズが始まったところで，巻頭言で中田先生は精神医学の古典を読む楽しみと重要性を説かれていた。また放火狂などの研究史や内外の犯罪学の先駆者たちについて，先生は大分前から調べられていた。私の元来の歴史好きはこうして中田先生と出会うことによって，あらためて火がつき，学問的基礎固めがなされた。歴史なぞ老人になってからやれ，などと言われないで済むだけでなく，研究室主宰者自ら，この分野を己の研究領域の一つとして論文を発表している精神医学関連教室は当時どれだけあっただろうか？　私にとってはなんとも幸運な出会いであった。

　新婚旅行は京都で，我が国精神医療の発祥地岩倉の大雲寺と大徳寺の石田三成のお墓に参拝し，生物学出身の新妻には奇妙なところばかり回る新婚旅行とあきれられた思い出がある。国内旅行でも名所，景勝の地よりも，人の訪れることも稀な史跡や歴史的舞台となったところを，その近くを通れば思いだし，急遽予定を変更して訪ねるのが習癖で，これも家族からは目的地になかなかつかない寄り道ばかりの旅となり，あきれられことが少なくない。

　ほどなくして文部省在外研究員となり，パリ大学犯罪学研究所とサン・タンヌ病院で司法および犯罪精神医学などの研究に没頭できる環境を得て，留学中および帰国後数年間に仕上げたのがフランス司法精神医学の歴史と現状，モノマニー学説の生成と展開，フランス慢性妄想病論の成立と展開などの一連の拙論，拙著となった。学位もフランスの専門雑誌に掲載されたモノマニー論を中軸とした論文で得た。当時大学には解剖学の萬年 甫教授などフランス神経学，精神医学や歴史に造詣の深い先生がおられ，おおいに刺激になった。

　欧米の各種精神医学史学会誕生後，待望久しかった精神医学史学会が，松下正明理事長の肝いりで発足し，本機関誌の初代編集委員長を二期務めさせて頂いた。それまで論文等でしか知り得なかった多くの同学の士，多士済々な学会員と直接議論したり，情報を交換できる場ができたことは私にとっても刺激的で，喜びとなった。精神医学史を真っ正面から論じ，本格的論文を掲載し，学会員から忌憚のない意見を得る場ができたことは，それまで孤独な作業に埋没しがちな研究領域であっただけに，この分野の大いなる飛躍が期待されることとなったし，事実着実にその道を歩んでいるように思う。喜ばしい限りである。

　また欧州でも手に入りにくい極めて貴重かつ高価な稀覯本をさりげなく，求めに応じて貸して下さるこの道の先達にも出会えたことは，少なからず私の人生観に影響を与えている。恐らく私には容易にはできないこと，であったと思った。数年前にまとめたドイツ精神医学，Kraepelin関係の一連の私の研究はこのような奇跡的な好意がなけれ

ば，もっと成果に乏しいものになっていたに違いない。あらためてお礼申し上げたい。

　痛感するのは資料や，古書が高価な上に入手困難で歴史研究に大きな阻害となっている点である。内外の医学や精神医学，精神医療関係の文献，古書，資料を一堂に集め，閲覧，複写が自由な，図書館，博物館，文書センターが是非とも必要だということである。先達者たちのコレクションが散逸せず，きちんと保存，整理されれば，貴重な時間と労力を本来の研究に向けられ，研究成果も格段に進むことであろう。国や学会の支援を得て，NPOのような形で立ち上げられたら，と夢想している。

　ここ数年苦しんできた追突事故被害，むち打ちの後遺症，髄液減少症からもこの提唱者の名医の治療の成果のお陰で，ようやく回復し，体調も，戻りつつある。現在，完全ではないが，健康であることの喜びを噛みしめながら，「司法精神医学史を欠いた精神医学史は一面的なものに過ぎない」，というテーゼを打ち出し，司法精神医学，犯罪精神医学史から欧米および我が国の精神医学，精神医療史を眺めてみるという作業をしている。恐らくライフワークの一つとなるものと予想している。調べたいこと，検討し，分析しなくてはならないことが，山ほどあるが，歴史学の常として，成果はただちには上がらない。本道を歩んでいてもそうなのに，歴史学の面白さは脇道にそれて，道草を喰うことにある，と感じることが多々ある。最近の道草で面白いと思ったのは，私の座右の銘の一つ，"To cure occasionally, to relieve often, and to comfort always（「時に治癒させ，しばしば恢復させるといえども，常なるは慰めなり」（拙訳））"は名著（土居健郎）の扉に引用されている箴言である。そこで作者不明となっていたかと思うが，フランスの近代外科学の祖Ambroise Paréの医学を定義する言葉（"Guérir parfois, soulager souvent, consoler toujours"）であるとの指摘に出会った（Paré自身の作ではなく，引用の可能性が大いに残っているのだが）。とはいえ，この後でこの著者は現代精神医学の医学化はParéの医学の定義の最後の部分において外れ，「稀に治癒させ，しばしば恢復させるといえども，慰めは絶無である」と皮肉っているのであるが……。

　ところで中井久夫神戸大名誉教授はある論文で，歴史好きの執着性気質，満たされることのない完全欲求癖について触れられているが，一面では確かにそうであろう。ただ私としては歴史から学ぶことは真理というものの相対性であり，その歴史性である。妥協を許さぬ絶対的真理，学理との主張はイデオロギーに堕落してしまうという教訓は，変質論，古典的遺伝論などの精神医学上の「学」説を見ればすぐ判る。

　歴史の女神クリオは9人のミューズの中でもっとも内気で，時にその顔の一部を垣間見せるだけで，しかも彼女の信奉者に対してはもっとも苛酷な要求を課しているという。クリオに魅入られてしまうということは，魅力あふれる性悪女を惚れぬく覚悟が要る。

文献

1) Gillet, M. : Le retour d'Ulysse. In Jeanson, F. (éd.) : Quelle formation pour quelle psychiatrie? érès, 2004.

第18章
「上医」の精神医学
応用精神医学の可能性

　「上医は国を医す，その次は疾人をす，固より医の官なり」という諺がある。「広辞苑」などによれば，古代中国晋の「国語」に載っている故事に由来する。秦の景公が派遣した医師の和が，晋の平公を診察した時に，「医国家に及ぶか」（医学は国事に関与するのか）との趙文子の問いに答えたものである。「すぐれた医師は国の疾病である戦乱や弊風を治め，除くもので，個人の病気を治すのはその次である。この二つとも医術に属したことである」という意である。名医，上医を「国手」とも称するゆえんである。昔の人は，小気味はいいが，ずいぶんと思いきったものの言い方をしたように感じられる。ところで土居健郎の著書に次のような箴言がある。"To cure occasionally, to relieve often, and to comfort always（時に治癒させ，しばしば恢復させえるといえども，常なるは慰めなり）"。現代精神医学が進歩してきたとはいえ，いまなお慢性精神病や重篤な人格障害の治療において，個人を治癒させることが困難であることが稀ではない。上医どころか中医であることも難しいことがしばしばである。また「生兵法は大疵のもと」「餅は餅屋」という諺もある。専門外のことにむやみに首を突っ込まないことに越したことはない。
　一方，社会精神医学が近年めざましい発展を遂げ，わが国においても「日本社会精神医学会」は1,500名近い会員を擁し，来る2004年10月24〜27日には「第18回世界社会精神医学会（World Congress of World Association for Social Psychiatry）」が神戸国際会議場において開催される。この「社会精神医学（Social Psychiatry）」は端的には社会学と精神医学の重なる領域にあるということになる。その定義は方法論と対象領域，いずれに重点を置くか，あるいは混合的に定義するかによって大別される。つまり精神医学的方法論によって社会病理的問題などを解明する（例えば犯罪精神医学，犯罪精神病理学やE. Frommeらネオフロイト派の社会心理学的研究），あるいは社会学的方法論によって精神医学的問題を探究し，問題の解決を図る（H.W. Dunham, Th. Rennie）と定義されている。また社会精神医学の本質的特徴の1つとして，種々の規模の集団の関係を重視することが挙げられる。この限りでは社会精神医学は個人の疾病を超えた，いわば「上医」的指向性を元来有しているものとも言える。歴

史的には社会（精神）医学の中核的母胎は疫学や法医学であった。これらは古くは「国家医学」（Staatsmedizin）などとも言われていたと記憶するが，ともあれ法律や社会制度，行政的問題と社会（精神）医学とは古い絆で結ばれていた。さらに比較精神医学，異文化精神医学などは精神病理学的事象やその差異を種々の社会，文化的諸因子から解明するものであり，一国を超えた国際的規模を対象とするものである。国際的スケールをすでにして扱っている研究分野，方法論が精神医学には存在していると言ってよい。

「上医」の精神医学は科学的に可能なのだろうか？　その現代的意義，目的とはどのようなものなのか？

以上のようなことを縷々述べてきた事情はこうである。まずは，個人的なことで恐縮だが，「暗殺の精神病理」や「暗殺学」などの拙論や拙著をまとめる過程で，暗殺を超えて政治犯罪やテロリズムの犯罪学的研究に強い関心を抱いてきた。1999年には全日空機ハイジャック事件が起き，飛行中に機長が犯人によって刺殺されるという世界のハイジャック事件史上でも類を見ない事態が起きた。当時の運輸省航空局は「航空機保安対策懇談会」を設置し，飛行機嫌いの筆者も委員として新たなハイジャック防止マニュアル作成に参加した。「暗殺学」（Assassinology）なる造語をし，この分野に足を踏み入れた時にも感じたことだが，わが国においてはハイジャックに関する体系だった研究が決定的に不足していることを，この時にも痛感した。このための予備的研究を開始し，この基礎固めとして，関連資料を集めた。かなり貴重な資料も入手でき，「世界および我が国におけるハイジャックなどの航空関連犯罪の歴史的分析――現状とその課題――」としてまとめ，2000年秋に出た拙著に収録した。さらに近年，政府関係の研究会に招かれ，国際政治学者や経済学者，軍事研究家などと一緒に討論したり，時には卑見や提言めいたことを述べたりする機会を得た。他方では，十余年前に現職に就いて医学系とは異なった理工系の教官たちと接触する機会が多くなり，異なった観点からの思考回路も形成されつつある。医学とは畢竟医術，治療技法に尽きる，Medicine as Technology ということを強く意識する契機となった。この研究会においても時には一般マスコミからは得難い情報や情勢について知ることがあったり，メンバーらの発想や問題提起に啓発されたりしてきた。そして国際問題や国内問題，時事問題などの討議を重ねる中で，先ほどのような問題意識が当然のことながら湧いてきたのである。

一方，人類共通の課題，地球規模としての問題は南北問題，環境問題や自然保護，エネルギー問題と並んで，米国における9・11同時多発テロ事件以降，テロ問題が大きな国際問題となった。昨年のイスラム過激派による東南アジアでの爆破テロの惨状もまだ記憶に新しい。イラク問題への介入次第ではわが国が報復テロの対象となる危険がある。この時代にわが国が巻き込まれない対岸の火事のような国際問題はない。PTSDなど確かに精神医学上重要な問題である。しかし自然災害はともかくとして，

この障害を大量に発生させる戦争やテロなど人為的なことについては事前に予防できるのに越したことはない。この分野でも精神医学なり社会精神医学が役立ちうる道はないのだろうか？

脳裏を今かすめるのは20年以上も前のパリ大学留学時代に開催されたSociété médico-psychologiqueの例会（テーマは「攻撃性」）で聴いた，老人とは思えないH. Baruk教授の力のこもった発表である。ユダヤ人としての辛酸を体験してきた教授の，「暴力と正義」（Violence et Justice）についての講演は，今にして思えば「平和学としての精神医学」，まさしく上医が語る「上医の精神医学」であった。

テロやハイジャック防止など治安的な対処はいわば戦術的な防止策にすぎない。例えばイスラム過激派の問題には西欧なり米国の社会，制度，価値観に対する根強い民族的，宗教的不信感と反感，憎悪，攻撃性の問題が潜んでいるように思われる。経済的，文化的，宗教的，さらには集団心理学や社会心理学，そして精神医学的なアプローチ，総合的戦略的構想が根本的解決になるはずのものである。すでに犯罪学の分野では，専門的研究機関が設置され，雑誌が発刊されている。例えば，イスラエルのTel Aviv大学にはResearch Unit on Political Violenceが存在し，国際的な専門的研究雑誌としてTerrorism and Political Violenceが1980年代末より英国（Frank Cass）で発刊されてきている。犯罪精神医学がもっとこの分野で貢献できるものと考える。また小田晋の紹介する「歴史心理学」（Psychohistory）がある。国や世界に大きな影響をもたらす政治的指導者の思考や行動パターンの分析，精神病理学的分析，社会的影響や将来の予測をする学問である。米国ではこの分野の専門雑誌（The Journal of Psychohistory）が刊行されている。北朝鮮のような独裁的指導者を持つ隣国が経済的破綻を来し，冒険的軍事行動が危惧されている現在，また米国のような唯一の政治的・軍事的超大国が巨大な権力を持つ大統領制度を採用し，その大統領が国際協調よりは一国主義的行動に走りつつある現在，この研究はますます重要となってきている。これらの学問の真の確立を期待したい。下医としての願いである。

第19章
本が育むこころ

司会者——ただいまより，財団法人金森和心会クローバー子供図書館オープンセレモニー第2部記念講演会を開催いたします。

はじめに

　本日はクローバー子供図書館，新しく開館ということでおめでとうございます。天気を心配したのですけれども，何か蒸し暑いくらいになってきました。お忙しい中，せっかくの休日をお集まりいただいた参列者の皆様に感謝申し上げたいと思います。
　「本が育むこころ」と題しましたのは，子供図書館にふさわしいお話ができればと思ってのことです。先ほどご紹介がありましたように，私は精神科医であり，なおかつ犯罪精神医学を専門としており，私なりの立場からお話ができればと思っております。
　今日おいでになっていらっしゃる金森健先生の奥様とか，あるいは太田緑子先生とか，私が小・中学校時代からお顔を拝見しておりまして，特に太田緑子先生は確か県の教育長をやってらっしゃっていて，その時私は中学生時代だったと思います。ここには私のことを幼少年時代から知っておられる方がいらっしゃると思いますけれども，その自分の話を交えながらお話していきたいと思います。

個性を大事にするということ

　まずこのスライド（割愛：以下同じ）は「五葉つつじ」でして，純白のまことに清純可憐な花が，古木に咲き乱れております。那須では1,000m以上の山に咲く花です。愛子さまの御印になったということで有名になった花です。一方同じく春に咲く山つつじは数十年もたつと大人の木となり，見事な赤い花を咲かせ，新緑の中できわ立つのですが，五葉つつじは数百年くらいの古木の大樹にならないと立派な花を咲かせな

い。同じ山に咲くつつじの名前をもつ仲間でも随分違っている大器晩成の花なのです。木でさえもこういうふうに花を大きく咲かせる時期が違う。ましてや人間にとってはより個人差が大きいであろうと思うのです。ですから早く咲く木もあれば遅く咲く木もあるし，人生もそうなのだと思います。植物以上に個性さまざまというか，それに応じた教育あるいは治療というのが大事なのだろうということで，いつもこの写真を出させていただいております。

　クローバー子供図書館は昭和27年創立ですので，今年で55周年だと思います。創立当時は，私の幼稚園時代に相当しますし，最近話題になった「ALWAYS3丁目の夕日」のノスタルジックな世界よりもさらに一昔前の時代ですね。戦後間もない，人力車とか馬車とかリヤカーの時代で，郡山では舗装道路が珍しくて，確か新国道が（今の4号バイパスですけれども），まだ舗装されずに拡張工事をやっていたような記憶がございます。まだ信号機もなくて，新国道と駅前の交差点で初めて郡山に信号機が出来て，わざわざ見物に行ったという記憶もございまして（笑），そういう意味でのどかな時代でした。

　戦争時代，初代の金森先生は人力車で郡山市内を駆け巡っていたと，私の亡くなった祖母から聞いております。戦後でもお医者さんの外出の時，あるいは往診のときに人力車で駆け巡っていたということが子供心にうっすらと記憶にございます。

　われわれの時代は団塊の世代ということで，鼻たらし小僧時代にさまざまな遊びがあって，物質的には比較にならないくらい恵まれなかったと痛感しますが，比較的のんびりした時代だったと思います。夕方になると，こうもりが住宅地を飛び回り，テレビもまだ無い時代でしたから，ラジオから「相撲」とか「トンチ教室」や「鐘の鳴る丘」「ヤンボー・ニンボー・トンボー」などが流れていました。寝静まると今時分でしたら蛙の声が聞こえたり，時計の時を刻む音，郡山駅を祖母たちは「停車場」と言っていましたが，その停車場から定期的に汽車の止まる音などが深夜聞こえたりとか，そういう時代だったですね。

　われわれ悪ガキどもは，空き缶蹴り，縄跳び，鬼ごっこ，自転車の輪のゴムチューブを夢中になって転がして遊び，泥だらけになって遊び回っていました。あの頃は夏時間というのが確かあって，8時過ぎまで明るくて，たいがい夕食時間を過ぎても遊び惚けていて家の者に叱られるというようなことが毎日のようにありました。近所の子供達がみんな一緒に帰るわけで，私ひとりではないのでみんな叱られているわけです。

本との出会い

　その当時は，本は高価で貴重でとても手に入りにくい時代だったと思います。その後，貸本屋というのが出来ましたが，我々にとっては大事な友人とは，兄弟の多いこ

とでありまして、お兄さんやお姉さんがいると必ず我々の世代を超えた本がありますので、「あの家のお姉さんはこういう本を読んでいる」とか、「あそこのお兄さんはプラモデルが好きで技術関係の本がある」とか、そういう情報を交換し、友達をとても大事にしたわけですね（笑）。そういう時代だったと思います。兄弟が何人いる、あの本がどこにあるなどというような情報が子供の世界では生活の質を決定する一番大事な情報だったと思います。

　小学校に入学し、本に夢中になって、消灯時間になっても読みたくて、布団の中で懐中電灯の灯かりで読みふけったという思い出もあります。もちろんその当時は「少年探偵団」とか「名探偵ホームズ」など少年向けの冒険小説、あるいは「少年ケニア」とか少年向けの活劇で「タケルのようにアフリカの草原を駆け巡りたい」とか「ライオンと格闘して勇者になりたい」とか、他愛のない少年時代の夢を育んでいたような気がします。活字ばかりの学校図書館のほうにはあまり興味を示さないで、友人同士で漫画や少年雑誌の本の貸し借りばかりしていたようなことがありました。しかも小学校高学年での私たちのクラス担任の先生は他のクラスのように宿題を出すということがまったくなく、HRの時間などでは、野外学習と称して、クラス一同よく外にでて、四つ葉のクローバー探しをしたりして、遊ばしてくれるような方でした。

　小学校2年当時、珍しく学校の図書館から借りて読んだ本が「三年寝太郎」「ものぐさ太郎」というものぐさそのものの本でした。その浮世離れした生活態度に妙に感心し、共感を覚えて、子供心に「将来こういう生活もいいな」と夏休みの宿題、感想文に書きましたら、学校の担任があわてて家庭訪問にいらしてですね（笑）、応対した祖母と母親が笑いながら、「将来、この子は何になるのだろう」というふうに言われた覚えがします。精神科医になったというと「意外」だと思うのか、「やはり」だと思うのかは、その辺は亡くなった祖母なり母親に聞かないとわかりませんけれども（笑）。

　宿題でもなく課題でもなく、教科書に書いていないことに関して自分で不思議に思い興味を持って調べたいことが出てきて、学校図書館を利用するようになったのは確か小学校5年の秋だったと思います。これを調べたい、何を調べたというのを今でもはっきりと覚えております。それまで学校の夏休みの宿題を行い、教科書から離れない世界から、自分で調べて本の世界に入っていった時に、何か今までの子供の世界と違った、知的な世界がそこにあるのだということで、世界観が一変したような覚えがあります。

　そんな時代に、クローバー子供図書館は貴重な本を子供達に提供するということで、大事な図書館であったのだろうと思います。そこに通ってくる子供さんのいろいろな世界が、かつて私が体験したような知識の世界が広がっていったのだろうと思いますし、それは膨大な数だろうと思います。うちの家内は図書館近くの開成小学校出身であり、家の方向とは反対の方向のクローバー図書館に、その当時よく通ったということを聞いておりますので、家内がどんな本を読んでいたのか調べてみたいと思い

ます（笑）。先だって私の義母が亡くなった折に菩提寺に行くのに49号線を通りまして，「（クローバー子供図書館は）確かこの辺だったね」という話を家内としましたら，黒いコールタール塗りの木造のお家が半世紀以上も経た今なお現存しているということがわかりまして驚いた次第です。

当時は郡山の柏屋の「青い窓」というところで，市のコンクールを行って詩などの作品を募集していて文化的なサロンの香り高いコーナーを設けてあったわけですが，それに匹敵するような文化の香り高い，子供達にとっての文化サロンをクローバー子供図書館は提供していたのだろうというふうに感じています。昭和20年代という，喰うや喰わずの時代に，将来の子供達のこころを育む文化的な事業を個人で立ち上げ，その後地域に広がっていったということで，まさしく郡山の文化のオーラを発していた場所ではないかと考えていいのではないかと思います。

本を読むことは，世界を広げ人間味を深めること

では，本を読むということはどういうことだろうかと考えますけれども，まずひとつは世界を広げるということだと思います。郡山は東北の片田舎ですが，会津の山奥というわけでもなくて，ほどほどに情報が集まって文化的な地域でありながら，しかし都会のように十分ではなくフラストレーションがたまりやすいような状況だと思います。しかし，他の文化施設はともかく，図書館はその制約を乗り越えて，大都会にも負けない唯一の文化的な香りを送っていたということが言えるだろうと思います。

まさしく閉じ込められた郡山から，世界へ夢を馳せられ，心躍るような思いを本が提供してくれるというのは，私自身にも確実にあったというふうに感じます。一方，世界を広げるだけではなく，人間味も深めるということも本の大事な役割だろうと思うし，これは共感性を育てるということだろうと考えています。

大学の講義とか講演会などで，我々大学の教官は，かつては「教官とは共感である」と学生に共感をもてるような教育指導・研究指導が大切だというようなことを申し上げておりました。今，医学部の世界では「科学的な実証性（Evidence）に基づく医学」ということが提唱されて，もてはやされているわけですけれども，一方では「医の倫理」ということで，イギリスのある学者は「Ethics Based Medicine」ということを言っています。私は「Empathy Based Medicine」ということを提唱しておりまして，「Evidence・Ethics・Empathy」ということで，この頭文字をとって，医学では「トリプルE」が大事だと言っているわけです。

本は，人生を決定づける

　もうひとつ本の大事な役割というのは，人によっては人生を決定づけかねないような影響を与えてしまうということ，運命的な出会いだということだと思います。「人との出会い」もさまざまな恩師や友人たちとのめぐり合いが，さまざまな方向に決定づけられるような出来事があるわけですが，本についてもそのようなことが言えるのだろうと思います。私が高校2年の時に「人生とは何か」とか「認識とは何か」，あるいは「認識と存在は一致するのか」ということを深刻に考えまして，その時に「こういう本がある」とか「こういう考え方がある」ということを言っていただいた恩師と出会いました。その恩師の書斎には膨大な書物がありまして，その中に「精神病理学総論」とか「フロイト選集」とかがあり，そういう本を読むことによって知的好奇心や心の葛藤，悩みが癒されていき，結果的に精神科医を志すきっかけになったわけです。結局は人との出会い，本との出会い，その時は両方に出会ったわけですけれども，それがなければもしかしたら私は医学の世界に行かずにもっと違った世界に行ったかもしれませんし，医学の世界に入ったとしても，精神科医を選ばなかったのではないかという思いがします。

　最近，私の大学の後輩が精神科医の道を志したのは，大学の初代の教授である島崎敏樹先生の本との出会いによるということでした。恐らく医科歯科の精神科に入局した熊倉院長はじめとして，精神科医を志した当時の数多くの人たちは島崎先生の本との出会いがあって（『感情の世界』をはじめ，いろんな本が当時岩波新書から出されて一代ブームを沸き起こした時があったわけですけれども），医科歯科大学の精神科医を選んだというふうに感じております。そういう意味では精神科医を志した島崎先生の人柄，あるいは本，そういうものが一生を決定づけられたような人が数多く東京医科歯科大に集まったということなのだろうと思います。

　私の場合は精神医学から，さらに犯罪精神医学，犯罪精神病理学の世界に入った訳ですが，この過程でも幾人かの先輩や恩師との出会いがあり，現在に至っている訳で，これらは私にとって決定的な出会いであったと，言える訳です。

　そういうことで，人との出会い，本との出会い，これが人生の岐路を決定づけるようなことがあり得ると思うし，あるいはまたそういう出会いがあれば幸せな人生なのかもしれないというような気がします。しかし，本との出会い，人との出会いでも，全くゼロのものを植えつける，方向づけるということは不可能なことで，人となりや個性，あるいはその人なりの持って生まれたもの，あるいはそれまでに人生の中で培ってきたような基盤，そういうものが本人に自覚されないままであったものが，あるいは発揮されてこなかったものが，本との出会い，人との出会いの中で引き出され，潜在的なものが顕在化され，そして方向づけられるという形になるのだろうと思います。

共感の大事さ 「常なるは慰めなり」

　先ほど共感性の問題を言いましたが、『甘えの構造』という本をお書きになったことで有名な東京大学の元教授である土居健郎先生が執筆したある本の扉に、「読み人知らず」ということで「時に治癒させ、しばしば回復させるといえども、常なるは慰めなり」（拙訳）ということが英語で書いてあります。また、ある精神医学のフランスの本を読んでいましたら、フランスでも同じような言葉があったということが分かりました。この意味するところは、「いかなる名医と言えども、患者の病気を己自身の力によって、あるいは薬物によって治癒させるということは時々ある。もっと多いのは、病気そのものの原因を取り除くというより、症状を回復させるという対処療法的なことでやることはしばしばあるだろう。しかし常にできることは、患者さんにとって慰めを与えることだ」と言うのです。これは医者でなくとも、恐らく人間関係の中でも誰しもやると思えばやれることだと思うのです。そういう意味で私のようなヤブ医者は、このようなことを抜け道にしまして「常にやれることは慰め」であり、たまに根治すればいいかということでやっております（笑）。私の担当の「ストレス外来」もあまり期待しないで（笑）、期待されると困りますので（笑）、最後の慰めのほうだけは常に与えられて帰れるようになれればと思っております。

　ただし、「慰める」ということは単に押し付けがましくやるというのではなくて、やはり相手の立場に立って考え、適切にアドバイスをするとなると多少専門性を帯びてくるということになると思います。しかし、そこにはやはり「共感」ということで「相手の身になって考える」「相手の立場に立って考える」あるいは「悩みを悩みとし、喜びを喜びとして共鳴するような心の振幅」、それが基盤になっているのだと思うのです。これは人間関係の中でいちばん基本的なことで、別に治療だけの場ではないわけですね。

　一方この「共感の大事さ」ということをもう少し実技的な面から考えてお話したいと思います。日本生産性本部（今は名前が代わっているのですけれども）では、30年間経過して、30万人のメンタルテストをやってきているわけです。その膨大な集積のデータの中で、日本人の管理職の性格特性というのが3つ出ています。

　1つは「発揚性」です。調子が良くてバリバリ仕事をやっていく、多少の失敗にもめげない軽躁状態という慢性の性格傾向ですね。活動的で、アイデア豊富で、へこみにくい「やり手」の上司に見られるもので、いわば秀吉タイプですが、心当たりのある方がいらっしゃると思います。2つ目は「几帳面」です。忍耐心が強くて、抑うつタイプです。「うつ親和性」と言いますけれども、そういうことに通じるような性格ということで、家康タイプといわれています。3つ目は「共感性」豊かな人です。温情的上司と言われる人で、理想的上司としていつもトップに挙げられるタイプで、人

間関係を重視する日本の社会や組織ではこれが一番重視されてきたように感じます。

　前述の2つの，秀吉や家康のタイプといえども，部下や同僚あるいは上司の気持ちを汲み取るというような共感性が無いままに発揚状態であったら，周囲は大迷惑で，とても上司として一緒に仕事を継続的にはやっていられない状態ですね。1のタイプにしても2のタイプにしても，「共感性の豊かさ」というところに共通基盤にあるのではないかというふうに思っているわけです。

本はこころを育む

　「心理的に大人になるということ」「こころを育むということ」とはどういうことなのでしょうか。
　私は「のび太症候群」とか「幼児的万能感」といっているのですけれども，1番目には「幼児的万能感の向上心への転化」，2番目には「攻撃性の社会化，建設的エネルギーへの転換」，3番目には「人生の目的・理想プログラムの形成」ということが心理的に大人になっていくということのではないかと思います。私は本の中で「のび太症候群」とか「自己を失った少年達」，あるいは「空虚な自己」と書いているのですが，そのことについてお話したいと思います。
　「色男金も力もなかりけり」という川柳があるように，人間男なら何かひとつ取り柄があるだろうと思いますが，のび太の場合は「ないないづくし」ということで，色男でもない。のび太顔というのは愛らしい顔でヤクルトの古田監督がのび太顔の代表だと言われていますけれども（笑），愛くるしい顔ではあっても，今流行のジャニーズ系のカッコいい男というのではない。では金と力はあるのかというと，そうではないということですね。お金の象徴が「すね夫」というお金持ちの坊ちゃん。力の象徴というとやや粗暴な形で，腕力のある「ジャイアン」，愛の象徴が「しずかちゃん」ですね。
　それでのび太としずかちゃんが結ばれて結婚するわけですが，のび太があまりにもだらしがないということで，22世紀の子孫がお助けマンロボットのドラえもんを現在の世の中に送り出すわけです。ドラえもんのハイテク機器によってのび太は窮地を脱したり苦しい状況を助けてもらったりということですが，ついついこの「幼児的万能感」によって有頂天になり，やりすぎてしまって失敗してしまうということが毎回のようにあるのですね。
　ドラえもん自身も精神医学的観点から言うと，ネズミに耳をかじられて，ネズミ恐怖症になった猫型ロボットですね。PTSD的体験をもったということで，それはそれなりに精神科医にとっては興味があるところです。ドラえもんのハイテク機器に3大人気アイテムというのがあるのですが，それをどなたかご存知でしょうか？　お母様

方いかがでしょうか，おそらく若い時に読んでいらっしゃると思いますけれども，ドラえもんの3大人気アイテムは何かご存知ですか？……そうですね。「タケコプター」「どこでもドア」「タイムマシン」ということです。考えてみますと，この3つに共通するのは時空間を自由に飛びまわるということですね。それだけに今現在という所に縛られている子供の世界の窮屈さ，乖離的な情況を脱したいという気持ちが一層つのる3大人気アイテムかなと思います。

　ただし，第1話に出てくる最初のアイテムは「タケコプター」なのですね。空を飛ぶということは人間の夢なのですけれども，実は精神分析で言うと空を飛ぶ人間というイメージは，「幼児的万能感」の象徴的なシンボリックな姿だという風に考えてもいいのではないかと思います。

　実はその第1話のタケコプターが空を飛ぶということが出てくる背景に，人間というものを考えた時に非常に意味深いものがあると私は考えているわけです。「ホモ・サピエンス」とか「ヒューマン」とか，あるいはフランス語に「オム」（homme）という言葉があるのですけれども，いずれも「人間」とか「男性」を指す言葉なのですけれども，その言葉の原因になったラテン語で「ヒュームス＝HUMUS」という言葉があるといわれています。その元の意味は「土」を表わすというふうに言われているのですね。その土を表す「ヒュームス」という言葉がどうして人間を表わす意味になったのかといいますと，2つの説があります。ひとつは「土から生まれて土に返る」ということで，仏教でもそうですし，キリスト教でもユダヤ教でもそうなので，人間の運命を表わす言葉だということで，土という言葉が人間を指すということになったと言われています。もうひとつの説は，「土」から転義して「大地」を現すようになり，大地が物凄く抽象的に転義して，「大地に縛り付けられた存在」という意味になったというふうに言われていますね，それが人間ということになった。そういうふうなことを考えますと，つまり我々人間とはもともと天高く飛べない，神のように人間はなれないということで，地上に縛り付けられるというところが人間の本質なのだというふうに考えられるわけですね。

　そういうことでドラえもんの第1話の真っ先にタケコプターが出て来たというのは，人間のそういう幼児的万能感，人間が思い上がって空を飛ぼうと思って失敗したというイカルスの話もそうですし，イソップの蛙の話もそうですね。牛に負けないとしてお腹を膨らますということは，そういう幼児的万能感に支配されて，結局破裂してしまうということだったのです。そういうことで，この問題を話し始めると，私は本を1冊書いたものですから永遠と続きますので，この辺にしまして次の問題を考えていきたいと思います。

　そのような「のび太症候群」の中で，私は「ポストのび太症候群」「超のび太症候群」と言っているわけです。それが少年の最近の犯罪に関連することですのでちょっと話したいと思います。

犯罪学から見た若者の攻撃性の変動

　我々が10年前から主張してきたことで，我々の調査データですが，日本の殺人率は，実は図1（割愛）に示したように，数十年にわたって最近まで減少してきたというのが実態です。かつて20代では発生率が非常に高かったわけですけれども，最近では急に減少してきた。10代もかつてはそうであり，一時期若干上がりましたが，その後ほぼ横ばいの状態です。

　これ程，年齢的に開きがあった年代別殺人者率が，最近は低いところで，ほとんど20代も10代も30代も40代も同じような発生率になっているわけです。20代が高かった時期から下降して30代に追い抜かれて，しばらく30代は20代や40代よりも殺人率が高いという時期があったわけです。したがって日本の若者は殺さなくなったし，あらゆる年齢層がかつてに比べると殺人を犯さなくなったというふうな時代になってきているわけです。そういう原因は何かというと，やはり日本が平和で戦争体験がなくて，徴兵制度がないというのが一番大事であったのだろうという仮説を私は今から10年程前に立てました。これを実証しようと思い，調査を始めたところ，実は戦争と殺人についてそういう仮説を支持するようなデータがアメリカの犯罪学者が発表しているというのがわかりまして，それを翻訳紹介して本にして出したのです。

　表1（割愛）は，戦争の参戦国と非参戦国の殺人率の増減を示したものです。戦前に比べて戦後の殺人率が増加したのか，減少したのか，変化がないのかを一覧にしたものです。圧倒的大多数が，戦争によって戦後殺人が増大し，平和が続くと減少しています。ですから平和が大事だということです。日本の戦後がいろいろと言われていますけれども，私自身としては犯罪学あるいは殺人のこういうデータから見ると，やはり戦争がなくて平和が続いているということは極めて大事であるということが言えると思うのです。

　問題は，男子が大人になる過程で，これまでは兵隊モデルでずっと国家が成立してきたわけですが，戦後の平和が続いた時に，今ではいじめとかいろいろな問題が起きてきているのは，やはり日本の男子が成長して大人になっていく時の攻撃性をどういう風に社会的な建設的なエネルギーに変えていくかというチャンネル形成に失敗してしまって，モデルを改善できないままに経済戦争の中に入って企業戦士とかの形での新型兵隊モデルでずっと来てしまっていたというところが極めて問題なわけです。

　一方，女性は自由化されて男性の領域に進出してきた。図示しませんが男性の女性化，女性の男性化現象がこういう暴力犯罪においても出てきているということなのです。日本の国家で今一番大事なのは，少年の攻撃性をどういう風に社会的な建設的エネルギーに変えていくかというチャンネル形成が，日本の教育あるいは家庭の教育にとって一番大事なことだろうというふうに考えているわけです。つまり本当の目標が

ないままにきてしまっていることとも関係する事態と考えています。

　最近の犯罪の中で殺人が少なくなっている一方で増えているのが「子殺し」なのです。図2（割愛）は，2006年の9月に読売新聞朝刊一面に掲載された我々の研究成果ですが，殺人全体が減ってきている中で子殺しは増えてきていて高止まりになっているわけです。図3（割愛）を見ると，虐待死や拡大自殺が増えています。「子殺し」の中でも一番多いのは虐待死なのです。犯罪学の中で重要なのは，実は子供は誰に殺されるのかというと，実のお母さんは「他所のおばさんに連れ出されないように気をつけてね」ということで送り出すのですけれども，そう言っている母親が子供にとっては一番危険な存在なのですね。これは何もお母さんが暴力的で危険だということではなくて，この拡大自殺等を見ますと，やはり「子供をおいて死ねない」ということで，まず子供を殺した後で自分が死ぬと思ったけれども生き残ってしまい，結果的に殺人事件で起訴されてしまうということになりかねないのです。そういうことで，嬰児殺しも含めて子殺しは女性の犯罪といってもいいのではないかなと思います。

　殺人はどこの国でもそうですが，女性の名誉のために言っておきますけれども，男性は殺しやすいし殺されやすいし，被害者になりやすいのです。自殺も既遂は女性の2倍くらい高いのです。そういうことで，男性が生き残って天命を全うするなんていうことは，我々のデータから言うと，とても信じがたい世界になっているわけです（笑）。

　これを実数で出しますと，だいたい虐待死が10年前からだいたい3倍ぐらい増えています。犯罪学的観点から言うと，殺人と暴力犯罪はだいたい一定の比率なのです。例えば殺人が1だとすると，傷害暴行を合わせた暴力犯罪がだいたい10とか，一定の期間，一定の国では一定の比率を保つ。ですから殺人の犯罪が3倍になれば暴力犯罪も3倍くらいに増えるのですね。

　ですから虐待死においても，虐待死が殺人だとすると，虐待も虐待死の3倍程度ということなのですが，報告事例だと相談ケースはその20倍とか30倍と増えているわけです。ですからその3倍が実態に近い数で，相談件数が増えているのは，相談しやすくなり，認知件数が増えているということと私たちは推測しております。

　もうひとつ，ちなみに私は殺人をテーマに研究しており，その中でも「暗殺」と「大量殺人」を2大テーマにしています。国家の首脳が殺されたり，多くの人が亡くなるということで，殺人の中でも大事なことだろうと思ってこの二つの殺人を中心に研究をしているのです。今，研究の質として殺人に関して非常に質の高いデータが得られています。日本での殺人の検挙率が97％から93％です。ですから殺人を犯すということは，捕まるか捕まらないかという点から見ると，非常に割の合わない犯罪に日本ではなっているわけです。一方アメリカの殺人検挙率は6割ちょっとで7割を切ってしまっている情況です。現在我が国では，窃盗で捕まる率は3割台であり，泥棒に入られたのを届けても，捕まる率は半分以下ということです。ですから捕まった3割を相手に研究しても，7割は捕まっていないので，捕まり易い人ばかり研究して

みても防止の点で効果がないかもしれません。そういう訳で殺人の研究が大事だし，質の良好な資料があるということがおわかりになるかと思います。

話は元に戻しますが，図4（割愛）に示したように子殺しが都道府県によって発生率が非常に異なっています。福島県は虐待死が結構少ない県ですね。子殺しの被害者率ベスト10とワースト10も示してありますが，大阪のような大都会では結構多いのですね。都道府県別に非常にばらつきがあると同時に，都道府県ごとによってそのタイプが違うということです。例えば嬰児殺が多い県，虐待死が多い県，拡大自殺が比較的多い県ということになります。ですから県によっては，虐待防止によって虐待死を防ぐという虐待対策が大事ですし，拡大自殺防止によって親子心中を防ぐということが，大事な県もある訳です。嬰児殺では，若い女性の父親の無い子供を生むというところでの福祉政策が大事ということで，以前に子供のポストが熊本県で作られたが，子供を殺さないという意味でそれもひとつのアイディアかもしれません。各県によってそれぞれに対策が違うということだと思います。現在，政府の方では人口比率によって児童虐待対策にお金の援助を行っているのですが，県によって発生率が異なりますので，発生率の高い県に重点的にお金の使途を割り当てないで，県の人口に基づいて割り当てるのは愚策に等しいのではないかというのが我々の研究結果の中のひとつであるわけです。

家庭状況と犯罪について

男子の非行の発生率に関して，「母子家庭」と「両親が揃っている家庭」を比較すると，「母子家庭」が高いのではないかと戦前から言われていたのですけれども，実証的な研究はありませんでした。表2（割愛）は，女性の犯罪学者が女性らしいきめ細かさで，ボストン郊外で「母子家庭」と「両親揃っている家庭」での非行発生率を研究した結果です。これは30年に渡って追跡調査をしたわけですが，重大犯罪例では母子家庭が61.8%と確かに高いのですが，一方で一番低いのも母子家庭で21.6%です。この2つを分ける理由は何かというと，母親が子供に対する愛情が深いか希薄かということであり，3倍ぐらいの開きがある。

一方，両親の揃った家庭では大丈夫なのかというと，ただ単に親がいるということではなくて，両親の仲がどうかということも大事なのであり，2倍ぐらい開きがある。ということでこのデータからしますと「昨日大変派手な夫婦喧嘩をしたが，うちは大丈夫か」と心配するという家もあるかもしれませんけれども（笑），夫婦喧嘩をしているうちはまだいいのですね。家庭内別居ということで冷戦状態になってしまい，寒々とした雰囲気になってしまうと，子供に対して悪影響を与えてしまう。もうひとつ，この資料のデータをみて大切なところは，「両親揃った家庭で両親不仲」だと51.9%，「母子家庭で情愛深い母親」だと21.6%ということで，これも半分くらい

違うのですね。ですから両親不仲な家庭で育っている少年にとっては，両親が別れて愛情深いお母さんに育ててもらったほうが非行の発生率は低くなるのですね（笑）。
　では父親はどうなのだという話ですが，「父親がアルコール中毒ないし犯罪歴のいずれか一方がある」，あるいは「両方ない」という群とを比較した場合が表3（割愛）です。先ほど，母子家庭における母親の愛情を指摘しましたが，両親揃った家庭でも情愛がない母親の場合ではやはり2倍くらい開きがあるのですね。お父さんのほうが「いずれか一方がある」というのと，「全くない」というのとを比べると，やはりどちらかの問題を抱えているお父さんがいるというところは2倍くらい高くなってくるのです。それから，「家庭の躾が充分なのか，監督が充分なのか不充分なのか，放任なのか」ということで，やはり2倍くらい開きがあります。
　まとめますと，「お母さんの子供に対する愛情」「両親の関係」「お父さんに問題があるのか無いのか」，また「子供に対する監督が充分かどうか」ということが大事なのですね。犯罪学の定説というのがありまして，ひとつには「お姉さんのいる家庭は少年の犯罪の非行率が低い」というデータがだいたい一貫していますね。あとは「祖父母の同居」でして，おじいさんやおばあさんが大事だということですね。
　最近の事件を見ますと，酒鬼薔薇の事件背景ではおばあさんが亡くなっており，宮崎 勤の事件の時はおじいさんが亡くなったということで，やはり祖父母やお姉さんが，家庭の中の両親の機能不全を補っているのだと思います。したがって，家庭にとって大事なのは，お父さんがいないとか，お母さんがいないという欠損の問題ではなくて，親が親としてどういう役割を果たしているのか，どういう関係にあるのかという問題であり，機能が重要であるということがわかります。
　しかし，現代の子供たちは少子化社会，あるいは核家族ということで，お姉さんがいる子供，あるいはおじいさんやおばあさんが同居している家庭というのは少なくなっており，現代の「のび太」たちはそれだけに不幸だというふうに考えているわけです。

プロジェクトプーチ「アニマル・セラピー」

　犯罪を家庭レベルで防ぐ話として，キャンプ療法あるいはペット療法ということが言われています。キャンプ療法などは十何年も前から私も本で提唱したのですが，アメリカなどでも最近流行ってきています。ここでのスライドにはアメリカのキャンプ療法の宣伝文句に「自尊心，信頼および協力の学習は，プログラムの全体にわたって練ってあります」と書いてありますけれども，やはり子供たちの自尊心とか人間に対する信頼感，これを家庭で傷つけられてズタズタになった子供たちをどういうふうにして更正していくのかという問題なのです。
　これは，アニマル・セラピーということなのですが，プロジェクトプーチというカ

ルフォルニアでの犬のシェルター計画が既に上手く行っているということで日本でも講演がなされました。どういうことかと言いますと、日本は野犬になってしまうと保健所に預けて殺させてしまうというシステムなのだろうと思いますけれども、向こうは飼い主に棄てられた犬たちをドッグシェルターで保護し、再教育し訓練して新しい飼い主に結びつける、縁結びをするわけです。もちろんそれは有料で引き渡して、その間の費用を賄うというシステムになっているのですが、それを少年たちでやったらどうかということで、このプロジェクトを立ち上げた女性の少年院内の高校の先生が試しにやったところ、大成功を収めたわけです。そして、その彼女は私財を全部投げうって新しいシステムを作って継続的にやっているわけですね。『ドッグシェルター、犬と少年たちの再出航』（今西乃子著／浜田一男写真、金の星社、2002年）という非常に感動的な物語の本になっていますので、クローバー子供図書館でも是非購入して読んでいただければと思います。

　それで、「なぜ犬なのか」ということで、このシンポジウムでもコメントを求められてましたが、猫では駄目なのではないかと思います。犬という常に人間の信頼に応えられるような忠実な動物でないと、「忠犬ハチ公」のようにですね。猫が忠犬ハチ公のように主人の帰りを待っているなんてことは聞いたことがない訳です。うちの猫を見ていると、とてもそのようなことは思えないです。やはり犬ですよね。犬好きの人間と猫好きの人間とは性格が違うという説もありますけれども、犬だから成功したのだろうと思います。もうひとつは、犬だけの段階に留まらずに、少年たちに「犬を通じて成長して欲しい、こころの傷を癒してほしい」という仕掛けを作ったそのスタッフの暖かい人間的な眼差しを感じ取れるか感じ取れないかというところが、社会復帰の決め手なのだと思いますね。犬との二人遊びの世界だけでは、「のび太」と同じように「ドラえもん」との二人遊びの世界になってしまうわけですね。そういうことで、犬とそれに信頼される仕掛けを作った人の愛情に気づく、結局は人間関係が基盤になる、ということです。

本がつなげる家族の絆

　コフートにより創始された自己心理学を私なりにまとめますと、自己には「誇大自己」と「現実自己」と「理想自己」があり、幼児的な万能感が大人になるにしたがって野心や向上心となり、精神的なエネルギーになっていきます。自分自身の小さい時の夢が、単なる夢ではなくて、現実的な目標や理想になって、人生の設計図になっていく。それを支えるのは、エネルギーが理想に向かっていくその現実的な変換装置であり、それが才能や技能であり、技能の習得とスキルアップによってもって生まれた才能を向上させていく。この3者が相まって「自己」というのが完結し、社会的な形

で活動できるような大人になっていくということなのですね。

　そういうことで今，大学や学校で行っている技能や学習は，本人の才能がどうであるかということはあまり考えられずに，一点に絞られてしまっています。端的に言えば，受験戦争の中のマニュアルだけを効率よくインストールしてしまうという形で子供時代を過ごしてしまうわけです。ですから幼児的万能感から等身大の自分の姿に気づいていくという過程が，大人になっていく過程なのですが，それが今では親のほうが先回りをして，受験の中で技能だけが身につく。これは，大学においても専門教育の中でも同じ問題が起こりつつあります。

　実は，この向上心や野心のエネルギーが消えないでたくましい素晴らしい大人になり，人生の目標に向かって課題を見つけていくということが大事なわけです。大人になっていく過程，心理的性徴というのは，常にこの3つの軸を中心に展開していくというふうに考えてもいいのではないかと思います。

　「本がつなげる家族の絆」ということで，今言った問題点を考えながら，家族の機能不全をどういうふうに癒していくか。そのひとつが家族キャンプ療法ですけれども，本も充分な役割があると思います。「本を介して共感を得る」ということで，親子で一緒に読むとか，あるいは小さい時にお母さんが声を出して絵本を読んであげるというこころの安心感。大きくなったらいろんな本を読んだり意見を言ったりしたときに，当然親と子供は違ってくるわけですけれども，異なった意見とか感想をお互いに尊重できるような人間関係が大事だと思います。さきほど言った自己の中の目標や理想論を，僕はこういうことをやりたいとか，あるいは運命的な出会いによって子供がこういうことをやっていきたいとか，人生とはこういうことが大事だということに気づいてくるわけです。全体として親に理解され支えられている安心感，信頼感，これが非常に重要だと思います。そういうことが本の中で，家庭の役割の中で絆を強めるような役割をするのではないかというふうに思うわけです。

　最近，渋沢栄一という人物に興味がありまして，渋沢栄一とは明治の大企業家で，いろいろな企業を起こして，銀行を起こし，福祉事業を行い，学校の事業もやり，単なるお金持ちではなく私財を投げ打って，国家以外のところで明治時代のありとあらゆる近代的な基礎を創り上げた人物です。聖路加国際病院も実は渋沢栄一によって立ち上がっている。日本で最初の福祉事業，病院事業あるいは保険が無い時代に生命保険とかも日本で最初に作ったということなのですね。

　彼が一生の座右の書にしていたというのが，孔子の「論語」だったということで，渋沢栄一の『論語の読み方』（三笠書房，2004年）という本が出ています。その中の第一編に「子曰く，学びて時に之を習う，亦た説ばしからずや。朋有り遠方より来たる，亦た楽しからずや。人知らずして恨みず，亦た君子ならずや」という，誰でも高校の時に漢文で習うものです。改めて読み直してみると，「書物を読んでいくことも大事だ」ということをも言っているのだと思うのですね。

本との出会いでこころを取り戻す

　最後に，最近の私の読書の楽しみについて触れたいと思います。「人生は一行のボードレールにも若かない」とは芥川龍之介の言葉ですが，最近啄木の歌に心を打たれました。それは「深きこと　我をみつむる　少女子（おとめご）の　黒き瞳に　如くものぞなき」という歌です。これは若い女性を詠った歌だろうと思いますが，啄木のいろいろな恋愛の出会いの中で，若いときの恋人に自分の深い思いを歌の一編に集約していることに感動したわけです。この「黒き瞳」というのは女性の魅惑的で神秘的な奥底というだけでなく，若者が世界へ広く，遠く旅立って行く時に感じる，人生そのものの，幻惑的な，そして謎めいた世界の奥深さ，その象徴としてとして捉えられているのではないでしょうか。

　最近は詩を時々読んでいるのですが，例えば堀口大學の「花は色　そして匂い　あなたは心　そしてやさしさ」と言う言葉が妙に心に沁みるような，夕暮れ時に読んでいるとあるわけです。もっと単純なのもあって，「雨の日は雨を愛そう，風の日には風を好もう，晴れた日には散歩をしよう，貧しくば心に富もう」と言うのもあります。大人になるにしたがって，だんだん心がすれ切れ，こういう簡明な言葉，単純な喜び，そういうものに感動しにくくなってきてしまう。日々忙しい中で，精神科医といえども，心を研ぎ澄まし豊かになるより，むしろ心をすり減らしながら過ごしているような時期が多くなってきているのかなと自分では思うわけですね。そういう時に詩を読み，イメージのふくらみを楽しみ，時には詩を考え，またそれに感動する自分自身の心の柔らかさ，感受性がまだあるということに改めて気づかされる訳です。

　最後に堀口大學の詩を2つ紹介したいと思います。長いので多少端折りますけれども，夕暮れ時に一仕事終えてこういう詩に出会った時には，しみじみと幸せだと思うのですね。

　「夕暮れのときはよいとき，限りなくやさしいひととき　それは季節にかかわらず　冬なれば暖炉の傍ら　夏になれば大樹の木蔭，それはいつも神秘に充ち　それはいつも人のこころを誘う」ということで詩が続くわけです。

　最後にご紹介したいのは，これは「かれら」という詩なのですけれども，「かれらよくしる，喜びに果てある悲しさを　かれらは知らず　悲しみに果てることの悲しさを」という詩があります。

　そういうことで，われわれ大人はいつの間にか心を擦り切らしておりますけれども「本が育むこころ」だけではなくて「本によってもう一度取り戻すこころ」というのがわれわれ大人にとって大事なことなのだと思います。長い間，ご清聴ありがとうございました。

（拍手）

第20章
私たちの精神の旅路と共振する春江作品
解説『ウィーンの冬』春江一也,集英社文庫版

　本書は作者の中欧大河ロマン三部作の最終作品である。「プラハの春」「ベルリンの秋」そして本書,「ウィーンの冬」である。1967年3月で始まり,1991年までの物語三部作である。いずれも外交官堀江亮介が主人公で,彼の恋愛を中心とした個人史を縦糸に,東西冷戦時代の外交を横糸にした日本の小説では珍しい国際的スケールの物語が東西両陣営が暗躍する中欧三都市で展開する。

　本書も含めた春江作品に接する度に森鷗外の歴史小説論,「歴史其儘と歴史離れ」をついつい思い出してしまう。小説は虚実一枚隔てたところにあるともいわれる。歴史というには余りにもなまなましい現代史,戦後の東西冷戦の実態が現地勤めの外交官の皮膚感覚と生活実感を通して,さらには外交情報が分析されつつ,周知の歴史的事件や出来事,正史と共に驚くような裏面史が語られる。秘密のベールに包まれていた東側陣営,共産党幹部の思考,行動,心理がまさしくリアルに描かれ,その場に居合わせ,あるいは盗聴しているかのような臨場感がリアルタイムで伝わってくる。そうか,「プラハの春」の影ではこんな壊滅作戦が展開されていたのか,と得心してしまう。我々はなんとクレムリン内部の密謀を目撃できるのである。春江作品特有の外交官生活のディテールにこだわった現実性に裏打ちされて,現代史の裏面が迫真性をもって表現されている。日本の現代小説家では恐らくは余人を許さない,虚実一枚の世界,「春江ワールド」に我々は没入してしまう。私小説と現代史小説の融合,個人史と現代史,個人的体験と世界の出来事がこれほどまで見事に結合され,織りなされる世界は,作者独自の経歴と体験がなければ,というよりもあったればこそ,成立,誕生することが初めて可能であったのではないだろうか。言うまでもなくこれは一連の春江作品成立のための必要条件でしかなく,作者の個人の力量,時代を見る目,体験消化と構想力,言語表現能力なくしては成立しない。

　東西冷戦と東側陣営の崩壊という現代史,世界史の大激動と,プラハ,ベルリン,ウィーンでの現地体験がこの多感な外交官をして小説家とさせたのだろう。恐らくは書かざるを得ない強い思いが筆を執らせたのに違いない。最初の作品が現役外交官時代の発表ということから,小説的型式を通してしか,発表できないという身分的制約

もあったのかもしれない。しかしそこに記載されているのは，まさしく虚実一枚の世界である。官公庁の常として，この種の身内からの公表は例え小説という虚構の形とはいえ，相当に外務省をあわてさせ，霞ヶ関界隈では話題となり，ここまで書くこともないだろう，ここまで書いてしまうのか，このモデルは誰だろう，あの人がこんな風に書かれているなど，噂になり，今度何を書かれるのか，あるいはよくぞ書いてくれたなどとなにかと話題，あるいは問題とさえなったのではないか，と老婆心ながら立場は違うが同じ国家公務員であった身からはついつい想像したくなる。

　私にとってこれら連作，春江作品を読む楽しみの一つは，ニュースでしか知り得なかった東側世界の断片的情報が一つの世界史的大河として統合され，私自身の個人史と時代との重なり合いを思い起こすことにあった。これは現代を生きてきた人々に共通することでもあろう。さらには堀江亮介の生活，苦悩と挫折，愛と希望の個人史の中で時代の流れが見事に融合し，彼自身の青春から中年までの成長史としても読めるという点である。連作のタイトル名の示すものは時代とともに堀江の春秋でもある。そしてこれら時代背景がまさしく我ら団塊の世代の自分史の世界背景でもあったと，実感する。しかも全共闘運動という政治的希望とこの挫折を体験した我々には，今となっては苦く，懐かしい時代であったというほかない……。

　1956年のハンガリー動乱時筆者はまだ小学校低学年で，新聞の一面を飾ったブダペストの動乱，民衆蜂起と市街戦，旧ソ連の戦車の写真をうっすらと覚えている。ところが，プログラム委員でもあり，若い同僚との共同発表もあったために昨年秋プラハで開催された国際学会参加の折にブダペストを訪れた。ハンガリー本国では「動乱」ではなく，現地での現在の呼称は「ハンガリー民主革命」であった。

　ブダペスト市内，音楽家リスト記念館の斜め向かいにある戦争博物館にはこの革命の犠牲者の無数の顔写真が，氏名，虐殺された日付とともに飾られており，これは現在も増えつつある。広島，長崎の原爆被害者，死亡者と同じく，悲劇的事実の解明は現在今なお進行中なのである。これら悲劇的英雄たちにとって現在のハンガリー，市場経済の競争と荒波に組み込まれた社会，旧東側諸国の現状と将来をどのように目に映るのだろうか？　そんな思いがよぎった。

　少し離れた公園の一角には船のような三角形をした鉄骨の民主革命記念碑が建てられており，その地盤のコンクリートは当時そのままの戦車の轍の傷跡が残されていた。秋雨に濡れたその路面を思わず手に触れた。フラッシュバックのように思い出されたのが，1970年代末，文部省在外研究員としてのパリ大学犯罪学研究所，サン・タンヌ病院への留学時代に知り合った東欧，旧共産圏諸国の人々の顔であった。フランスの市場経済を計画経済に組み入れるという混合経済を研究していたポーランドの若い経済官僚，古都クラコフからの女子留学生，ベトナムやカンボジアから家族とも離れ，亡命してきた元医学生などの顔と会話，彼ら，彼女らが思わず漏らしていた，東側陣営に否応なく組み入れられた民族，国民の悲劇の深さである。

秋雨に濡れた路面の冷たさに彼らの苦しみと悲しみを，戦車の轍，弾痕の跡に民族の心の傷と無念さを感じ，東欧の歴史の圧倒的重みに押しつぶされそうになり，言葉を失い，思考も停止し，しばらく動けなかった……。霧雨のブダペストは慟哭の中にあった。

「プラハの春」はパリ五月革命とともに我々団塊の世代にとっては大学学生時代，全共闘運動時代と完全に重なる。プラハのバーツラフ広場正面の博物館には春江作品にも出てくるように，そのファサードには無数の弾痕の傷があり，圧制からの解放，自由を求めて蜂起したプラハ市民，チェコ国民，民衆弾圧と虐殺の跡が生々しかった。旧市街のユダヤ教々会シナゴークには，このユダヤ人地区出身者でナチスによって虐殺された人々の小学校時代に描いた絵と幼い時代のあどけない，笑顔の写真が虐殺推定場所と日時とともに飾られてあった。帰途立ち寄ったウィーンでは旧ソ連占領地区に残ったウィーン解放記念のソ連兵士の像を見えないようにするために，噴水で隠し，しかもそこだけは毎日大きな噴水を吹き上げさせているという。この永世中立国と都市の笑えないユーモア，エピソードである。

ともあれ，これら三部作に共通する内容，テーマがある。それは，組織に操られ，自由を奪われ，思考停止状態に追い詰められ，組織の目的，機能の一部となってしまったロボット的人間の悲惨と不気味さである。さらには，人間らしさ，人世を生きることを求める人々の希望，願い，祈り，英雄的行為と挫折，動揺と苦悩である。基本的人権どころか生命，生存権さえ無視され，政治的に拘束され，監視され，密告され，恐怖に震える人々の自由の希求，この獲得のための戦いである。自由というのは生活する市民の当たり前の願いである。堀江の恋人母子との切ない出会いと喜び，悲劇的な別れと死に，彼と彼女ら愛の理想と現実に，この拘束と自由の問題が端的に現れている。自由すぎると言われる日本ではなく，東西冷戦の狭間にある中欧都市という舞台があればこそ，このテーマが絵空事ではなく，真実味を帯びている。現在の日本を舞台にこのテーマを描こうとすれば，相当に観念的にならざるを得ないのではないだろうか。

さらには堀江には別の拘束がある。苦学生であったという過去，一流国立大出身でもなければ，キャリアでもないという中央官庁公務員としてのハンディ，出世のための特急券ではないなどの実力と乖離した不当な待遇，決められた将来への暗澹たる思いである。日本の学歴社会と中央官庁立身コースの閉鎖性である。この劣等感が彼の一流好み，文学と芸術愛好に磨きをかけ，身だしなみへのこだわり，容貌への自負が生まれたものであろう。男性なら羨望と嫉妬を覚えるような容貌とプロポーションをもった女性との恋愛，ひたむきな愛と優しい気だて，卑劣な時の権力者への批判力と愛国的行動をもつという，まさしく才色兼備の女性との恋愛へのこだわり，これも人世と職業では約束されえないものへの代替えといえなくもない。好色的とも言えるこの外交官にとって，女性の美の賞賛には永遠なものへのあこがれ，宗教的とも言える

思いがあるのもこの現実拘束，修羅場的世界からの逃避，精神的安らぎなのであろう。このノンキャリアの目線，しかも東欧専門家としての誇りと正義感，人間や民衆への思い，時として卑劣な思いと行為へと走る自己嫌悪の告白の率直さ，忌憚のなさ，そして東欧だけでなく，自国日本の属する資本主義社会のもつ矛盾への批判という，世界や世間を眺めるバランス感覚が堀江の魅力となっている。また祖国と民族のために命がけの戦いをする，魅力溢れる人たちが作品には数多く出てくる。堀江の尊敬する外務官僚の一部の人たちもまたそうである。

　旧左翼陣営，その独裁的盟主，支配者たらんとしていた旧ソ連の腐敗と搾取，人権抑圧の恐るべき実態と自壊，それを批判していた新左翼の内部分裂と抗争，リンチ，迷走の末の衰退，世界を制覇した市場原理，競争，資本主義社会の階級格差の増大，弱者切り捨て，人命軽視，営利優先など矛盾多い現代社会にあって新たな世界の展望は不透明である。最近の原発事故とその処理，安易な原発再稼働の動きに安全と生活，人命軽視，経済，大企業優先の相変わらずの政治，経済運営にこのことが端的に露呈されていると思う。永劫続くと思われる大被害にあった原発にしがみつく国，経済が世界の笑いものとなり，時代と文明に取り残されると思わせるようなエネルギー技術の革新を日本こそが率先して果たすべきであり，また世界がこのような未来に向けての歩みになるのが本当の文明の進歩であることが見えないらしい。原発は原理的に制御可能とはいう専門家もいるだろうが，机上の計算と実際の管理，運営とは異なり，予想外のヒューマンエラーがつきものである。事故のおこらない技術，制度なぞありようもない。この次も「予測もできない〈していない〉」大天災，大事故が起きれば，強力な放射能等による多数の犠牲者が生まれ，生活不能，生命維持不能地帯が拡大し，かつ永続しかねないような極めて危険なエネルギー供給制度と技術に国全体が大きく依存すること自体が土台無理な話である，と今回の事故を受けてさえも何故考えないのか。政府首脳の一部には軍事転用技術の可能性，そのための技術保存の思惑があるのだろうが。最近の軍事力拡大邁進中の中国等の軍事的示威行動を見ていると，このことは杞憂とばかり言っていられない気がする（さらに付言すれば，私がフランスに次いで好きでも有り，関心をもっていた中国では，中国共産党の歴史的使命は既に終わり，中国の民主化，本当の近代化のための桎梏といまやなってしまったと感じる。中国は民族問題，平和，経済的道義などに関して，世界に向けて人類の普遍的な新しい価値を創造，提供できていない，つまり軍事大国，強国にはなりえても，真の文化大国となることは今のままでは不可能であろう。中国国民，世界にとっての大不幸である）。しかしあらゆる困難をも乗り越えても，世界の核兵器と原発廃止の方向に世界は進むべきであろう。筆者の故郷である福島県民の将来においても長く続く，この苦痛と苦悩を「我が祖国」日本にさらに再生産，拡大させてはならない，と強く思う。

　東西対立の消滅後の物質文明の謳歌の通底音，この不透明感，現代に生きる人々の

不安が「ウィーンの冬」では主要なテーマとなっている。人世の晩秋にさしかかった堀江の、亡き恋人の娘シルビアとの交流、その後の悲劇を描くとともに、東側陣営崩壊後の問題、カルトの跋扈、欧州での日本人拉致問題、国際テロリスト組織の暗躍と核兵器ジャック、日本の差別問題などこれもほとんど事実や真実に近いものが素材として散りばめられている。東側ではなく、北朝鮮、国際的テロ組織、カルト教団というあらたな絶対的命令の組織、集団、制度に縛られ、蠢く者たちの暗躍の渦の中に、国際都市ウィーンを舞台に、人世の秋に達した堀江が、スリリングな事件の展開をくぐり抜けながら次第にまきこまれていく。彼のこれまでの人生体験、知恵と勇気が試される。

　個人が抑圧され、政治や宗教に翻弄される時代は今なお続いている。春江作品が時代を超えた普遍性をもつとするなら、抑圧と自由をめぐる問題を、つまりは人間性とその解放の問題を、20世紀末という東西対立とこの後のこの対立構図の明確さを失った現代社会がますます混迷する姿と共に、堀江の外交官活動と恋愛を題材とし、描いたことにある、と思う。

　「春江ワールド」を映像でも見てみたい。いずれ映画化されることを期待したい。監督は誰がいい、堀江役はあの役者で、カテリーナやシルビアならこのようなイメージの外国人俳優がいいなどと考えるのも楽しみの一つである。春江作品の愛読者ならもう具体的名前も挙がっているかもしれない。

　今夏にバルセローナでの国際犯罪学会での帰途3年ぶりにパリに立ち寄った。パリ大学在外研究員時代に仕事の終わりや昼休み時間に同僚、友人たちの人たちの談笑した、研究所近くのリュクサンブール公園の一角、ベルレーヌの像の前の芝生の一角の空き地では世界各国からきた近くの語学校学生のサークルがいた。遙か30年前の自分たちの姿を重ね合わせ、堀江の世界とそこに生きる人間たちへの思いを胸に浮かべた。春江の欧州への思いは世界の若者たちを引きつける力動性と開かれた将来、普遍性を、大きな問題と矛盾はあるもの欧州はまがりなりにももっているからではないだろうか。

　我が日本もまたそうあって欲しい、と言うほかない。

第21章

西田幾多郎と森鷗外：
明治における自己の問題

はじめに——古典と現代

　2001年，21世紀最初の新年は充実したな時間を過ごすことができた。クレペリンの疾病論は「現代精神医学のパラダイム」(Kraepelian paradigm : Jablenski, 1995) と評されている。クレペリン疾病論の問題は現代精神医学の根幹に関わっており，たんなる古典や昔の歴史としてかたづけられないもので，現代と切り離せない大きな問題を孕んでいる。これをクレペリンの教科書各版によってその変遷過程を分析，比較検討することによって，これら諸版の通底を貫く赤い糸ともいうべき，クレペリンの「疾患形態（Krankheitsformen）説」というクレペリン疾病論の基本概念，ライトモチーフと筆者が見なす，これまでになかったと思われるレペリン疾病論分析の新しい観点，極めて確固たる基盤の一つを得た喜びを味わったからである。
　事前から関連資料を集め，多少の準備をしていたとはいえ，大学冬期休暇を利用しての僅か1カ月足らず集中的に資料を読み込み，分析した。執筆には2週間ほどの時間的余裕しかなかったが，充実した時間であった（これは連載企画の一環として「精神医学史研究」（日本精神医学史学会機関誌）に2回に渡り連載した）[1,2]。しかしこの時には時間的制約もあり，私なりの基本的構想をどうにか示すことができたかどうか，という荒削りな仕事であった。その後クレペリンの教科書の2版，7版も入手し，初版から8版まで全版揃ったところで，この既発表論文を補充し，研究同僚らの批判，意見を得て，より完全なものにしたいと思い，学会発表を試みた。現代精神医学の鼻祖クレペリンは筆者にとって，近代精神医学の創始者ピネルと並行しながら今後楽しみながら追究したい精神医学史上の重要な研究テーマと思っている。ピネルの事績を通しての「近代精神医学（modern psychiatry）」の現代的意義の歴史的分析を筆者は「Pinel学」として提唱したが，「現代精神医学」(contemporary p.) に関しては同様に「Kraepelin学」というものが成立しうるし，ここでそれを提唱しておきたい。
　現代の最先端のテーマを追究した専攻論文はもちろん重要で，時代に乗り遅れない

ためにも，研究者の端くれとしても目を通さなければならないのは当然である。しかしそのような研究の前提となっている科学的パラダイムがどの程度確かな土台の上に構築されているものなのかということを絶えず検証，考究することも重要であろう。上空の華々しい航空ショー（空中戦？）にばかり気を取られすぎると足下をすくわれかねない。なお2002年10月25，26日（金・土）には筆者が総会々長となり精神医学史学会総会を東工大百年記念館において開催する予定である。クレペリン疾病論を総会会長講演とし，「疾病論の現代的課題」とでも称するシンポと，同年は日本精神神経学会の設立百年に当たり，このためのシンポをも開催したいと思っている。

明治における自己の問題——西田幾多郎と森鷗外

　ところで筆者の最近の研究テーマの一つが現代非行と学生や青少年の精神保健である。雑誌[3]等にも執筆したが，現代型非行として「自己確認型」犯罪・非行を提唱し[5]，「空虚な自己」[4]，「自己の病理：エゴパシー」[3]などの新しい鍵概念，用語を造語しつつ，これらを分析，理解しようと努めてきた。最近この分野の啓蒙書を幾つか著した[4,5]。そこでも触れたことだが，筆者は利己的個人主義と全体主義とを排した「統合型個人主義」を提唱した[4]。この具体的モデルを探る過程で，明治時代の高等遊民の問題に逢着した。明治時代における西洋近代文明に直面した自己や個人主義の問題である。これをめぐる最近の筆者の考えの一端をここでごく簡単に触れてみたい。この代表として哲学からは西田幾多郎，文学からは森鷗外を取り上げてみたい。前者は彼の主著「善の研究」で「自己実現」という現代に通じる今日的問題を真っ正面から論じている。後者は医学者，高級軍事官僚，小説家という二足わらじどころか三足，四足わらじをはき続けた森林太郎という明治の外国留学帰りの超エリート知識人の生き方そのもの，そして，『かのように』という一般には余り知られていない彼の作品に展開されている明治の「高等遊民」たちの生き方，そしてこれに付託されているであろう作者鷗外の人生観，価値観，自己のあり方が極めて現代的意義を持っているからである。

西田幾多郎と「善の研究」[6]

　西洋においては近代以降現代までの経過が数世紀もの長い年月をかけて実現したものが，我が国では明治以降わずか一世紀程度で，急速に「自己」の確立という経過を辿らなくてはならなかった。さらに近代的自我をめぐる問題が我が国では歴史・文化的準備状態が不十分なままに，導入された。このため明治初期には一般民衆において普遍化する以前に，西洋留学体験者を中心とした当時の若き知的エリート層において

先駆的にこの問題が自覚され，先鋭化した。この当時誕生した「高等遊民」こそ，「豊かな」時代の現代若者の「自己の病理」，漂う自己，虚ろな自己の先駆的存在であった。

最近，我が国でも隆盛を極めている「自己実現」などという言葉も西田幾太郎の『善の研究』の善の本質という基本概念を構成している，明治・大正にまでさかのぼる古い用語である。さらにこの西田のこの用語は同時代の英国の新ヘーゲル学派のトーマス・H・グリーンの「自己実現」(self realization) の概念に依拠している，古くて新しい用語，概念である。西田をめぐる自己の問題は西田哲学の核心に触れる問題で，もっと一般的形で論じるべきであろうが，ここでは善の本質としての自己実現に問題を絞って，『善の研究』における彼の論旨をごく簡単にたどってみたい。

善悪の判断の基は意識の直接経験に求めるべきで，「善とはただ意識の内面的要求より説明すべきものであって外より説明すべきものではない。単に事物はかくあるまたはかくして起こったということより，かくあらねばならぬということを説明することはできぬ」と内面的必然に倫理的基準を求める。そして内面の知情意の中で，知と情を退け，善はなんであるのかの説明は意志そのものの性質に求めねばならない，とした。そこで善とはわれわれの内面的要求すなわち理想の実現換言すれば意志の発展完成であるということになる。善とは自己の発展完成 self-realization であるということができる。すなわちわれわれの精神が種々の能力を発展し円満なる発達を遂げるのが最上の善である。竹は竹，松は松と各自その天賦を充分に発揮するように，人間が人間の天性自然を発揮するのが人間の善である。自己実現こそ内面的要求の完成であり，最高善となる。

この善はまた美となる。西田はさらに謂う。

ここにおいて善の概念は美の概念と近接してくる。美とは物が理想のごとくに実現する場合に感じられるのである。理想のごとく実現するというのは物が自然の本性を発揮する謂いである。それは花が花の本性を現じたるときもっとも美なるがごとく，人間が人間の本性を現じたるときは美の頂上に達するのである。

そうなのだ，勝敗に関係なく，力を出し切った者たち，スポーツ選手たちのさわやかさ，美しさ，感動の源，これは美と善が渾然一体となったものへの感動だったのだ。西田は謂う，「善はすなわち美である」，と。この考えはプラトンによく現れている。

さらに西田は善は真でもあると謂う。

また一方よりみれば善の概念は実在の概念とも一致してくる。かつて論じたように，一のものの発展完成というのが実在成立の根本形式であって，精神も自然も宇宙もみなこの形式において成立している。自己の発展完成であるという善とは自己の実在の法則に従うことである。すなわち自己の真実在と一致するのが最上の善ということになる。「善とは自己の真を知ること」であるが，これは「抽象的知識」ではなく，「この場合における知るとはいわゆる体得の意味」でなければならない。

こうして西田にあって，善とは自己実現，自己の理想の完成という意味で美であり，自己の実在の法則に従った，真実の実現，真の自己実現という意味で，真でもある。真善美一体こそが真実在であるという。

西田の論述は見事である。端正な文体，哲学者らしい透徹した考究と論理の展開においてもそうであるが，読む者の心が清められ，魂が揺すぶられ，それこそ真善美一体の感動を覚える。

とはいえ，自己とは社会的文脈において出現し，そこで完成されるものである。歴史的，文化的文脈から切り離された自己は，主観的には歴史，社会を超えた，宇宙と合一する超越的自己とはなっても，生きた真の自己とはならない。宗教的，哲学的には「体得」し，悟りの境地を体験した超絶的な自己かもしれないが，それだけに絶対的なものに転化しやすく，歴史的，社会的文脈から切り離された抽象的な，したがってこれもまた空虚な自己となりうる危険を孕んでいる。

鷗外と『かのように』

漱石，鷗外と明治の文豪の代表のように並び称されるが，鷗外は一部の研究者では高い評価と人気があるものの，作家としては明治においても現代においても漱石ほどに一般的人気はない。また文学論，思想史においても漱石論は盛んだし，優れた評論，評伝も少なくない。精神医学において天才や創造性を研究する病跡学でも漱石や龍之介は大人気だが，鷗外は一部の人々を除き，まったくといってよい位に文学作品としては，一般的人気がない〈とはいえ，作品論，評論，評伝，文明論等としての鷗外論には漱石論より優れたものが少なくない〉。

しかし，この鷗外に，興味惹かれる作品がある。『かのように』である。鷗外49歳の年，明治45年1月に『中央公論』に発表されたもので，彼の代表作『雁』（明治44～大正2年まで雑誌『昴』に連載）と，『阿部一族』（大正2年）との間の作品であるから，作家として一番油の乗り切った時期のものということになろう。これは彼が陸軍軍医総監兼陸軍省医務局長の顕職，官僚要職時の作品である。天皇制擬制の問題をあつかい，擬制をうやうやしく奉じる仮面をかぶって俺は生きているという，「義の中の空洞」を高等遊民である主人公が告白していると取られてもしかたないような，当時としては思想的危険をも孕んだ作品でもある。「かのように」，Als-Ob，英語のas ifである。他人には同調し，表面的にはうまく社会や他人に適応しているように見えるのに，それは仮面であり，擬態に過ぎず，内面的には空虚な自己を感じつつ，慢性的空虚感と絶望感を抱えながら，希薄な存在感しか抱けない。現在の境界型人格障害，境界例の先駆けとなる研究をした米国のH.ドイッチュ（1942）が提唱したのが，まさしくas-if personality（「かのような性格」）の概念であった。鷗外の描いた明

治の高等遊民たち、彼らが抱く社会からの自己の遊離感と非社会的生活様式、そして彼らの根深い内面的空虚感、それが現代的意味をもつという著者の考えはこの点からもご理解頂けよう〈このような人物や問題を扱い、現代文明の基本としての空虚な自己と時代を描いている代表的作家の一人が村上春樹であろう、と筆者は思っている〉。

この作品では子爵家の長男で、学習院から文科大学に入り、歴史学を専攻し、首席クラスで卒業し、3年のドイツ留学から帰国しながら、大学にも籍を置かず、無職のまま、いわばモラトリアム状態にある五条秀麿という主人公と「高等遊民」を自称する秀麿の学習院時代の友人で、パリ留学から帰国した画家の綾小路が主要登場人物である。晩秋の山の手の日曜日の秀麿の実家での二人の会話が主軸を成した短編小説である。

秀麿は歴史家の卵であり、明治という時代にあって神話と歴史学との境界、限界について悩んでいる。無為徒食のまま家族に気兼ねし、学問の入り口のところ、基本的問題の前で葛藤する秀麿のところへ、綾小路がふらりと姿を現す。

応接室で綾小路が目にした本、それがこの作品の題名となった『かのようにの哲学』(Die Philosophie des Als-0b) である。新カント学者のファイヒンガー (Hans Vaihingaer : 1852-1933) の主著 (1911) である。カント哲学を実用主義的に理解し、真理とは生活目的に有用な仮構 (Fiktion) にほかならないと主張している (平凡社「哲学事典」) 書物である。

これは「不思議に僕の立場そのままを説明してくれる」と当人が驚くほど秀麿の気持ちと一致している。この本の内容を綾小路に説明する形で、秀麿 (と作者鷗外) の心境、人生観が吐露され、二人のやりとりが進みながら小説は展開する。

この作品は理知的構成ながら、作品と作者の人格を分けることを信条としていた鷗外にあって、彼の奥底の信条・心情、思想・志操の骨格が作品に比較的色濃く反映されているように思われる。

そしてこの仮象と知りつつ彼はこれを冷静に、純粋な気持ちで尊重するというのである。「かのようにがなければ、学問もなければ、芸術もない、宗教もない。人生のあらゆる価値あるものは、かのようにを中心にしている。……僕はかのようにの前に敬虔に頭を屈める。その尊敬の情は熱烈ではないが、澄み切った、純潔な感情なのだ」、と。「神が事実でない。義務が事実ではない」と叫ぶ。

真善美すべて「かのように」、つまり抽象的仮構の世界で成り立つ以上、宗教や神話と根本的差違はないと秀麿は主張する。「先祖の霊もあるかのように祭るのだ」、と。綾小路は秀麿ほど理詰めではないが、直観的にせよ、この道を既に経過し、先に突き進んだ秀麿の先駆者としてある。「僕は言うために学問をしたのだ」、言わずに済む画業とは違うという秀麿に向かって、綾小路は先駆者の立場から、こう言い放つ。「僕が画をかくように、怪物が土台となってもいいから、かまわずにずんずん書けばいいじゃないか」、と。これに対して、書く物にこの怪物が現れてはいけない」とい

う秀麿に、「意気地がないねえ。現れたら、どうなるのだ」と問いかける。これに対し「危険思想だと云われる。それも世間がかれこれ云うだけなら、奮闘もしよう。第一父が承知しないだろうと思うのだ」と、現代の我々には思いもかけない心配を秀麿は吐露する（この作品発表の前年の明治43年5月には大逆事件が起こり、思想、表現への弾圧が厳しさを増し、鷗外はこの抗議、批判の意味を込めた『沈黙の塔』などの作品を同年発表している。つまり鷗外はぎりぎりの線を保持しながら、秀麿を超えた行動、表現をとっている。「かのように」はこのような批判を発表する過程での鷗外の心の揺れ動きを表現した小説ともみなすことができよう）。

つまりこれは明治の家父長制度、強力な父権とこれからの脱却という問題も含んでいる。今で云う教育ママに孝を尽くすことを信条とした鷗外にとって、現実的問題でもあったことだろう。この点に対しては「かのように」と擬制と知りつつ、これを遵守する立場を鷗外はとった〈『舞姫』にも描かれているドイツ留学時代の女性との悲恋、この女主人公モデルとの大恋愛、その結末、この思いを封印し、押し込めたようなその後の鷗外の人生、彼がその死まで人知れず愛蔵、秘蔵していたその思い出の品、押し殺すように秘められた鷗外の複雑な悲劇的恋愛に象徴される彼の人生観、心の深い奥底を照らし出すもの、その心底へ通じる坑道の一つがこの作品である、と思う〉。怪物、幽霊扱いし、破壊したあとはなにも残らない、「人間は義務があるかのように行われなくてはならない」と主張する秀麿の立場、である。秀麿は目を赤くして云う。「所詮父と妥協してやる望みはあるまいかね」と。「平和な解決」を望む秀麿に対して綾小路は「駄目」と秀麿の優柔不断さを決然と拒否する。

秀麿のような体制との妥協で、擬制と知りつつ、仮面をかぶり出世の階段を登りつめていくのか、綾小路のように、脱体制の中で、私的な自由な空間を作り上げるのか。野心と理想が激しく対立する。現代は言うまでもなく綾小路に軍配を上げる方向で進んでいるように思える。

鷗外の分身というべきこの二人の対話を通して表現される世界は西欧留学から帰国し、日本の時代と社会を外からも歴史的に眺め得る視点を持ち得た明治知識人鷗外の苦悩は「自律型」人間の特徴を明確に示してくれている、と思う。

「愛にかわる義の注入」を受けて育った「鷗外は終生、身を修めること謹直であり、家を斉えること誠実であった。父母に孝であり弟妹の世話をよくみ」「修身斉家治国平天下という儒教道徳の鋳型に厳しくはめこまれていた」「義人鷗外」[8]はこの作品翌年の明治天皇崩御に伴う乃木大将夫妻の殉死に題材を取った「興津弥五右衛門の遺書」以降「阿部一族」など歴史小説を次々に発表し、武家社会のしきたり、武士の意地と面目に押しつぶされていく人間の生き様、悲劇を描いてゆく。「かのように」の擬制、「見せかけの義によって生き、死ななければならぬ人間の悲惨さ」[8]である。これはまた義を擬制と考えざるを得ないが、その効用を認める鷗外、秀麿の矛盾、「積極的な体制維持者の内面の空洞と悲惨さ」[8]でもある。

『かのように』は短編小説であるが，発表時期，内容，主題ともに鷗外の一時期を画する重要な作品であり，その後の発表作品の通奏低音となって重厚な音色を奏でている．それまでの自己弁護が鼻につく「わがままな心境告白小説」とは異なった「いつわりの義の蔭のニヒリズムという鷗外の精神の全貌を，見事に造型しようとしている」[8]．鷗外は剛に秘めた柔があり，漱石は柔に秘めた剛がある．鷗外は漱石ほどの国民的人気もなく，批評されることの少ない作家であるが，作品としても作家としても，一人の明治知識人としてももっと注目され，再評価されてもよい存在である，と思う．

引用文献

1) 影山任佐：E. Kraepelinと20世紀の精神医学（その1）；Kraepelin学説の歴史的意義および現代的課題——近代と現代精神医学の分岐——．精神医学史研究 5（1）：51-71，2001.
2) 影山任佐：E. Kraepelinと20世紀の精神医学（その2）；Kraepelin学説の歴史的意義および現代的課題——近代と現代精神医学の分岐——．精神医学史研究 5（2）：37-58，2001.
3) 影山任佐：現代若者の心理——攻撃性，「エゴパシー」，「空虚な自己」，「のび太症候群」，「生活欠乏症」——．心と社会 91：92-101，1998.
4) 影山任佐：『空虚な自己』の時代．日本放送出版協会，1999.
5) 影山任佐：自己を失った少年たち——「自己確認型」犯罪を読む——．講談社，2001.
6) 西田幾多郎：善の研究（西田幾多郎全集第一巻）．岩波書店，1947.
7) 森鷗外：かのように（文春文庫「現代日本文学館・森鷗外」所収）.
8) 真継伸彦：新潮社日本近代文学全集「森鷗外」解説.
9) 影山任佐訳・解説：精神病に関する医学＝哲学論．中央洋書出版部，東京，1990（Ph Pinel：Traité médico-philosophique sur l'aliénation mentale ou la manie, Richard. Caille et Favier, Paris, 1800）.

第22章

私はこう見る
高1同級生殺害事件[*]

　犯罪精神病理学の立場から見ると，本人が特異な問題を抱えていたのではないか。家庭や学校環境の影響もあるが，生きにくさが犯罪の大きな要因だろう。

　感情的な憎しみがなく，殺人願望があった点で事件は特異だ。小学校高学年から同級生の給食に異物を混入する問題行動があり，生きにくさが幼少期から出ていた可能性がある。父親への金属バット殴打もあり，家族や関係者はそれを察知できたのになぜ防げなかったのか。大きな問題だ。

　精神鑑定で障害の有無や様態が分かる。もしかしたら発達障害などに他の精神障害も合併している可能性がある。同じ長崎県下で発生した男児誘拐殺害事件（2003年）や小6女児同級生殺害事件（2004年）でも加害者は特異な問題を抱えていた。2000年の愛知県豊川市の夫婦殺傷事件も「人を殺す経験がしたい」という欲求があった。そんな事件は散発的に起きる。殺人衝動を抑えられず，悩んでいる青年から相談を受けたことが私もある。そういう人は世界に1人だけではない。

　本件がそうであるかどうかは別にして，発達障害なり，他の精神障害で殺人衝動なり，願望を抱えた人を診る専門医は極めて少ない。こうした人たちは一般の精神障害と違う問題を抱えている。処遇が困難な人を受け入れ，入院・治療ができる精神科の拠点病院が日本の各地区，九州にも最低1つは必要だ。

　現在，心神喪失者医療観察法に基づく再犯防止策はあるが，処遇困難者の初犯防止策はない。殺人など重大事件を起こし，責任能力に問題がある場合など，条件を満たさないと医療観察法制度には乗らない。被害者を出してからでは遅い。初犯がなければ再犯はありえない。初犯防止こそ最重要課題だ。精神障害者に重大犯罪者という二重の苦痛を与えないことである。

　事件を起こす前に科学的なリスク判断をして，人権に十分配慮しながら柔軟かつ適切な対応が必要だ。一般精神医療では対応できない処遇困難者を治療するフランスのような制度，引き受けてくれる専門医と施設も必要。厚生労働省などは精神障害者と犯罪者という二重の苦しみを患者に与えない初犯防止制度を構築すべきだ。

---

[*] 2014年7月26日，長崎県佐世保市で同級生を殺害したとして，当時高校1年の女子生徒が逮捕された。

本書後書きに代えて

　本書は拙論著の著作，論文集である。既に著者には犯罪学関係を中心とした論文集，アルコール犯罪，フランス慢性妄想病論史の研究書などの論著がいくつかあるが，本書はその後発表した諸論文，さらにはそれらに収録できなかった犯罪精神病理学関係，精神医学史関係，精神保健領域，さまざまエッセーや講演等の論著から選択し，収録したものである。また「第10章」は本書のために新たに書き下したものである。このため一部内容的に重複したり，表記法が異なって不統一な点があるが，このような本書成立事情があってのことで，読者諸兄の寛容を乞う次第である。本書所収論著は原則，発表当時のままであるが，誤記，脱字等は訂正し，その後の著者の研究成果，考えを補足したものもある。またタイトルを一部改変したものもある。以下本書後書きに代えて，今後の著者の研究構想や生き方の一端を披露している著者の大学退任時の挨拶文を掲載したい。2年前のものだが，この挨拶文に込められた思いは今も変わらない。末尾ながら本書出版にあたって金剛出版社長立石正信氏，編集部伊藤渉氏をはじめ，多くの助力を頂いた方々に感謝申しあげる。

　平成26年8月

　　　　　　　　　　　　　　　　国際犯罪学会を終えて，メキシコ，モントレイ市にて
　　　　　　　　　　　　　　　　　　　　　　　　　著者　影山　任佐

大学退任にあたって

　一段と厳しかった今年の冬の寒さもどうにか峠を越えつつあり、昼の陽の高さと日光の暖かさ、夕暮れに長く残る明るさに春を感じるようになりました。近くの湯島天神の梅の香りも一段と色濃く漂い始めた春宵、ここ駿河台の一角にご多忙中にも拘わらず、また遠路、北海道、九州、関西等からもお集まり頂き、一夕を共にし、歓談させて頂き、お世話になったことなど人生の折々の懐かしい思い出がよみがえり、深く感謝申し上げます。また身に余るご祝辞を賜りましたことに御礼申し上げます。

　思い起こしますと、私の人生のこれまでは、大学入学以降大学中心の生活でした。40数年で今春ようやく大学を修了したということになるのでしょう。高校時代に宇宙と人間の謎に関心を抱き、人間の不思議さに魅了され、宇宙論か、哲学、精神医学か進路選択に大分苦慮した末に、精神医学を志して18歳の春に郡山より上京し、当時、精神医学とくに精神病理学の分野で、評価が極めて高く、注目を浴びていた東京医科歯科大学医学部に入学しました。それ以降、東京医科歯科大学に20数年いた後に、東京工業大学に20数年在任し、医科歯科大学では暗殺学、殺人学、アルコール犯罪を中心に、犯罪精神病理学の構築を志向し、東工大では自己確認型犯罪、現代型ストーカー等の提唱を通じて現代日本と一部の若者の病理性、時代精神や欧州精神医学史の研究、学生の大学精神保健活動、大学教職員のメンタルヘルスを中心とした産業医活動に従事し、臨床と研究のバランス、臨床からの発想を念頭に実践してまいりました。成果はまことに微々たるものでしたが、学会賞を受賞し、いくつかの学会の名誉会員、本学名誉教授にも推挙されるなど、私にとっては身に余る評価を頂けたのも、恩師、両大学および文部省（当時）在外研究員として研究時代を過ごしたパリ大学の同僚、大学院や保健管理センター・スタッフ、諸学会、出版社等の友人や知人、そして家族の理解と協力、支援の賜と深く感謝しております。

　若い時から、還暦を過ぎたらライフワークに打ち込みたいという希望があり、60歳を過ぎたら在外研究員時代のような生活をしてみたいという夢を持ち続けてきました。3つほど大きなテーマが目標として定まってまいりました。そして数年前に三木清の全集を古書店で買い求め、その中の「人間学」関連数編を再読し、若い時以上に深い、自分でも驚くほどの激しい感動、魂を揺すぶられるような、いわば存在論的覚醒を経験しました。数日この感動の根源、己の心底を見つめ、学問の初心に返り、人間の謎への問いかけを根本的、全面的にしたいという思いがどうしても拭いがたくな

りました。最近では，臨床，教育，研究のバランスが極めて悪い大学生活を送らざるをえなくなってきた，という常日頃の思いが深く心をえぐったのです。研究志向の強い大学で，比較的その意味では自由な大学ではあったにせよ，学生，教職員の毎日の診療，相談，各種健康診断実施など大学保健管理センター固有の多彩な業務に加え，院生指導やゼミ，学部での専門科目講義も行い，大学法人化以降，ここ8年ばかりは，理工系の集中している大学産業医としての職場巡視等が加わるなど，いずれも重要で責任ある仕事とはいえ，精神科医と学部・大学院教官〈国立大学法人化以降は教員〉の役割に加え，本来の専門以外の環境医学・内科的産業医の役割をも大岡山で単独で果たすという，まことに雑多という他いいようのない，多種多様，多量な業務に押し流され，これらの日常業務をなんとかこなしながら，いつのまにか日々の生活に埋没していることへの悔悟，痛恨の思いが激しく突き上げてきたのです。

　つまり初志の人間への驚き，人間学に立ち戻り，これをできるだけ悔いのない形で，追究したい，これまでの犯罪精神病理学，精神医学史，精神保健学は人間学へのいわば予備的学問，よき導き手でもあったのだという自覚に達しました。

　ポストモダニズム以降，人間学や主体という言葉や学問が何か流行遅れのようにも言われているように感じますが，人間性を無視した市場原理主義の悪弊，欧米中心主義，資本主義そのものへの人間学的，社会・経済的根本的懐疑と克服が大きなテーマとなり，思想の巨人たちが批判的に読み直されるのがまさに現代であろうという時代認識を抱いております。少しばかり気が利いただけの思想や学問的流行に惑わされず，人間学と自分のやってきた諸学問との対話，弁証法的展開を試みる。将来的な成果は判らないが，少なくともこのことに残りの人生を集中させ，鋭意努力してみる。これまで専門としてきた犯罪精神病理学，臨床犯罪学，精神医学，精神医学史を『人間学』へと収斂させること，このことが私のライフワークの三大テーマの一つであり，本道であり，中核である，という自覚に至った，という訳です。大業な言い方で恐縮ですが，しかし私の正真正銘の，偽らざる気持ちであります。この思いと自覚の上にしか，私の歩む人生はない，という覚悟が決まりました。

　残された人生こそ，若い時から願っていた自分の人生と言うべきであり，人生と学問を心ゆくまで楽しみたい所存です。さらに今後は故郷の郡山精神医療研究所顧問として週2日，専門外来と後進の指導に当たりながら，被災者のケアに幾分でも力になりたいと思っております。

　那須の小さな山荘で夜，富田勲の宇宙幻想等を聴きながら，広大な宇宙に煌めく星たちを眺めると，また澄み切った青空に聳える那須岳や故郷の安達太良山の雄大な姿を見ると，無限の彼方に思いをはせ，悠久の時間の流れ，人間の謎に心ときめかした思いが蘇ります。

　北アルプスなど若い時に登った名山，名峰のいくつかに学会出張時などに再会し，見上げるたびに思うことは，仲間たちと一緒とはいえ，よくあのような高い山に登れ

たものだという、過ぎ去ってしまった青春と身体力、ほろ苦さです。恐らく今は体力と健康が許してくれず、酸素の薄い高山はもはや無理でしょう。しかし、人生と学問の山はこれからが楽しみと思えます。余り気にしないつもりでも大学にいる限りつきまとう論文や研究成果達成のノルマから解放されつつある最近、学問との出会いの原初的感動と喜び、興味の尽きない面白さ、楽しさをしみじみと感じる時間や日々が増えてきました。古い上着を脱ぎ捨て、軽快な服装で人生、学問に向き合い、還暦以降はまさに初心に戻り、まわりの景色と花々を愛でながら、いで湯につかり、カメラと釣りを楽しみながらゆるりと登っていきたい所存です。オートキャンプも再開してみるつもりです。

　少し疲れたら、旅に出て、時々巴里にもでかけ、研究所等訪問の後は、学生街の中世以来の石畳を歩き、セーヌの流れを眺め、市内の古書店巡りをし、医学書店で新書を求め、オペラ座や劇場、まだ訪問していない小さな美術館巡りをしながら、公園ではその昔同僚たちと談笑し、議論した時代を思い起こし、鋭気を回復したいと思っています。機会がございましたら、那須の山荘へもおいでください。5月末の山ツツジが満開の時が最高で、純白のゴヨウツツジが山肌を染める秘密の場所にご案内し、花を愛でながら、山荘地下に秘蔵しているワインや美味しい地酒を一緒に飲みたいと思っております。

　時間と場所との関係で割愛させて頂いた退官記念講演の代わりに、これまでの業績目録と最近の考えを多少まとめた別刷りを同封しましたので、ご笑覧ください。

　末尾ながら、今夕ご列席頂いた皆様のますますのご多幸とご健勝を祈らせて頂きます。最後に退任記念パーティの準備に当たったスタッフの皆様、ホテル関係者に心から御礼を申し上げます。

　　平成24年3月吉日
　　沈丁花の香り漂う春宵に

影山 任佐

（大学退任祝賀会挨拶，神田駿河台「山の上ホテル・本館」平成24年3月）

◆初出一覧

第1章　犯罪原因論入門——犯罪理論の諸相と展開——．罪と罰51（3）：132-146，2014．

第2章　大会長講演 日本犯罪学会百年，その歴史と展望——新たな犯罪学をめざして——．犯罪学雑誌80：74-80，2014．

第3章　統合失調症と犯罪——犯罪精神病理学の見地から——．Progress in Medicine 32：2396-2402，2012．

第4章　精神障害者の初犯防止に向けて．犯罪学雑誌76：130-133，2010．

第5章　「臨床犯罪学」とはなにか．犯罪学雑誌80：59-60，2014．

第6章　巻頭言 我が国犯罪学の国際的意義と貢献：歴史的使命の自覚——「犯罪学雑誌」80巻刊行にあたって——．犯罪学雑誌80：1-2，2014．

第7章　器質・力動論的幻覚論再考．臨床精神医学27：777-784，1998．

第8章　Pinel, Esquirolらの精神医学とその実践．松下正明編．臨床精神医学講座S1巻（精神医療の歴史）．pp.129-162，中山書店，東京，1999．

第9章　フランス精神医学の歴史と現状——司法精神医学，精神医療制度の展開と現代的課題——．東京工業大学保健管理センター年報32：65-121，2004．

第10章　書き下ろし

第11章　クレペリン疾病論の構造分析——「疾患形態」説の現代的意義——．坂口正道，岡崎祐士，池田和彦ほか編．精神医学の方位．pp.23-30，中山書店，東京，2007．

第12章　国家医学と法医学成立過程——片山國嘉「法医学の系統図」分析——．犯罪学雑誌74：9-30，2008．

第13章　キャンパス・メンタルヘルスへの現代的課題，その理念と実践——SRO運動の展開とトータルケア＆サポートシステムの構築——．大学と学生68：6-16，2009．

第14章　キャンパスーメンタルヘルスと社会精神医学——"Hokekanモデル"の普及に向けて——．日本社会精神医学雑誌21（1）：8-9，2012．

第15章　Quality of Campus（Academic）Lifeの構築をめざして——Empathy Based Mental Health（「共感に基づく精神保健」）の提唱——．平成18年度学生支援合同フォーラム・第28回全国大学メンタルヘルス研究会報告書——「現代の大学メンタルヘルスのあり方——．p.92-94，2007．

第16章　薬物依存の精神病理——人間学の観点から——．『大学における大麻・薬物問題とその対策』編集委員会．大学における大麻・薬物問題とその対策 ガイドブック2010．pp.62-65，国立大学法人保健管理施設協議会エイズ・感染症特別委員会，2010．

第17章　巻頭言 私にとって精神医学史とはなにか．精神医学史研究10（1）：3-6，2006．

第18章　巻頭言「上医」の精神医学——応用精神医学の可能性——．精神医学45：570-571，2003．

第19章　本が育むこころ（クローバー子供図書館落成式典記念講演；平成19年7月22日）．郡山精神医療23：7-23，2008．

第20章　私たちの精神の旅路と共振する春江作品．春江一也．ウィーンの冬下．pp.337-345，集英社，東京，2008．

第21章　西田幾多郎と森鷗外．心と社会32：86-94，2001．（本書掲載にあたっては初出発表したものに若干補筆した）

第22章　私はこう見る——高1同級生殺害事件．長崎新聞2014年9月9日朝刊．

◆ 著者略歴

影山 任佐［かげやま じんすけ］

医師・医学博士
昭和23年　　　福島県郡山市にて出生
昭和47年　　　東京医科歯科大学医学部卒業・医師免許取得
　　　　　　　同大学精神神経科・研修医を経て　同大学・難治疾患研究所犯罪精神医学部門助手
昭和53～54年　文部省在外研究員（パリ大学犯罪学研究所，サンタンヌ病院）
平成6年　　　東京工業大学保健管理センター教授
平成10年　　　同大学大学院人間環境システム専攻教授（協力講座：都市環境学，犯罪精神病理学）を兼任
平成24年4月　同大学名誉教授
　　　　　　　郡山精神医療研究所顧問
平成26年4月　昭和女子大学客員教授
平成14年度日本犯罪学会賞受賞

学会役職
　日本犯罪学会理事（平成18年－現在），理事長（平成24年－），編集委員長（平成19年－現在），事務局長（平成19年－21年），精神医学史学会理事（平成7年－現在），編集委員長（平成7年－11年）など
　国際犯罪学会世界大会組織委員（平成20年－平成24年），国際社会精神医学会世界大会組織委員・プログラム委員（平成15－平成19年），全国大学メンタルヘルス研究会々長（平成18－22年），国立大学法人保健管理施設協議会副会長（平成18年－平成21年）・同メンタルヘルス委員会委員長（平成15年－平成21年）など

省庁委員会委員等
　内閣府官房内閣情報調査室21世紀研究会（平成13年－17年），運輸省ハイジャック防止専門家会議（平成11年－12年），兵庫県触法精神障害者問題有識者会議委員（平成16年－17年），日本学生支援機構学生支援GP実施委員会委員（平成19－20年），信州大学学生支援GP外部評価委員会・委員（平成22年－23年），日本学生支援機構・研修企画委員会委員／研修事業委員会学生相談・メンタルヘルス領域研修委員会委員長（平成23年－24年）
　学生支援機構関係の大学メンタルヘルス関連研究協議会，「高等教育への提言」作成委員長等を歴任

名誉職
　社団法人全国大学保健管理協会・名誉会員，全国大学メンタルヘルス研究会・名誉会員

学会賞
　日本犯罪学会賞　平成14年
　受賞理由；犯罪学研究におけるとくに優れた業績，犯罪学の進歩と犯罪学会への多年の顕著な貢献

主要著書
1) 暗殺学．世界書院，東京，1984．
2) フランス慢性妄想病論の成立と展開．中央洋書出版部，東京，1987．
3) アルコール犯罪研究．金剛出版，東京，1992．
4) エゴパシー・自己の病理の時代．日本評論社，東京，1997．
5) 「空虚な自己」の時代．日本放送出版協会，東京，1999．
6) 犯罪精神医学研究──「犯罪精神病理学」の構築をめざして──．金剛出版，東京，2000．
7) 超のび太症候群．河出書房新社，東京，2000．
8) 自己を失った少年たち──自己確認型犯罪を読む──．講談社（選書メチエ），東京，2001．
9) 影山任佐，松下正明（編著）：影山任佐責任編集，現代精神医学の礎II，統合失調症・妄想．時空出版，東京，2009．
10) 犯罪精神病理学──実践と展開──．金剛出版，東京，2010．

主要訳書
1) 影山任佐（訳・解説）：フランス精神医学の流れ．東京大学出版会，東京，1982（H. Baruk : La psychiatrie française – de Pinel à nos jours. PUF, Paris, 1967）．
2) 影山任佐（訳・解説）：フィリップ・ピネルの生涯と思想．中央洋書出版部，1988（R. Semelaigne : Philippe Pinel et son oeuvre au point de vue de la médecine mentale. Imprimeries Réunis, Paris, 1888）．
3) 影山任佐（訳・解説）：精神病に関する医学＝哲学論．中央洋書出版部，東京，1990（Ph. Pinel : Traité médico-philosophique sur l'aliénation mentale ou la manie. Richard, Caille et Favier, Paris, 1800）．
4) 影山任佐，古川冬彦（訳）：幻覚論I（幻覚総論）．金剛出版，東京，1995（H. Ey : Traité des hallucinations）．
5) 影山任佐（監訳）：暴力と殺人の国際比較．日本評論社，東京，1996（D. Archer, R. Gartner : Violence & Crime in Cross-National Perspective. Yale University Press, New Haven, 1984）．
6) 影山任佐，斉藤憲司（訳）：いじめの発見と対策──イギリスの実践に学ぶ──．日本評論社，東京，1996（D. Tattum, D. Lane : Bullying in Schools. Trentham, London, 1989）．
7) 影山任佐（監訳）：プロファイリング・犯罪心理分析入門．日本評論社，東京，1997（R. Holmes, S. Homes : Profiling Violent Crimes : An Investigative Tools. Sage, Thousand Oaks, 1996）．
8) 影山任佐（訳）：殺人プロファイリング入門．日本評論社，東京，2005（R. Holmes, S. Holmes : Murder in America. Sage, Thousand Oaks, London, 2001）．
9) 影山任佐（訳）：クレペリン回想録．日本評論社，東京，2006（E. Kraepelin : Lebenserinnerungen. Springer, Berlin, 1983）．
10) 影山任佐（監訳），影山任佐，安宅勝弘他（訳）：犯罪学──理論的背景と帰結──．金剛出版，東京，2013（J.R. Lilly, F.T. Cullen & R.A. Ball : Criminological Theory-context and Consequences (5th Edition). Sage, Thousand Oaks, London, 2011）．

犯罪学と精神医学史研究
はんざいがく　せいしんいがくし けんきゅう

2015年1月10日　第1刷印刷
2015年1月20日　第1刷発行

著者――――影山 任佐
発行者―――立石 正信
発行所―――株式会社 金剛出版
　　　　　　〒112-0005
　　　　　　東京都文京区水道1-5-16
　　　　　　電話 03-3815-6661
　　　　　　振替 00120-6-34848

印刷―――三報社印刷
製本―――誠製本
装丁―――臼井新太郎
装画―――神田ゆみこ

ISBN978-4-7724-1405-0 C3011
Printed in Japan©2015

好評既刊

自然科学と人間科学の方法論論争のドラマ

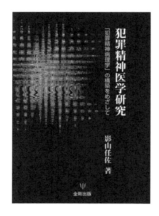

著──影山任佐

● A5判 ● 上製 ● 290頁 ● **4,500**円+税
● ISBN978-4-7724-0673-4 C3047

個々の現象としての犯罪行為を通して
トータルな人間理解を試み，
犯罪学を人間科学として捉え直すことによる，
新たな「犯罪精神病理学」の構築をめざす。

犯罪精神医学研究
「犯罪精神病理学」の構築をめざして

好評既刊

犯罪精神病理学の現代的課題とは何か？

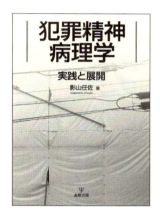

著──影山任佐

• A5判 • 上製 • 336頁 • **4,500**円+税
• ISBN978-4-7724-1154-7 C3047

現代の社会病理と密接に結びついた
犯罪成因モデルから
現行司法精神医学の基本問題を論じた
臨床研究の集大成。

犯罪精神病理学
実践と展開

好評既刊

20年をかけて改訂を重ねた『犯罪学』第5版

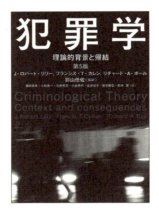

著――J・ロバート・リリー　フランシス・T・カレン　リチャード・A・ボール
監訳――影山任佐

- B5判　• 上製　• 480頁　**12,000**円+税
- ISBN978-4-7724-1342-8 C3011

多様な側面をもつ現代の犯罪への対応に必要不可欠な
犯罪者学，被害者学，犯罪社会学などの協力，共同作業からなる
多面的・総合的なアプローチを論じる。

犯罪学 第5版
理論的背景と帰結